护理学（师）单科 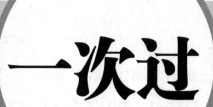一次过

相关专业知识 特训1000题

（第六版）

主编　夏桂新

编者（按姓氏笔画排序）

杨　芬　杨晓燕　李桂兰　夏春召　夏艳丽　夏桂新

倪同上　梁雪萍

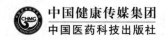

中国健康传媒集团

中国医药科技出版社

内 容 提 要

　　本书由多年从事护理学专业职称考试考前培训的专家老师精心编写而成。书中内容结合近年考试真题和未来考试方向，紧密围绕护师资格考试相关专业知识单元的大纲要求，每个科目均包含"特训试题"与"牛刀小试"两大版块，分章节整理并甄选近10年的真题，并附全部答案与解析，以点带面、以题串讲该单元考试内容，便于考生更加有针对性地复习和掌握重要考点，从而高效备考、一举通关。书末随附2套模拟试卷，专供考生实战演练。本书旨在为参加护师资格考试的考生提供强大助力，是备战护理学专业职称考试考生的制胜参考用书。

图书在版编目（CIP）数据

　　护理学（师）单科一次过. 相关专业知识特训1000题/夏桂新主编. —6版. —北京：中国医药科技出版社，2022.7

　　ISBN 978 – 7 – 5214 – 3271 – 8

　　Ⅰ.①护… Ⅱ.①夏… Ⅲ.①护理学 – 资格考试 – 习题集 Ⅳ.①R47

　　中国版本图书馆 CIP 数据核字（2022）第 119161 号

美术编辑　陈君杞
责任编辑　高一鹭
版式设计　友全图文

出版　**中国健康传媒集团**｜中国医药科技出版社
地址　北京市海淀区文慧园北路甲 22 号
邮编　100082
电话　发行：010 – 62227427　邮购：010 – 62236938
网址　www. cmstp. com
规格　787×1092 mm $\frac{1}{16}$
印张　12
字数　296 千字
初版　2017 年 12 月第 1 版
版次　2022 年 7 月第 6 版
印次　2022 年 7 月第 1 次印刷
印刷　三河市万龙印装有限公司
经销　全国各地新华书店
书号　ISBN 978 – 7 – 5214 – 3271 – 8
定价　**45.00 元**

获取新书信息、投稿、为图书纠错，请扫码联系我们。

前　言

　　"单科一次过"系列由多年从事护士执业资格考试与护理学专业职称考试考前培训的专家老师精心编写而成。编者多年来在全国各大医学院校和培训机构巡讲和录制护考课程，积累了丰富的培训经验，深谙考试命题规律，受到广大考生欢迎。应广大考生强烈要求，也为了帮助更多考生通过考试，编者凭借多年来考前辅导的经验和心得体会，参考多种国内外护理学与临床教材，并与多所医学院校老师深入沟通和潜心研究，共同编撰本系列丛书，特别适合参加护理学专业技术资格考试的考生备考使用。本系列包括"拿分考点随身记"和"特训题集"2个功能类别，内容精练，逻辑严谨，环环相扣，特点如下：

　　1.《护理学（师）单科一次过》　专为参加护理学（师）单科考试的考生编写。

　　"拿分考点随身记"分为《基础知识拿分考点随身记》《相关专业知识拿分考点随身记》《专业知识拿分考点随身记》《专业实践能力拿分考点随身记》4个分册。书中内容按章节编排，各章节分两个版块。一是【必备考点精编】采用图表为主、文字为辅的形式，总结梳理新考试中重点内容并用双色标记，考点覆盖全面，删繁就简，条理清晰，内容实用。二是【高频考点速记】精选历年真题中常考内容，分类整理，方便对比记忆。

　　"特训题集"分为《基础知识特训1000题》《相关专业知识特训1000题》《专业知识特训1000题》《专业实践能力特训1000题》4个分册。除《专业实践能力特训1000题》仅包含基础护理学试题外，其余分册试题均紧密围绕考试大纲的内、外、妇、儿四个科目进行划分。每个科目均包含两大版块：一是【特训试题】秉承"依据'习题'全解'考点'"的编撰理念，并附答案与解析，方便考生进行思考分析；二是【牛刀小试】为整个科目的精选习题，后附答案与精粹解析，利于考生回顾掌握本科目知识点。每个分册书末附赠2套模拟试卷，专供考生实战演练。

　　2.《护理学（中级）单科一次过》　专为参加护理学（中级）单科考试的考生编写。

　　"拿分考点随身记"分为《基础知识拿分考点随身记》《相关专业知识拿分考点随身记》《专业知识拿分考点随身记》《专业实践能力拿分考点随身记》4个分册，其中，《基础知识拿分考点随身记》与《相关专业知识拿分考点随身记》为各亚类共用；《专业知识拿分考点随身记》与《专业实践能力拿分考点随身记》紧密围绕护理学、内科护理、外科护理、妇产科护理、儿科护理与社区护理专业类型考试大纲的考点要求进行编写，各章节中涉及护理学（中级）（368）所要考查的内容以"＊"标注。

　　另外，我们还为参加社区护理学（中级）考试的考生专门设计了《社区护理学（中级）一次过——专业知识与专业实践能力拿分考点随身记》，更加方便相关专业考生进行专项复习。

　　"特训题集"分为《基础知识特训 1200 题》《相关专业知识特训 1200 题》《专业知识特训 1200 题》《专业实践能力特训 1200 题》4 个分册。

　　适用专业（代码）：护理学（中级）（368）、内科护理（369）、外科护理（370）、妇产科护理（371）、儿科护理（372）、社区护理（373）。各位考生可根据自己的专业类型和复习阶段按需选择。

　　"单科一次过"系列旨在为参加护师和主管护师资格考试的考生提供一脉相承的强大助力，力求使考生做到学习与应试相结合、掌握与备战相贯穿、理论与实践相联系，从而利于培养考生建立自己的解题思路，使通过护理学专业职称考试变得唾手可及。意在为更多护理学专业考生实现"白衣天使"的终生神圣梦想保驾护航。

　　如您在使用本丛书过程中发现不足之处，欢迎随时指出，以便我们不断修订完善。如有护考相关问题，可以通过微信号 xiaxin198 咨询，也可通过邮箱 xiaguixin123@163.com 联系我们。在此，预祝各位考生顺利通过护理学职称考试！平步青云晋升！

　　为令本系列丛书更加立体化、鲜活化，使考前复习更加高效、便捷，丛书每一分册均随书附赠备考导学、基础精讲、冲刺专题与习题解析串讲视频课程，以及"医科护考"线上刷题库。详情请见图书封面，考生可扫码后免费获取丰富增值服务内容。

目 录

内科护理学

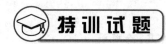

第一章 绪 论

1. 吸气性呼吸困难见于

   A. 气胸
   B. 肺气肿
   C. 气管异物
   D. 胸腔积液
   E. 支气管哮喘

2. 协助拍背排痰的手法是

   A. 五指握拳，用力叩打
   B. 五指并拢、稍向内合拳，由上向下、由外向内地轻拍背部
   C. 五指并拢、稍向内合拳，由下向上、由外向内地轻拍背部
   D. 五指并拢、稍向内合拳，由下向上、由内向外地轻拍背部
   E. 五指并拢、稍向内合拳，由上向下、由内向外地轻拍背部

3. 患者，男，28岁，因突发腹痛，持续加重来院就诊。查体：上腹部腹膜刺激征明显。腹部立位 X 线平片可见膈下游离气体。初步诊断为

   A. 急性胰腺炎
   B. 胆石症
   C. 胃穿孔
   D. 肠梗阻
   E. 阑尾炎穿孔

（4~6题共用备选答案）

   A. 板状腹
   B. 妊娠状腹
   C. 舟状腹
   D. 柔韧感腹
   E. 松软腹

4. 结核性腹膜炎的腹部视诊外观呈

5. 急性胃穿孔的腹部视诊外观呈

6. 恶病质患者的腹部视诊外观呈

7. 巴宾斯基征阳性的表现是

   A. 腹壁肌立即收缩
   B. 股四头肌收缩，小腿伸展
   C. 病人仰卧位，一侧髋关节屈成直角，小腿抬高，膝关节伸达135°以内出现抵抗或疼痛
   D. 足部跚趾背伸，其余四趾呈扇形展开
   E. 病人俯卧位，下肢自然伸直，托起病人头部前屈时，病人两下肢发生不自主的屈曲

8. 淋巴细胞增多见于

    A. 支气管哮喘　　　　　　B. 寄生虫病　　　　　　C. 病毒感染

    D. 皮肤病　　　　　　　　E. 化脓菌感染

9. 查血见白细胞核左移应考虑的是

    A. 病情好转　　　　　　　B. 病已痊愈　　　　　　C. 转向白血病

    D. 缺氧严重　　　　　　　E. 感染严重

10. 属于血液系统监护检查的是

    A. 尿肌酐　　　　　　　　B. 血肌酐　　　　　　　C. 血小板

    D. 血糖　　　　　　　　　E. 血氨

11. 患者，女，32 岁，寒战、高热、尿频、尿急、腰痛 3 个月。尿镜检：白细胞 >5 个/高倍镜视野。初步诊断为

    A. 肾结核　　　　　　　　B. 急性肾盂肾炎　　　　C. 急性肾小球肾炎

    D. 慢性肾炎急性发作　　　E. 慢性肾小球肾炎

12. 大便呈柏油样常见于

    A. 痢疾　　　　　　　　　B. 上消化道出血　　　　C. 直肠癌

    D. 霍乱　　　　　　　　　E. 胰腺炎

13. 米泔水样便常见于

    A. 霍乱　　　　　　　　　B. 伤寒　　　　　　　　C. 肠炎

    D. 阿米巴痢疾　　　　　　E. 肝炎

14. 粪便镜检大量脓细胞常见于

    A. 细菌性痢疾　　　　　　B. 肠胃炎　　　　　　　C. 溃疡病

    D. 胰腺炎　　　　　　　　E. 肠炎

15. 能对肾功能进行监测的实验室检查是

    A. 血尿素氮　　　　　　　B. 黄疸指数　　　　　　C. 中心静脉压

    D. 凝血酶原时间　　　　　E. 3P 试验

（16 ~ 19 题共用备选答案）

    A. 尿酮体（ + ）　　　　　　　　　　　B. 尿中白细胞 >5 个/高倍镜视野

    C. 柏油样便　　　　　　　　　　　　　D. 血红蛋白 <110g/L

    E. 大量管型尿

16. 泌尿系统感染可发现

17. 上消化道出血可发现

18. 酮症酸中毒可发现

19. 贫血可发现

20. 心电图检查不能反映的病变是

    A. 心律失常　　　　　　　B. 心肌供血不足　　　　C. 心肌坏死

    D. 心肌受损　　　　　　　E. 瓣膜病变

21. 一般不会引发咯血的疾病是
    A. 上消化道出血   B. 支气管扩张症   C. 肺癌
    D. 左心衰竭   E. 肺结核

22. 腹部触诊有腹壁柔韧感的疾病是
    A. 急性胃穿孔   B. 肝硬化腹水   C. 结核性腹膜炎
    D. 急性胰腺炎   E. 急性胃扩张

答案与解析

1. C。**解析**：吸气性呼吸困难多见于喉水肿、痉挛，与气管异物（C 正确）、气管受压或肿瘤等引起的上呼吸道狭窄甚至梗阻有关，以吸气困难为特点；重症者可出现三凹征，并常伴有干咳及高调的吸气性哮鸣音。呼气性呼吸困难多见于支气管哮喘（E 排除）、喘息型慢性支气管炎、慢性阻塞性肺气肿（B 排除）等。混合性呼吸困难多见于重症肺炎、重症肺结核、大量胸腔积液（D 排除）、气胸（A 排除）等。

2. C。**解析**：协助拍背排痰的方法为：病人取侧卧位；护士指关节微屈、手呈杯状（即"五指并拢、稍向内合拳"），从肺底由外向内、由下向上地轻拍背部（C 正确），振动气道，边拍边鼓励病人咳嗽，以利痰液排出；适用于长期卧床、排痰无力的病人。

3. C。**解析**：患者腹膜刺激征明显，有膈下游离气体，提示有胃肠道穿孔，结合疼痛部位为上腹部，提示为胃穿孔。

4～6. D、A、C。**解析**：结合选项，结核性腹膜炎具有的腹部体征是柔韧感腹。急性胃穿孔引起急性弥漫性腹膜炎时，全腹肌肉紧张显著，硬如木板，呈板状腹。板状腹多见于胃肠、胆囊穿孔时。恶病质患者极度消瘦，腹部凹陷，呈舟状腹；舟状腹多见于极度消瘦、严重脱水、恶病质患者。

7. D。**解析**：巴宾斯基征阳性表现为踇趾背伸，其他四趾呈扇形展开。巴宾斯基征正常反应为各趾向跖面屈曲。

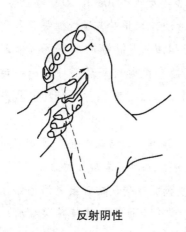

反射阴性

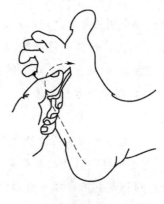

反射阳性

8. C。**解析**：淋巴细胞病理性增多见于：①感染性疾病：主要为病毒感染；②血液系统疾病：白血病、淋巴瘤等；③其他疾病：自身免疫性疾病、肿瘤、慢性炎症等。淋巴细胞增多在生理情况下可见于剧烈运动、妊娠、新生儿等。

9. E。**解析**：白细胞核左移提示急性化脓性感染、急性中毒、急性溶血反应。

10. C。**解析**：血液系统监护检查包括血红蛋白、血细胞比容、白细胞计数和分类、血小板计数、出血时间、凝血时间、凝血酶原时间、活化部分凝血活酶时间、纤维蛋白原定量、纤维蛋白原降解产物定量、3P试验，必要时做骨髓穿刺检查。结合选项，选择C选项。

11. B。**解析**：患者尿白细胞>5个/高倍镜视野，为镜下脓尿，结合患者高热、寒战、尿频、尿急、腰痛的表现，考虑为急性肾盂肾炎。

12. B。**解析**：柏油样便常见于上消化道出血。上消化道出血量每天5ml以上者出现大便隐血试验阳性，50~70ml以上者有黑便（柏油样便），胃内积血量250~300ml者出现呕血，超过有效循环血量的20%则有循环衰竭的表现。

13. A。**解析**：米泔水样便常见于重症霍乱、副霍乱患者，粪便呈白色淘米水样，内含有片状或块状黏液，量大，呈稀水样。

14. A。**解析**：粪便镜检大量脓细胞提示细菌性痢疾。细菌性痢疾病人粪便于镜下可见大量与黏液相混的脓细胞和巨噬细胞。

15. A。**解析**：能对肾功能进行监测的实验室检查有内生肌酐清除率、血尿素氮和血肌酐、尿浓缩与稀释功能试验。黄疸指数监测肝功能；中心静脉压可了解有效循环血容量和心功能；凝血酶原时间和3P试验可监测凝血功能。

16~19. B、C、A、D。**解析**：(1)泌尿系统感染时，可发现脓尿，尿中白细胞>5个/高倍镜视野，B选项正确。(2)上消化道出血可发现呕血和黑便（柏油样便），C选项正确。(3)酮症酸中毒时血酮体升高，尿酮体排出增多，A选项正确。(4)贫血时单位容积循环血液中红细胞数、血红蛋白量及血细胞比容低于正常参考值低限；以血红蛋白为标准，贫血时成年男性血红蛋白<120g/L，成年女性<110g/L，D选项正确。

20. E。**解析**：心电图主要是反映心脏激动的电学活动，因此对各种心律失常和传导阻滞的诊断分型具有肯定价值。特征性的心电图改变和演变是诊断心肌梗死可靠而实用的方法。房室肥大、心肌受损、心肌供血不足、药物和电解质紊乱都可引起一定的心电图变化，故心电图检查可帮助诊断。对于瓣膜活动、心音变化、心肌功能状态等，心电图则不能提供直接判断。

21. A。**解析**：引发咯血的疾病包括支气管扩张症、肺癌、肺结核、左心衰竭（并发肺淤血时咳粉红色泡沫样痰）等心肺疾病。而上消化道出血时，表现为呕血。

22. C。**解析**：腹壁柔韧感或揉面感是由于腹膜受到炎症或病变的直接刺激而增生、肥厚所致，使全腹紧张，在触诊时造成腹壁呈现出类似"揉面团"的特殊柔韧感。因此，腹部柔韧感或揉面感只是腹膜受到轻度刺激或慢性炎症的一种表现，多见于结核性腹膜炎。急性胃穿孔、急性胰腺炎时腹部多呈腹膜刺激征。

第二章　呼吸系统疾病病人的护理

1. 支气管肺炎的 X 线表现特点是
   A. 粟粒状阴影　　　　　B. 多发小脓肿　　　　C. 斑片状阴影
   D. 网状结节样阴影　　　E. 小片状磨砂玻璃样阴影

2. 一旦出现咯血、窒息，处理首先应
   A. 加压吸氧　　　　　　B. 输血　　　　　　　C. 注射止血剂
   D. 清除呼吸道内血块　　E. 进行人工呼吸

3. 发生大咯血时病人应当
   A. 咳嗽　　　　　　　　B. 屏气　　　　　　　C. 少量流质饮食
   D. 绝对卧床　　　　　　E. 多交谈

4. 目前防治哮喘最有效的抗炎药物是
   A. β_2受体激动剂　　B. 糖皮质激素　　　　C. 抗胆碱能药物
   D. 茶碱类　　　　　　　E. 肥大细胞膜稳定剂

5. 患者，男，18 岁，自儿童时期起哮喘即反复发作，昨天上午因受凉感冒而致哮喘再次发作。目前控制哮喘发作最有效的支气管舒张药是
   A. 茶碱类　　　　　　　B. 色甘酸钠　　　　　C. 抗胆碱能药
   D. 糖皮质激素　　　　　E. β_2受体激动剂

6. 预防运动和过敏原诱发的哮喘最有效的药物是
   A. 氨茶碱　　　　　　　B. 异丙阿托品　　　　C. 沙丁胺醇
   D. 乙胺丁醇　　　　　　E. 色甘酸钠

7. 对阻塞性肺气肿的诊断，最有价值的是
   A. 肺活量低于正常　　　B. 潮气量低下正常　　C. PaO_2下降
   D. $PaCO_2$升高　　　　E. 残气量占肺总量百分比增加

8. 符合慢性阻塞性肺气肿的体征是
   A. 叩诊呈鼓音　　　　　B. 单侧语颤减弱　　　C. 单侧呼吸运动减弱
   D. 气管偏移　　　　　　E. 呼气时间延长

9. 符合阻塞性肺气肿的肺功能检查结果是
   A. 潮气量增加　　　　　B. 肺活量增加　　　　C. 肺总量减少
   D. 残气量增加　　　　　E. 第 1 秒用力呼气量增加

10. 患者，男，65 岁，慢性支气管炎病史 10 余年，近 1 个月来出现进行性呼吸困难，晨起咳嗽严重、痰量较多并呈脓性。查体：肺部可闻及啰音，呼吸音减弱。为进一步明确诊断，辅助检查不包括
    A. 血象检查　　　　　　B. 胸部 X 线　　　　C. 胃肠钡餐
    D. 痰液检查　　　　　　E. 肺功能检查

11. 对改善早期肺气肿症状具有重要意义的措施是
    A. 预防呼吸道感染　　　　B. 戒烟　　　　　　　C. 去除外界刺激因素
    D. 呼吸功能锻炼　　　　　E. 体位引流

12. 缩唇呼吸的重要性是
    A. 加强呼吸运动　　　　　B. 减少呼吸困难　　　C. 避免小气道塌陷
    D. 减轻呼吸肌劳累　　　　E. 减少胸痛

13. 患者，女，40 岁，咳嗽 10 余年，经常于感冒后加重，咳大量脓痰，3 天前突然咯血150ml。查体：心、肺无明显阳性体征。X 线胸片示双肺下野纹理增多。最可能的诊断是
    A. 慢性支气管炎　　　　　B. 慢性肺脓肿　　　　C. 支气管肺癌
    D. 支气管内膜结核　　　　E. 支气管扩张症

14. 患者，女，38 岁，咳嗽、咳痰 5 年余。近 1 个月来咳嗽、咳痰加重，伴有多次咯血，咳嗽在晨起或夜间卧床时加重，痰量多时可达 400ml，静置后可分为 3 层。该患者典型的 X 线胸片表现为
    A. 两肺透亮度增加
    B. 肺纹理增多、紊乱
    C. 边界毛糙的结节状阴影
    D. 肺段或肺叶淡薄、均匀阴影
    E. 不规则蜂窝状透亮阴影或沿支气管的卷发状阴影

15. 患者，男，21 岁，淋雨后突然寒战、高热、咳嗽。查血 WBC 18×10^9/L，中性粒细胞百分比 90%。其原因是
    A. 病毒感染　　　　　　　B. 阿米巴感染　　　　C. 结核菌感染
    D. 细菌感染　　　　　　　E. 幽门螺杆菌感染

16. 肺炎链球菌肺炎首选的治疗药物是
    A. 头孢拉定　　　　　　　B. 可待因　　　　　　C. 青霉素
    D. 复方氨基比林（安痛定）E. 红霉素

17. 测定人体是否感染过结核菌，最有效的方法是
    A. 纤维支气管镜检查　　　B. PPD 试验　　　　　C. X 线检查
    D. CT 检查　　　　　　　 E. 痰结核菌检查

18. 确诊肺结核最特异的方法是
    A. CT 检查　　　　　　　 B. X 线检查　　　　　C. 结核菌素试验
    D. 痰结核菌检查　　　　　E. 纤维支气管镜检查

19. 诊断肺结核的方法中最可靠的是
    A. 胃液分析　　　　　　　B. 胸部 X 线片　　　　C. 结核菌素试验
    D. 红细胞沉降率检查　　　E. 痰结核菌检查

20. 做结核菌素试验后多长时间观察结果
    A. 24 ~ 36 小时　　　　　B. 48 ~ 72 小时　　　　　C. 3 ~ 4 周
    D. 5 ~ 8 周　　　　　　　E. 20 分钟

21. 患者，女，29 岁，患支气管扩张症 10 年。近 1 周咳嗽、咳脓性痰等症状较重，痰量
    50ml/d。下列处理措施中不正确的是
    A. 长期应用抗生素　　　　B. 体位引流　　　　　　C. 给予祛痰剂
    D. 给予雾化吸入　　　　　E. 加强营养支持

22. 抗结核标准化疗方案的疗程一般需
    A. 3 ~ 6 个月　　　　　　B. 6 ~ 9 个月　　　　　C. 9 ~ 12 个月
    D. 12 ~ 18 个月　　　　　E. 18 ~ 36 个月

23. 患儿，4 岁，诊断为原发型肺结核。服利福平治疗 1 个月后出现食欲下降，疲乏无力，
    巩膜稍黄染。此时应
    A. 输新鲜全血　　　　　　　　　B. 加用利尿药物
    C. 加用升白细胞药物　　　　　　D. 利福平的正常治疗反应，不必处理
    E. 加用保肝药物，并改用其他抗结核药物

24. 预后最差的肺癌类型是
    A. 腺癌　　　　　　　　　B. 黏液癌　　　　　　　C. 小细胞癌
    D. 大细胞癌　　　　　　　E. 鳞状细胞癌

25. 肺癌早期诊断简单有效的检查方法是
    A. X 线检查　　　　　　　B. 痰脱落癌细胞检查　　　C. 纤维支气管镜检查
    D. 淋巴结活组织检查　　　E. CT 检查

26. 男性，58 岁，20 年吸烟史。刺激性咳嗽并痰中带血丝 6 个月。X 线胸片示左肺中央型
    肿块影，右肺上叶不张，左胸腔中量积液，右纵隔阴影增宽，轮廓呈波浪形。为确诊，
    进一步检查首选
    A. 胸部 CT　　　　　　　B. 开胸探查　　　　　　　C. 胸腔镜检查
    D. 支气管镜检查　　　　　E. 经胸壁穿刺活组织检查

27. 早期肺癌首选的治疗是
    A. 放疗　　　　　　　　　B. 化疗　　　　　　　　C. 对症治疗
    D. 手术治疗　　　　　　　E. 中医、中药治疗

28. 肺癌的综合治疗中，主要的治疗方法是
    A. 化学治疗　　　　　　　B. 放射治疗　　　　　　C. 手术治疗
    D. 中医、中药治疗　　　　E. 免疫治疗

29. 患者，男，74 岁，因"肺部感染出现咳嗽、咳痰"入院。既往 COPD 病史 6 年。血气
    分析：PaO_2 50 mmHg，$PaCO_2$ 55 mmHg。最可能的入院诊断是

A. 支气管肺炎   B. 支气管哮喘   C. 支气管扩张症

D. Ⅰ型呼吸衰竭   E. Ⅱ型呼吸衰竭

30. 慢性呼吸衰竭患者出现的最早且最突出的症状是

     A. 发绀   B. 呼吸困难   C. 神经精神症状

     D. 心血管系统症状   E. 除呼吸、循环以外的其他器官、系统损害

31. 某患者患肺结核1年，现仍有发热、咳嗽、咯血等症状。为明确病因，相关的辅助检查不包括

     A. 胸部CT   B. 胸部MRI   C. X线胸片

     D. 痰培养   E. B超

32. 慢性支气管炎常可发展为

     A. 肺出血   B. 支气管扩张症   C. 肺栓塞

     D. 小叶性肺炎   E. 阻塞性肺气肿

答案与解析

1. C。**解析：** 本题考查支气管肺炎的X线表现特点：早期肺纹理增粗，以后出现大小不等的斑片阴影，可融合成片，可伴有肺不张或肺气肿。

2. D。**解析：** 一旦出现咯血、窒息，应立即采取各种措施清除呼吸道内血块，保持呼吸通畅。如置病人于头低足高位，轻拍背部以利血块排出；或迅速用机械吸引；必要时立即行气管插管或气管镜直视下吸取血块。

3. D。**解析：** 大咯血时病人不要咳嗽（A排除）、屏气（B排除），以免诱发喉头痉挛，导致出血引流不畅而形成血块，造成呼吸道阻塞、窒息。大咯血者暂禁食（C排除），避免不必要的交谈（E排除）；大咯血病人还应绝对卧床休息（D正确），减少翻动。

4. B。**解析：** 当前防治哮喘最有效的抗炎药物是糖皮质激素，有长期抗炎作用，常用泼尼松。β_2受体激动剂是控制哮喘急性发作症状的首选支气管舒张药。

5. E。**解析：** 患儿哮喘急性发作，当前应以迅速控制症状为主，β_2受体激动剂是缓解哮喘急性发作的首选支气管舒张药，代表药物沙丁胺醇；糖皮质激素是长期防治哮喘发作最有效的抗炎药；色甘酸钠属于肥大细胞膜稳定剂、过敏介质阻释剂，可预防哮喘发作。

6. E。**解析：** 预防运动和过敏原诱发的哮喘最有效的药物为色甘酸钠，属于肥大细胞膜稳定剂、过敏介质阻释剂，通过抑制炎症细胞，预防变应原引起的速发型和迟发型超敏反应。

7. E。**解析：** 慢性阻塞性肺气肿肺功能为：肺总量（TLC）和残气量（RV）增高，肺活量（VC）减低，表明肺容积增加、过度充气，对肺气肿诊断有参考价值。由于TLC增加不及RV增高程度大，故RV/TLC增高。

8. E。**解析：** 慢性阻塞性肺气肿体征为：肺部叩诊为过清音，心浊音界缩小，双侧语颤减弱，呼气时间延长，双侧呼吸运动减弱，气管居中。

9. D。**解析：** 肺气肿时残气量增加，残气量（RV）/肺总量（TLC）>40%。

10. C。**解析：** 慢性支气管炎患者出现进行性呼吸困难，考虑发展为COPD，辅助检查不包

括胃肠钡餐。

11. D。**解析**：对改善早期肺气肿症状具有重要意义的措施是呼吸功能锻炼。肺气肿主要是因为肺泡弹性回缩力减低而小气道阻力增高，呼气时小气道提早闭合而使气体滞留在肺泡内，导致呼吸效率降低。早期通过缩唇呼气和腹式呼吸等呼吸功能锻炼可以降低呼吸阻力，防止呼气时小气道过早闭合，利于肺泡内气体排出，提高呼吸效率。

12. C。**解析**：缩唇呼吸的作用是提高支气管内压，防止呼气时小气道过早陷闭，以利肺泡内气体排出。方法为：在呼气时将口唇缩成吹笛子状，气体经缩窄的口唇缓慢呼出，故称缩唇呼气。

13. E。**解析**：患者长期咳嗽、咳痰，3 天前出现中量咯血（"题眼"），考虑最可能的诊断是支气管扩张症。慢性咳嗽、咳大量脓痰、反复咯血是支气管扩张症的临床特点。

14. E。**解析**：患者长期咳嗽、大量脓痰、反复咯血，痰液静置后分 3 层，考虑为支气管扩张症。支气管扩张症典型的 X 线胸片表现为不规则蜂窝状透亮阴影或沿支气管的卷发状阴影。

15. D。**解析**：该患者淋雨后（诱因）出现寒战、高热、咳嗽，白细胞计数增多，中性粒细胞比例增高，考虑为肺炎，病原体常为肺炎链球菌，属于细菌感染。

16. C。**解析**：肺炎链球菌的首选治疗药物是青霉素，疗程一般为 7～10 天，或热退后 3 天可停药。

17. B。**解析**：测定人体是否感染过结核菌最有效的方法是 PPD 试验，若 PPD 试验阳性，说明人体曾感染过结核菌。

18. D。**解析**：确诊肺结核最特异的方法是痰结核菌检查，痰中找到结核杆菌是诊断肺结核最可靠的依据。

19. E。**解析**：确诊肺结核最可靠的方法是痰结核菌检查。胸部 X 线检查是早期诊断肺结核的主要方法。结核菌素试验可测定人体是否受过结核菌感染。

20. B。**解析**：结核菌素试验 48～72 小时后观察并测量皮肤硬结的直径和周围反应。

21. A。**解析**：经常应用抗生素容易产生细菌耐药，同时可以引起多种菌群失调，降低人体免疫力（A 错误），更加重损害支气管扩张症患者的呼吸道防御功能。体位引流利用重力作用促使肺及支气管分泌物流入气管并排出体外（B 正确）。可给予祛痰剂（C 正确）、生理盐水或 α–糜蛋白酶雾化吸入（D 正确）。提供高热量、高蛋白质、富含维生素的饮食以加强营养支持（E 正确），避免冰冷、辛辣等刺激性食物。

22. B。**解析**：抗结核标准化疗方案的疗程一般需 6～9 个月，联用异烟肼、利福平等 2 个以上杀菌剂。

23. E。**解析**：患儿服用利福平 1 个月后出现巩膜稍黄染，考虑为利福平所致肝功能损害的不良反应，此时应服用保肝药物并换用其他抗结核药物。

24. C。**解析**：肺癌类型中预后最差的是小细胞癌。小细胞癌高度恶性，癌细胞生长快，转移早，具有神经内分泌功能，对放、化疗较敏感。

25. B。**解析**：痰脱落癌细胞检查是简单有效的早期诊断肺癌的方法之一，但阳性率要受肿瘤的类型、标本是否符合要求及送检次数和病理医生的水平高低等因素影响。

26. D。**解析**：老年长期吸烟患者，出现刺激性咳嗽并痰中带血，结合 X 线胸片初步判断患者为中央型肺癌。为进一步确诊，应选择支气管镜检查，可直接观察并配合刷检、活检等病理学手段。穿刺活检适合周围型肺癌。

27. D。**解析**：治疗早期肺癌时，以手术为主。

28. C。**解析**：肺癌综合治疗中，以手术为主，结合放射、化学药物、中医、中药以及免疫治疗等方法。

29. E。**解析**：本病例中，患者血气分析 $PaO_2 < 60$ mmHg、$PaCO_2 > 50$ mmHg，结合其 COPD 病史，提示患者为 II 型呼吸衰竭。呼吸衰竭按动脉血气分析分类：（1）I 型呼吸衰竭，缺氧但无 CO_2 潴留，$PaO_2 < 60$ mmHg。见于换气功能障碍（通气/血流比例失调、弥散功能损害和肺动－静脉样分流）的病例，氧疗是其指征。（2）II 型呼吸衰竭，系肺泡通气不足所致的缺 O_2 和 CO_2 潴留，$PaO_2 < 60$ mmHg 且 $PaCO_2 > 50$ mmHg。单纯通气不足，缺 O_2 和 CO_2 潴留的程度相互平行；若伴换气功能损害，则缺 O_2 更为严重。只有增加肺泡通气量，必要时加氧疗方能得以纠正。

30. B。**解析**：慢性呼吸衰竭患者出现的最早且最突出的症状是呼吸困难；给予病人半坐卧位或端坐位，遵医嘱施行氧疗。

31. E。**解析**：胸部 X 线检查是确诊肺结核的主要方法，X 线胸片及胸部 CT 检查可确定病灶的部位、范围、性质、发展并决策治疗方案。痰结核分枝杆菌培养是确诊肺结核的最特异病原学方法。对于顽固性、难治性肺结核病例，应完善胸部 MRI 检查以明确胸膜、胸腔及双侧肺部病因。但肺结核病因学诊断的辅助检查方法不包括 B 超。

32. E。**解析**：慢性支气管炎时，呼吸道反复感染刺激易致呼吸性细支气管以远的末梢肺组织因残气量增多而持久性扩张，伴有肺泡间隔破坏，造成肺组织弹性减弱、容积增大的病理状态，从而发展为阻塞性肺气肿。

第三章　循环系统疾病病人的护理

1. 颈静脉怒张及肝－颈静脉回流征（＋）提示

    A. 左心衰竭　　　　　　　　B. 心肌炎　　　　　　　　C. 全心衰竭

    D. 右心衰竭　　　　　　　　E. 心肌病

2. 护士夜间巡视病房，发现尿毒症病人烦躁不安，主诉胸闷、心悸、咳嗽、咳白色泡沫样痰。体检：双肺底有湿啰音。可考虑

    A. 尿毒症性肺炎　　　　　　B. 尿毒症性胸膜炎　　　　C. 尿毒症性心包炎

    D. 尿毒症所致心力衰竭　　　E. 尿毒症所致心律失常

3. 心功能评估的依据是

    A. 病程长短　　　　　　　　B. 活动耐力　　　　　　　C. 有无合并症

    D. 心脏体征　　　　　　　　E. 辅助检查资料

4. 治疗充血性心力衰竭药物中，具有改善心肌收缩功能的药物是

    A. 呋塞米   B. 地西泮   C. 地高辛

    D. 硝普钠   E. 卡托普利

5. 下列强心苷类药物中毒后的处理措施中，不正确的是

    A. 停用排钾利尿剂   B. 停用强心苷类药物   C. 补充钾盐

    D. 纠正心律失常   E. 对快速型心律失常可用阿托品治疗

6. 地高辛中毒者心率 50 次/分，首选的治疗药物是

    A. 苯妥英钠   B. 利多卡因   C. 氯化钾

    D. 阿托品   E. 其他药物

（7~8 题共用题干）

    女性，66 岁，因肺炎住院，既往有慢性肺源性心脏病史，输液过程中突然出现呼吸困难、气促、咳嗽、咳粉红色泡沫样痰。

7. 病人发生的情况是

    A. 急性肺水肿   B. 右心衰竭   C. 肺气肿

    D. 支气管哮喘   E. 肺不张

8. 下列急救措施正确的是

    A. 继续输液   B. 给予呼吸兴奋剂   C. 给予血管收缩药

    D. 给予利尿剂   E. 采取左侧卧位和头低足高位

9. 频发室性期前收缩至少每分钟超过

    A. 3 个   B. 5 个   C. 8 个

    D. 10 个   E. 15 个

10. 室性期前收缩首选的治疗药物是

    A. 地高辛   B. 异丙肾上腺素   C. 麻黄素

    D. 阿托品   E. 利多卡因

11. 最严重的心律失常是

    A. 窦性心律失常   B. 室性二联律   C. 心房颤动

    D. 心室颤动   E. 室性三联律

（12~13 题共用备选答案）

    A. 同步直流电复律   B. 非同步直流电复律   C. 体外反搏术

    D. 起搏器临时起搏   E. 射频消融术

12. 急性心肌梗死时发生室颤须尽快应用

13. 急性心肌梗死时发生三度房室传导阻滞宜用

14. 患者，女，30 岁，经常出现劳力性呼吸困难、晕厥等症状。体检：胸骨右缘第 2 肋间可闻及响亮、粗糙的收缩期吹风样杂音。为明确诊断，最有价值的检查是

    A. CT 检查   B. X 线检查   C. 心电图检查

D. 心肌酶学检查   E. 超声心动图检查

15. 诊断感染性心内膜炎最重要的辅助检查是
    A. 心电图   B. 超声心动图   C. X线检查
    D. 血培养   E. 免疫学检查

16. 能迅速终止心绞痛发作的药物是
    A. 美托洛尔（倍他乐克）   B. 硝酸异山梨酯（消心痛）   C. 硝苯地平（心痛定）
    D. 阿司匹林   E. 卡托普利（开博通）

17. 最有效缓解心绞痛的药物是
    A. 硝酸甘油   B. 硝苯地平   C. 复方丹参滴丸
    D. 地西泮   E. 阿司匹林肠溶片

18. 急性心肌梗死病人特有的心肌酶变化是
    A. 肌酸激酶   B. 丙氨酸氨基转移酶   C. 乳酸脱氢酶
    D. γ-谷氨酰转移酶   E. 胆碱酯酶

19. 诊断急性心肌梗死特异性最高的心肌酶是
    A. $CK-MM$ 和 LDH_1 B. $CK-MM$ 和 LDH_2 C. $CK-MB$ 和 LDH_1
    D. $CK-MB$ 和 LDH_2 E. $CK-BB$ 和 LDH_1

20. 在诊断心肌梗死时，不作为血清酶辅助诊断的是
    A. 肌酸激酶   B. 天门冬氨酸氨基转移酶   C. 乳酸脱氢酶
    D. 碱性磷酸酶   E. 肌酸激酶同工酶

21. 高血压患者，65岁，发生广泛前壁急性心肌梗死3小时入院。请问下列哪种情况提示该患者不能应用溶栓治疗
    A. 室性早搏（二联律）   B. 血压190/115mmHg   C. 3年前做过胆囊切除术
    D. 伴发急性左心衰竭   E. 年龄大于60岁

22. 病毒性心肌炎病人急性期最重要的治疗是
    A. 补充营养   B. 绝对卧床休息   C. 静滴大剂量维生素C
    D. 静滴复方丹参   E. 抗心律失常治疗

(23~24题共用备选答案)
    A. 哌唑嗪   B. 卡托普利   C. 硝苯地平
    D. 阿普洛尔   E. 氢氯噻嗪

23. 长期服用可引起胫前水肿的药物是

24. 高血压伴哮喘时禁用的降压药物是

25. 患者，男，31岁，头痛、乏力5个月，视物模糊5天。查体与辅助检查：血压180/100mmHg；尿蛋白（++），尿红细胞20个/HP；眼底视网膜动脉痉挛，黄斑部有渗出与出血，视神经乳头无水肿；B超示双肾体积缩小。最可能的诊断是
    A. 肾动脉狭窄   B. 恶性高血压肾损害   C. 急进性肾炎

D. 肾性高血压　　　　　　　　E. 原发性高血压肾损害

26. 患者，女，52 岁，因"心前区疼痛"而行心电图检查，诊断为心绞痛。能最有效、最快速终止心绞痛急性发作的药物是
　　A. 解热镇痛剂　　　　　　B. 硝酸酯类制剂　　　　　C. 钙通道阻滞剂
　　D. β 受体阻断剂　　　　　E. 抑制血小板聚集药物

27. 治疗强心苷类中毒引起的室性期前收缩宜选用的药物是
　　A. 普罗帕酮　　　　　　　B. 普萘洛尔　　　　　　　C. 苯妥英钠
　　D. 维拉帕米　　　　　　　E. 阿托品

28. 患者，男，68 岁，患心脏瓣膜病、心房颤动 20 年，服用地高辛 5 年。近 3 天突然出现恶心、呕吐，同时伴有心悸、头痛、头晕、视物模糊。心电图示室性早搏二联律。患者可能出现了
　　A. 消化性溃疡　　　　　　B. 心力衰竭　　　　　　　C. 低血压
　　D. 高血压　　　　　　　　E. 强心苷类中毒

29. 高血压急症首选的降压药物是
　　A. 速尿　　　　　　　　　B. 硝普钠　　　　　　　　C. 硝酸甘油
　　D. 地尔硫草　　　　　　　E. 拉贝洛尔

30. 主动脉瓣狭窄终末期极少见到的并发症是
　　A. 心房颤动　　　　　　　B. 左心衰竭　　　　　　　C. 右心衰竭
　　D. 感染性心内膜炎　　　　E. 体循环栓塞

答案与解析

1. D。**解析**：肝 - 颈静脉回流征（＋）及颈静脉怒张是右心衰竭的特征性体征。

2. D。**解析**：患者尿毒症病史，夜间出现烦躁不安，主诉胸闷、心悸、咳嗽、咳白色泡沫样痰（"题眼"），且体检时双肺底有湿啰音，考虑最可能为尿毒症所致急性左心衰竭。

3. B。**解析**：心功能评估主要是根据患者自觉的活动耐力划分。

4. C。**解析**：治疗充血性心力衰竭药物中具有改善心肌收缩功能的药物是正性肌力药物，主要为强心苷类药，如地高辛、毛花苷丙。还可用 β 受体激动剂，常用多巴酚丁胺、多巴胺。结合选项，选择 C 项。呋塞米为利尿剂，地西泮为镇静催眠药，硝普钠为血管扩张药，卡托普利为降压药。

5. E。**解析**：发现强心苷类中毒后应立即停用强心苷类药（B 排除）、排钾药（A 排除）；并予补钾（C 排除）；快速纠正心律失常（D 排除），对快速型心律失常使用利多卡因或苯妥英钠治疗；缓慢型心律失常常用阿托品治疗（E 错误），必要时安置起搏器。

6. D。**解析**：强心苷类中毒患者，心率降低至 50 次/分，对于强心苷类中毒导致的缓慢型心律失常首选阿托品治疗或安置起搏器。

7. A。**解析**：患者输液过程中出现了呼吸困难、气促、咳嗽、咳粉红色泡沫样痰（"题眼"），结合患者慢性肺源性心脏病史，可判断患者发生了急性肺水肿，是由于输液过

多、过快而造成循环血量增加所致。

8. D。**解析：** 该患者发生急性肺水肿的诱因是输液过多、过快，因此需暂停输液（A 错误）。患者气促，呼吸频率过快，不可应用呼吸兴奋剂（B 错误）。急性肺水肿患者的急救措施包括：①体位：置病人于两腿下垂的坐位或半卧位，以减少静脉回流（E 错误）。②高流量乙醇湿化吸氧。③镇静：皮下注射或静推吗啡 3～10mg。④利尿：静脉注射呋塞米，本药兼有扩张静脉作用，可减轻心室前负荷（D 正确）。⑤强心：强心苷类正性肌力药如毛花苷丙（西地兰）。⑥扩血管：硝普钠缓慢静脉滴注，扩张小动脉和小静脉（C 错误）。⑦平喘：静脉滴注氨茶碱，可缓解支气管痉挛。

9. B。**解析：** 期前收缩 >5 个/分，即为频发性期前收缩。

10. E。**解析：** 室性期前收缩治疗常用利多卡因、美西律、胺碘酮等，首选利多卡因。对频发房性、交界区性期前收缩治疗常选用维拉帕米、β 受体阻断剂等。

11. D。**解析：** 结合选项，最严重的心律失常为心室颤动。心室颤动是心室内心肌纤维发生快速而微弱且不协调的杂乱颤动，心室完全丧失射血能力，是最严重的心律失常，所引发的后果相当于心室停搏。

12～13. B、D。**解析：**（1）室颤时须尽快应用非同步直流电复律。（2）三度房室传导阻滞患者宜选用起搏器临时起搏。

14. E。**解析：** 患者胸骨右缘第 2 肋间可闻及收缩期吹风样杂音（"题眼"），结合劳力性呼吸困难、晕厥的症状，考虑为主动脉瓣狭窄，为进一步确诊，最有价值的诊断是超声心动图检查。心脏瓣膜病杂音及症状小结如下：

心脏瓣膜病	杂音出现时期	杂音性质	症状
二尖瓣狭窄	舒张期	隆隆样	最早为劳力性呼吸困难，可加重为夜间呼吸困难，严重时导致急性肺水肿
二尖瓣关闭不全	收缩期	吹风样	早期疲乏无力，晚期肺淤血症状
主动脉瓣狭窄	收缩期	喷射样	劳力性呼吸困难、心绞痛、晕厥
主动脉瓣关闭不全	舒张期	叹息样	心悸、心前区不适、晚期合并左心衰竭

15. D。**解析：** 感染性心内膜炎最重要的辅助检查是血培养。感染性心内膜炎是因细菌、真菌和其他微生物（如病毒、立克次体、衣原体、螺旋体等）直接感染而产生心瓣膜或心室壁内膜的炎症，因此血培养阳性是诊断本病的最直接证据。

16. B。**解析：** 能迅速终止心绞痛发作的药物为硝酸酯类制剂，结合选项，选择硝酸异山梨酯（消心痛），该药舌下含化 5～10mg，2～5 分钟起效，作用持续 2～3 小时。

17. A。**解析：** 缓解心绞痛最有效、最快速的药物为硝酸甘油，通过扩张全身的小静脉和小动脉而减少心脏的前、后负荷，舌下含化硝酸甘油 0.25～0.5mg，1～2min 起效。

18. A。**解析：** 结合选项，急性心肌梗死病人特有的心肌酶变化为肌酸激酶，肌酸激酶是出现最早、恢复最早的心肌酶。

19. C。**解析**：CK 同工酶中，MB 在急性心肌梗死中特异性最高；MM 一般在手术后、骨骼肌损伤、酒精中毒、甲状腺功能亢进症时增高明显；BB 为脑型同工酶。LDH 同工酶中，LDH_1、LDH_2 可来自心肌，但急性心肌梗死时 LDH_1 增高明显大于 LDH_2（LDH_1/LDH_2 大于 1）；而 LDH_3 主要来自肝脏、脾脏、白细胞、甲状腺等。

20. D。**解析**：有助于心肌梗死诊断的心肌酶包括：肌酸激酶同工酶、肌酸激酶、天门冬氨酸氨基转移酶（谷草转氨酶）、乳酸脱氢酶升高，其中肌酸激酶是出现最早、恢复最早的心肌酶。不包括碱性磷酸酶。

21. B。**解析**：溶栓治疗适应证：发病小于 6 小时，年龄 <70 岁，而无近期（<2 周）活动性出血、6 个月内未发生过脑卒中。禁忌证：糖尿病视网膜病变、活动性消化性溃疡、严重高血压未能控制（血压 >180/110mmHg）和严重肝、肾功能障碍等。

22. B。**解析**：病毒性心肌炎患者急性期最重要的治疗是绝对卧床休息，以减轻心脏负荷、减少心肌耗氧，利于心功能的恢复。

23 ~ 24. C、D。**解析**：（1）长期服用可引起胫前水肿的药物是硝苯地平。（2）高血压伴哮喘患者禁用 β 受体阻断剂阿普洛尔会诱发哮喘，因 β 受体阻断剂可引起支气管收缩痉挛。常见降压药物及其不良反应如下表：

降压药物	血管紧张素转换酶抑制剂	血管紧张素Ⅱ受体拮抗剂	β受体阻断剂	钙通道阻滞剂	利尿剂
不良反应	血钾升高，血管性水肿，刺激性干咳	血钾升高，血管性水肿，无刺激性干咳	心动过缓和支气管收缩痉挛，支气管哮喘者禁用	颜面潮红、头痛，长期服用硝苯地平可出现胫前水肿	电解质紊乱，高尿酸血症

25. B。**解析**：患者为中青年，血压显著增高，伴有头痛，且肾、眼等靶器官损害突出，因此最可能的诊断是恶性高血压肾损害。恶性高血压病情进展迅速，在血压骤然显著增高的基础上可发生剧烈头痛，往往伴有恶心、呕吐、头晕、耳鸣等；视力迅速减退，眼底出血、渗出或视神经乳头水肿；肾功能急剧减退，持续性蛋白尿、血尿和管型尿，氮质血症或尿毒症。急进性肾炎起病迅速，短期内出现氮质血症或尿毒症；原发性高血压肾损害患者发病年龄一般较大，病程进展缓慢；肾动脉狭窄大多有舒张压中、重度升高，体检时在上腹部或背部肋脊角处可闻及血管杂音；肾性高血压属于继发性高血压的一种，主要是由于长期肾脏实质性病变和肾动脉病变引起血压升高。

26. B。**解析**：本病例中，患者诊断为"心绞痛急性发作"。硝酸酯类制剂是最有效、最快速终止心绞痛发作的药物，该类药物可扩张冠状动脉、增加冠脉血流量，同时扩张外周血管，减轻心脏负担而缓解心绞痛。如舌下含服硝酸甘油 0.25 ~ 0.50 mg，1 ~ 2 分钟即开始起效，作用持续 30 分钟左右。

27. C。**解析**：强心苷类中毒引起的快速型心律失常（常见室性期前收缩）应立即停药，如血钾降低则给予静脉补钾并停用排钾利尿剂，如血钾不低可用苯妥英钠或利多卡因抗心律失常治疗；强心苷类中毒引发传导阻滞及缓慢型心律失常者可予阿托品静脉注射。

28. **E**。**解析：** 本病例中，患者多年心脏病史，长期服用地高辛（强心苷类正性肌力药物）。近3天出现胃肠道反应、神经系统症状和室性早搏二联律，首先应考虑患者发生了强心苷类中毒。强心苷类中毒的主要表现包括：①胃肠道表现，食欲缺乏、恶心、呕吐等。②神经系统表现，头晕、头痛、视物模糊、黄视、绿视等。③心血管系统表现，是强心苷类药物较严重且具有特征性的毒性反应，常出现各种心律失常，其中以室性早搏二联律最为常见。

29. **B**。**解析：** 高血压急症处理对降压药的选择要求：起效迅速，可在短时间内达到最大控压疗效；作用持续时间短，停药后作用消失较快；不良反应较小；另外，最好在降压过程中不明显影响心率、心排出量和脑血流量。硝普钠、硝酸甘油、尼卡地平和地尔硫草注射液相对比较理想。在大多数情况下，硝普钠是临床首选的药物。

30. **C**。**解析：** 心脏瓣膜病的并发症主要包括充血性心力衰竭、心律失常、亚急性感染性心内膜炎、体循环栓塞等。主动脉瓣狭窄时，造成左心室后负荷加重，收缩期排血受阻，左心室发生代偿性扩张、肥大，导致左心室顺应性降低，引起左心室舒张末压升高，随病情进展致使左心房后负荷亦加重，晚期终致左心衰竭。因此，主动脉瓣狭窄终末期的心力衰竭以左心衰竭为主，但极少见到右心衰竭。

第四章　消化系统疾病病人的护理

（1~2题共用备选答案）

A. 硫糖铝　　　　　　B. 氢氧化铝　　　　　　C. 西咪替丁

D. 雷尼替丁　　　　　E. 奥美拉唑

1. 目前认为最强的胃酸分泌抑制剂是

2. 属于保护胃黏膜的药物是

（3~4题共用备选答案）

A. 枸橼酸铋钾　　　　B. 法莫替丁　　　　　　C. 吲哚美辛

D. 硫糖铝　　　　　　E. 阿托品

3. 可破坏胃黏膜屏障的药物是

4. 可保护胃黏膜、杀灭幽门螺杆菌的药物是

（5~6题共用题干）

患者，男，45岁，上腹胀痛5年，常在空腹或饥饿时发生，进食后缓解。近3天出现黑便。查体：上腹稍偏右有明显压痛。

5. 为明确诊断应选择

A. 胃液分析　　　　　B. 胃镜检查　　　　　　C. X线检查

D. 心电图检查　　　　E. 幽门螺杆菌检查

6. 抑酸作用最强的药物是

    A. 西咪替丁   B. 奥美拉唑   C. 氢氧化铝

    D. 氨苄西林   E. 枸橼酸铋钾

(7～9题共用题干)

    患者，男，27岁，自去年冬季以来每日发生空腹痛，进食后疼痛缓解。平时伴有恶心、打嗝、反酸。查体：剑突右侧有局限压痛，无反跳痛。

7. 该患者可能的诊断为

    A. 急性胃炎   B. 慢性胃窦炎   C. 胃溃疡

    D. 十二指肠溃疡   E. 食管憩室

8. 进行何种检查可以确诊

    A. 化验胃酸   B. 胃镜   C. CT

    D. B超   E. 化验血常规

9. 目前认为是何种细菌感染

    A. 链球菌   B. 铜绿假单胞菌   C. 肺炎链球菌

    D. 金黄色葡萄球菌   E. 幽门螺杆菌

10. 患者，男，65岁，肝硬化病史2年，近日出现持续肝区疼痛。急诊入院行超声检查示腹腔大量腹水，肝脏增大伴弥漫性改变，肝右叶可见多个大小不等的强回声光团。最可能的诊断是

    A. 肝硬化癌变   B. 肝硬化失代偿期   C. 肝肾综合征

    D. 肝硬化腹水   E. 肝硬化、肝囊肿

11. 某病人肝炎后肝硬化，近日食欲欠佳、腹胀。体检：腹部有移动性浊音。提示

    A. 腹水   B. 肠胀气   C. 腹膜炎

    D. 胆囊结石   E. 胰管梗阻

12. 对肝硬化具有确诊价值的检查是

    A. X线检查   B. 肝功能检查   C. 免疫学检查

    D. 肝穿刺活检   E. 血生化检查

13. 白蛋白/球蛋白（A/G）比值低于1时，即A/G比值倒置，最常见于

    A. 肾病综合征   B. 严重出血   C. 慢性消耗性疾病

    D. 营养不良   E. 肝硬化

14. 血清白蛋白显著降低应考虑

    A. 肝硬化   B. 肺炎   C. 支气管炎

    D. 哮喘   E. 贫血

15. 肝硬化病人血生化检查可出现

    A. 血糖升高   B. 血糖降低   C. 白蛋白增高

    D. 白蛋白降低   E. 球蛋白降低

16. 对诊断原发性肝癌具有较高特异性的检查是
    A. CT
    B. B 超
    C. 放射性核素肝扫描
    D. 血清甲胎蛋白测定
    E. 选择性肝动脉造影

17. 原发性肝癌最有效的治疗方法是
    A. 肝动脉区域化疗栓塞（TACE）
    B. 免疫治疗
    C. 放射性治疗
    D. 冰冻治疗
    E. 手术治疗

18. 目前治疗原发性肝癌的最好方法是
    A. 化学疗法
    B. 放射疗法
    C. 肝切除术
    D. 肝移植术
    E. 肝动脉结扎术

19. 原发性肝癌非手术治疗的首选方法是
    A. 放射治疗
    B. 化学治疗
    C. 肝动脉区域化疗栓塞治疗
    D. 中药治疗
    E. 免疫治疗

（20～21 题共用备选答案）
    A. 硫酸镁
    B. 谷氨酸钠
    C. 谷氨酸钾
    D. 左旋多巴
    E. γ－氨基丁酸

20. 肝昏迷伴脑水肿时禁用的药物是

21. 肝昏迷伴肾衰竭时禁用的药物是

22. 患者，女，44 岁，胆石症患者。今餐后 1 小时突发恶心、呕吐、腹痛、抽搐。腹痛位于上腹正中，为持续性刀割样，阵发性加剧，向腰背部呈带状放射，弯腰抱膝可使疼痛减轻。查血淀粉酶 680U/L。患者抽搐的原因最可能是
    A. 低血糖
    B. 低血钙
    C. 高血糖
    D. 高血钾
    E. 低血氯

23. 患者，男，50 岁，以餐后腹部烧灼痛、黑便 2 日入院。对其诊断最有价值的辅助检查是
    A. 胃镜检查
    B. 血常规检查
    C. 选择性动脉造影
    D. X 线检查
    E. 胃液分析检查

24. 患者，男，35 岁，服用吲哚美辛后胃痛，今晨呕吐咖啡渣样胃内容物约 250ml 来就诊，既往无胃病史。首选的检查是
    A. 胃液分析
    B. X 线钡餐检查
    C. 幽门螺杆菌检查
    D. 血清胃泌素测定
    E. 急诊胃镜检查

25. 肝性脑病患者并发上消化道出血时，应避免输入的血液制品为
    A. 库存血
    B. 新鲜血
    C. 白蛋白
    D. 血浆
    E. 血小板

26. 对门脉高压症患者食管静脉曲张破裂出血最有效的止血方法是

A. 垂体后叶加压素静脉滴注　B. 输新鲜全血　　　　　C. 应用各种止血药物

D. 三腔两囊管压迫　　　　　E. 去甲肾上腺素加入冷盐水口服

（27～28 题共用题干）

患者，男，55 岁，上腹痛 3 年，便血约 250ml，伴晕倒。有冠心病病史 3 年。检查：血压 100/70mmHg，脉搏 90 次/分，神清，心律齐，无杂音。肝、脾未及，肠鸣音活跃。

27. 抢救时禁用的药物是

A. 西咪替丁　　　　　　　　B. 生长抑素　　　　　　C. 奥美拉唑

D. 垂体后叶素　　　　　　　E. 去甲肾上腺素

28. 病人出血停止，病情稳定后，为明确病因，首选的检查是

A. 内镜检查　　　　　　　　B. B 超检查　　　　　　C. 吞线荧光试验

D. 选择性动脉造影　　　　　E. X 线钡餐造影检查

29. 患者，男，50 岁，肝硬化病史 10 年，半年前曾有上消化道出血史。1 天前出现黑便，下列护理措施错误的是

A. 饮食温度要低　　　　　　　　　　　B. 不进食粗糙、刺激性食物

C. 口服药物应研磨成粉冲服　　　　　　D. 一般不放置胃管

E. 避免咳嗽，常做屏气锻炼

30. 诊断慢性胃炎最可靠的方法是

A. 病史及临床表现　　　　　　B. 胃肠钡餐造影　　　　C. 幽门螺杆菌检测

D. 纤维胃镜检查　　　　　　　E. 胃液酸度分析

31. 上消化道出血病因诊断的首选检查方法是

A. X 线钡餐检查　　　　　　　B. 内镜检查　　　　　　C. 选择性动脉造影

D. 胃液分析　　　　　　　　　E. 粪潜血试验

32. 患者，男，49 岁，有长年肝硬化病史，近半个月来肝区疼痛明显。有助于确诊的检查是

A. 红细胞沉降率　　　　　　　B. 甲胎蛋白　　　　　　C. 尿胆红素

D. 血三酰甘油　　　　　　　　E. 血清球蛋白

33. 大便呈柏油样常见于

A. 痢疾　　　　　　　　　　　B. 上消化道出血　　　　C. 直肠癌

D. 霍乱　　　　　　　　　　　E. 胰腺炎

答案与解析

1～2. E、A。解析：（1）质子泵抑制剂是目前已知最强的胃酸分泌抑制剂，代表药物奥美拉唑。这类药物可以抑制壁细胞分泌 H^+ 的最后环节 H^+，K^+-ATP 酶（质子泵），有效地减少胃酸分泌。其作用时间长，对十二指肠溃疡的治疗效果优于 H_2 受体拮抗剂（替丁类），是一种比较安全的抗溃疡药物。（2）保护胃黏膜药物有：①硫糖铝：能黏附覆盖在溃疡面上，阻止胃酸或胃蛋白酶侵蚀溃疡面，促进内源性前列腺素合

成和刺激表皮生长因子分泌。②枸橼酸铋钾（胶体次枸橼酸铋）：除具有类似硫糖铝的作用机制外，还有较强的抑制幽门螺杆菌作用。③米索前列醇：具有抑制胃酸分泌，增加胃、十二指肠黏膜的黏液和碳酸氢盐分泌并增加黏膜血流等作用。

3~4. C、A。**解析：**（1）可破坏胃黏膜屏障的药物为非甾体抗炎药及糖皮质激素等，结合选项，吲哚美辛属于非甾体抗炎药。长期服用非甾体抗炎药不但损伤胃黏膜，还抑制前列腺素的合成。（2）具有保护胃黏膜及杀灭幽门螺杆菌双重作用的药物是枸橼酸铋钾。硫糖铝仅有保护胃黏膜的作用，不能杀灭幽门螺杆菌。法莫替丁为抑酸剂。阿托品为解痉药。

5. B。**解析：**患者常在空腹或饥饿时发生上腹胀痛，进食后缓解，且出现黑便，疼痛部位为上腹部偏右，提示可能为十二指肠溃疡，为明确诊断应选择胃镜检查。

6. B。**解析：**抑酸作用最强的药物是奥美拉唑。临床常用抑酸药有 H_2 受体拮抗剂（西米替丁、雷尼替丁、法莫替丁等）和质子泵抑制剂（奥美拉唑、兰索拉唑等），其中质子泵抑制剂阻断胃酸分泌作用更强，维持时间更持久。

7. D。**解析：**患者青壮年，每日发生空腹痛，腹痛规律呈典型的"疼痛—进食—缓解"，结合其他表现及剑突右侧压痛，考虑患者最可能为十二指肠溃疡。胃溃疡与十二指肠溃疡区别如下表：

鉴别要点	十二指肠溃疡	胃溃疡
年龄	30岁左右，男性多	40~50岁，男性多
发作	进餐后1~3小时，也常发生在午夜至凌晨	进食后30~60分钟，疼痛较少发生于夜晚
持续时间	饭后2~4小时，到下次进餐后为止	1~2小时，下次进餐后再发
规律	疼痛—进食—缓解	进食—疼痛—缓解
压痛	上腹正中或稍偏右	剑突下正中或偏左

8. B。**解析：**对消化性溃疡有确诊价值的检查为胃镜，可确定溃疡的活动程度、有无恶变以及疗效，并可通过活检管道取活体组织做病理检查。

9. E。**解析：**目前认为消化性溃疡与幽门螺杆菌感染有关，是一种重要的发病原因。

10. A。**解析：**患者肝硬化病史，近日出现持续肝区疼痛，大量腹水，肝脏迅速增大，结合肝叶内的强回声光团，首先考虑肝硬化癌变。肝癌的表现为肝区疼痛，短期肝脏迅速增大且表面有结节，患者出现血性腹水。

11. A。**解析：**患者为肝硬化患者，腹部有移动性浊音，提示有腹水，肝硬化致门静脉压力增高是最主要的原因。当腹水量 >1000ml 时，可叩出移动性浊音。

12. D。**解析：**肝穿刺活检发现假小叶形成是确定肝硬化诊断的依据

13. E。**解析：**白蛋白/球蛋白比例倒置最常见于肝硬化，肝硬化病人血生化检查可出现球蛋白增高、白蛋白降低。

14. A。**解析：**血清白蛋白几乎全部在肝脏合成，当其显著降低时，考虑为肝脏疾病，最可能为肝硬化。肝硬化病人血生化检查可出现球蛋白增高、白蛋白降低。

15. D。**解析：**肝硬化病人血生化检查可出现球蛋白增高、白蛋白降低；凝血酶原时间在肝硬化代偿期正常或轻度升高，在失代偿期则显著延长。

16. D。**解析：**结合选项，对诊断原发性肝癌有较高特异性的检查为血清甲胎蛋白（AFP），肝细胞癌 AFP 阳性率为 70% ~90% 。

17. E。**解析：**目前治疗原发性肝癌的最好方法是手术切除。

18. C。**解析：**目前治疗原发性肝癌的最好方法是手术切除。

19. C。**解析：**肝动脉区域化疗栓塞（TACE）治疗可作为非手术治疗肝癌的首选方法。

20 ~21. B、C。**解析：**结合选项。（1）肝昏迷患者伴脑水肿时禁用的药物是谷氨酸钠，因钠盐可加重水钠潴留、加重水肿。（2）肾衰竭患者肾功能下降，容易出现代谢产物、毒素蓄积而导致酸中毒、低钙血症与高磷血症、高钾血症。因此，肝昏迷伴肾衰竭时禁用钾剂。

22. B。**解析：**患者胆石症病史，餐后上腹部出现刀割样疼痛，向腰背部呈带状放射，弯腰抱膝可减轻，且血淀粉酶 680U/L（"题眼"），结合其他消化道症状及抽搐的表现，考虑最可能是急性胰腺炎。急性出血坏死型胰腺炎患者可出现低钙血症及血糖升高，抽搐的原因可能为低血钙所致。

23. A。**解析：**患者餐后出现腹痛、黑便，提示可能发生上消化道出血，因此最有诊断价值的为胃镜检查。

24. E。**解析：**患者服用吲哚美辛（非甾体类抗炎药）后呕吐咖啡样胃内容物，提示患者可能发生了上消化道出血，结合患者无胃病史，首选的检查措施是内镜检查，一般在出血后 24 ~48 小时内进行急诊胃镜检查。X 线钡餐不能在进行胃镜检查时用，且需在出血停止及病情稳定数天后方可进行动脉造影，动脉造影适用于内镜检查无阳性发现或不适宜做内镜检查者。

25. A。**解析：**肝性脑病且并发上消化道出血者应避免输入库存血，大量输入库存血既可致高钾血症，又可引发代谢性碱中毒，易诱发或加重肝性脑病。

26. D。**解析：**门脉高压症患者食管静脉曲张破裂出血最有效的止血方法是三腔两囊管压迫，这种方法直接有效，但复发率也很高。

27. D。**解析：**患者出现消化道出血，生命体征正常，有冠心病病史，在应用止血药物时，禁用的药物为垂体后叶素。垂体后叶素常用于食管静脉曲张破裂所致出血，但对冠心病、高血压患者及孕妇禁用（本例患者有冠心病，因此禁用）。西咪替丁、奥美拉唑可用于胃黏膜损害及消化性溃疡引起的出血。生长抑素多用于食管 - 胃底静脉曲张破裂出血。去甲肾上腺素可用于胃、十二指肠出血时的胃内灌注治疗。

28. A。**解析：**病人出血停止后可选用内镜检查，明确病因。

29. E。**解析：**本病例中，患者肝硬化、上消化道出血病史，1 天前出现黑便，首先考虑为肝硬化、门静脉高压症并发食管 - 胃底静脉曲张破裂出血。对急性大出血病人应禁食；对少量出血，无呕吐、无明显活动性出血病人，可选用温凉、清淡无刺激性流食（A

排除);止血后应给予病人营养丰富、易消化的半流食、软食,开始少量多餐,逐渐改为正常饮食。同时应嘱咐病人定时进餐,避免过饥、过饱,避免食用过冷、过热食物,避免粗糙、质硬、刺激性食物(B排除)。劝导病人戒烟、酒。口服治疗药物应研磨成粉冲服(C排除)。一般不放置胃管(D排除),以免损伤消化道,加重出血。上消化道大量出血病人应保持呼吸道通畅,避免大量呕血时误吸引起窒息,避免咳嗽和常做屏气锻炼,因其可能导致肺部感染或引发窒息,E选项错误,为本题正确答案。

30. D。**解析:**慢性胃炎最可靠的确诊方法是胃镜检查,可于直视下取活组织检查进行病理诊断。

31. B。**解析:**上消化道出血病因诊断的首选检查方法是内镜检查。一般在上消化道出血后24~48小时内进行急诊内镜检查,不但可以明确病因,还可进行紧急止血治疗。

32. B。**解析:**患者有长年肝硬化病史,近来肝区疼痛明显,应首先考虑为肝癌。早期筛查肝癌的特异性肿瘤标志物是甲胎蛋白(AFP)。

33. B。**解析:**柏油样便提示上消化道出血,且是在出血量达50~100 ml或以上时出现。病理情况下,粪便的改变如下表:

外观	常见疾病
米泔水样便	霍乱
鲜血便	肠道下段出血(痔疮,肛裂)
柏油样便	上消化道出血
白陶土样便	阻塞性黄疸
细条状便	说明有肠狭窄,常提示结、直肠癌
黏液脓血便	细菌性痢疾

第五章　泌尿系统疾病病人的护理

1. 镜下血尿指1h尿液红细胞计数超过
    A. 5万　　　　　　　B. 10万　　　　　　　C. 15万
    D. 20万　　　　　　　E. 25万

2. 对肾病综合征有确诊价值的尿液检查结果是
    A. 脓尿　　　　　　　B. 肉眼血尿　　　　　　C. 管型尿
    D. 24h尿蛋白定量>3.5g　　E. 镜下血尿

3. 肾病综合征的治疗,不合理的措施是
    A. 必要时补充白蛋白
    B. 必要时可应用阿司匹林
    C. 用激素治疗4周,无效加用环磷酰胺
    D. 用激素治疗,尿蛋白减少立即减量

E. 必要时应用环孢素

(4~6题共用题干)

　　患儿，女，14岁，近半个月出现全身水肿，血压110/70mmHg。检查尿蛋白（＋＋＋），每高倍视野透明管型2~3个，血红蛋白110g/L，24小时尿蛋白定量>3.5g。

4. 最可能的诊断是

 A. 急性肾炎   B. 慢性肾衰竭   C. 慢性肾炎

 D. 肾盂肾炎   E. 肾病综合征

5. 为明确病变类型，应进行的辅助检查是

 A. 尿液检查   B. 血液检查   C. 肾功能检查

 D. 肾活检病理检查   E. 肾B超检查

6. 应用泼尼松和环磷酰胺治疗后，尿蛋白仍为（＋＋＋），水肿无减轻，最好采用

 A. 加大泼尼松（强的松）的剂量 B. 换用地塞米松

 C. 输入血浆或低分子右旋糖酐 D. 加用环孢素

 E. 加用吲哚美辛（消炎痛）

7. 诊断急性肾盂肾炎最重要的依据是

 A. 膀胱刺激症状   B. 脓尿和菌尿   C. 高热、寒战

 D. 肾区叩击痛   E. 少量蛋白尿

8. 肾盂肾炎尿中白细胞数每高倍镜视野应大于

 A. 3个   B. 4个   C. 5个

 D. 6个   E. 7个

9. 某女病人因发热、腰痛、尿频、尿急、尿痛就医，确诊为急性肾盂肾炎，尿化验的特点是

 A. 颗粒管型（＋＋） B. 大量红细胞 C. 蜡样管型（＋＋）

 D. 尿蛋白（＋＋）   E. 每高倍视野尿白细胞>5个

10. 急性肾盂肾炎病人经治疗症状消失、尿检查阴性后，仍需继续服药

 A. 1~3天   B. 3~5天   C. 1~2周

 D. 3~4周   E. 5~8周

11. 关于慢性肾盂肾炎的治疗，正确的叙述是

 A. 常规使用长程抑菌法 B. 长期使用足量的抗生素

 C. 抗生素使用至尿常规转阴性时停药 D. 寻找易感因素，提高机体免疫力

 E. 症状缓解是判断治疗成功与否的关键

12. 患者，男，25岁，慢性肾炎病史7年，近5天恶心、呕吐、气喘。血压175/100mmHg，颈静脉怒张，双肺底闻及湿啰音。血尿素氮30mmol/L，血肌酐750μmol/L，血钾7.2mmol/L。最宜采用

 A. 5%碳酸氢钠静滴 B. 葡萄糖酸钙静推 C. 血液透析

　　D. 硝普钠静滴　　　　　　　E. 50% 葡萄糖静滴

13. 内生肌酐清除率下降提示

　　A. 肾衰竭　　　　　　　B. 心力衰竭　　　　　　C. 肝昏迷

　　D. 呼吸衰竭　　　　　　E. 脑出血

14. 慢性肾衰竭的临床表现最早以哪个系统最为突出

　　A. 血液系统　　　　　　B. 呼吸系统　　　　　　C. 消化系统

　　D. 精神、神经系统　　　E. 循环系统

15. 肾病综合征患者最常见的体征是

　　A. 大量蛋白尿　　　　　B. 低蛋白血症　　　　　C. 水肿

　　D. 高脂血症　　　　　　E. 感染

16. 原发性肾病综合征首选的治疗药物是

　　A. 抗生素　　　　　　　B. 螺内酯　　　　　　　C. 糖皮质激素

　　D. 白蛋白　　　　　　　E. 利尿剂

17. 尿液呈酱油色主要见于

　　A. 阻塞性黄疸　　　　　B. 肾性肿瘤　　　　　　C. 泌尿系统感染

　　D. 急性溶血反应　　　　E. 晚期丝虫病

（18 ~ 20 题共用备选答案）

　　A. 血尿　　　　　　　　B. 蛋白尿　　　　　　　C. 乳糜尿

　　D. 脓尿　　　　　　　　E. 少尿或无尿

18. 急性肾盂肾炎常见的尿液特点为

19. 慢性肾小球肾炎常见的尿液特点为

20. 慢性肾衰竭常见的尿液特点为

答案与解析

1. B。**解析：** 离心沉淀尿中每高倍镜视野 ≥3 个红细胞或非离心尿液超过 1 个，或 1 小时尿红细胞计数超过 10 万，或 12 小时尿沉渣计数超过 50 万，均提示尿液中红细胞异常增多，则称为血尿。轻者仅在镜下发现红细胞增多，称为镜下血尿。

2. D。**解析：** 肾病综合征病人尿液检查的特点是：大量蛋白尿 [（＋＋＋）~（＋＋＋＋）]，24h 尿蛋白定量 >3.5g。

3. D。**解析：** 采用排除法。治疗肾病综合征时，补充白蛋白可提高血浆胶体渗透压，减轻肾小球及肾小管损伤。激素、环磷酰胺、环孢素、阿司匹林都可用于治疗肾病综合征。应用激素治疗时，起始量要足，撤药要慢，用药要久，因此 D 错误。

4. E。**解析：** 患儿全身水肿、大量蛋白尿、低蛋白血症、管型尿、24 小时尿蛋白定量 >3.5g，提示最可能的诊断为肾病综合征。肾病综合征典型表现为：水肿、大量蛋白尿、低蛋白血症、高脂血症。

5. D。**解析：** 能够明确肾病综合征病变类型的辅助检查为肾活检。

6. D。**解析**：患者采用泼尼松和环磷酰胺治疗仍无效，即激素及细胞毒类药无效时应采用环孢素，环孢素可通过选择性抑制 T 辅助细胞及 T 细胞毒性效应细胞而发挥作用。

7. B。**解析**：诊断急性肾盂肾炎最重要的依据是脓尿（白细胞 >5 个/HP 或出现白细胞管型）和菌尿（细菌菌落计数 >10^5 cfu/ml）。

8. C。**解析**：诊断急性肾盂肾炎最重要的依据是脓尿（白细胞 >5 个/HP 或出现白细胞管型）。

9. E。**解析**：肾盂肾炎尿化验的典型尿液改变为脓尿，镜检可以见到大量白细胞（>5 个/HP）；白细胞管型是急性肾盂肾炎的特征性改变，对肾盂肾炎有诊断价值。

10. B。**解析**：急性肾盂肾炎病人应坚持服药至症状完全消失、尿检查阴性后 3~5 天，用药一般疗程为 10~14 日。停药后宜随访观察，每周复查一次尿常规及尿细菌培养，6 周后无脓尿及菌尿方可认为痊愈。如果疗程短，治疗不彻底，或停药后不复查，有可能复发或转为慢性，故足疗程用药和坚持随访非常重要。

11. D。**解析**：慢性肾盂肾炎治疗的关键是积极寻找并去除易感因素。急性发作者按急性肾盂肾炎治疗，尿检阴性后再用药 3~5 天；选择敏感药物，不用氨基糖苷类等可致肾毒性药物；多药联合间歇交替用药，每个疗程 2 周，总疗程 4~6 个月。治愈标准为：症状消失，尿菌阴性，疗程结束后 2 周、6 周复查尿菌仍阴性。

12. C。**解析**：患者有多年慢性肾炎病史，近来出现消化系统并发症以及高血压、心力衰竭的表现，结合实验室检查结果，考虑患者已由慢性肾炎进展为慢性肾功能衰竭尿毒症期，此时最适宜采用血液透析。

13. A。**解析**：临床上用"内生肌酐清除率"来代表肾小球滤过率，并以此作为判断肾小球滤过功能的重要指标。内生肌酐清除率下降提示肾功能损害，A 正确。肌酐为肌酸的代谢产物，人体以恒定的速度产生和释放肌酐到血液中，并经血循环流至肾脏，从尿中排出体外。由于肌酐分子量小，不与血浆蛋白结合，可自由通过肾小球，不被肾小管重吸收，在血肌酐无异常增高时亦不为肾小管排泄，所以可用内生肌酐清除率（Cc_r）表示肾小球滤过率（GFR）。

14. C。**解析**：慢性肾衰竭的临床表现包括代谢产物、毒素蓄积引起的中毒症状以及水、电解质代谢紊乱和酸碱平衡失调，涉及消化系统、心血管系统、呼吸系统、血液系统、神经精神系统等全身多个系统。其中最早出现且最常见的症状以消化系统（C 正确）最突出，初期表现为食欲不振、腹部不适，以后出现恶心、呕吐、呃逆、腹泻、消化道出血、口腔呈尿臭味。

15. C。**解析**：肾病综合征（NS）可由多种病因引起，是以肾小球基底膜通透性增加，表现为大量蛋白尿、低蛋白血症、高度水肿、高脂血症的一组临床症候群。其中最常见的体征是水肿（C 正确）。

16. C。**解析**：原发性肾病综合征的治疗以抑制机体免疫紊乱与炎症反应为主，首选糖皮质激素（C 正确）；其次是细胞毒类药物，最常用的是环磷酰胺。若上述两者治疗都无效的难治性肾病综合征选用免疫抑制剂环孢素、吗替麦考酚酯等。

17. **D**。**解析**：新鲜正常尿液为无色澄清至淡黄色或琥珀色。尿液呈酱油色主要见于急性溶血反应、恶性疟疾和血型不合的输血反应，D正确。病理情况下，尿色变化如下表：

尿色变化	对应疾病
血红蛋白尿（酱油色尿）	急性溶血反应、恶性疟疾和血型不合的输血反应
浓茶色尿（胆红素尿）	肝细胞性黄疸及阻塞性黄疸
乳糜尿（乳白色）	丝虫病或其他原因引起的肾周围淋巴管梗阻
脓尿和菌尿	泌尿系统感染（肾盂肾炎、膀胱炎）
血尿伴剧烈腹痛	泌尿系统结石
无痛性血尿	肾癌、膀胱癌

18～20. **D、B、E**。**解析**：（1）泌尿系统感染可见尿中白细胞增多，尿沉渣镜检显示每高倍视野下超过5个（>5个/HP）白细胞者称为脓尿，脓细胞管型对肾盂肾炎有重要诊断价值。（2）慢性肾小球肾炎必有的表现为蛋白尿，蛋白尿量常在1～3 g/d。（3）慢性肾衰竭的尿量变化特点是随着肾功能逐渐减退，尿量渐趋减少至无尿，晚期出现尿毒症的临床表现。

第六章　血液及造血系统疾病病人的护理

1. 皮肤白皙的贫血患者就诊，护士检查时最能反映贫血的部位是
   A. 面颊皮肤及上颚黏膜　　　B. 手背皮肤及口腔黏膜　　　C. 耳廓皮肤
   D. 颈部皮肤及舌面　　　　　E. 睑结膜、指甲、口唇

2. 患者，男，35岁，出现头晕、乏力、发热、皮肤出血点半个月。体检：贫血貌，心、肺无异常，胸骨压痛，肝肋下1cm、脾肋下5cm。血常规：血红蛋白70g/L，白细胞计数 20×10^9/L，血小板计数 20×10^9/L。首选考虑的诊断是
   A. 血小板减少性紫癜　　　　B. 再生障碍性贫血　　　　C. 急性白血病
   D. 巨幼细胞贫血　　　　　　E. 溶血性贫血

3. 最能反映贫血程度的实验室指标是
   A. 红细胞计数　　　　　　　B. 红细胞沉降率　　　　　C. 血清蛋白总量
   D. 血红蛋白定量　　　　　　E. 网织红细胞计数

4. 确诊缺铁性贫血的最敏感化验项目是
   A. 网织红细胞　　　　　　　B. 红细胞总数　　　　　　C. 血红蛋白
   D. 血清铁　　　　　　　　　E. 血清铁蛋白

5. 小细胞低色素性贫血最重要的治疗措施是
   A. 补充维生素　　　　　　　B. 给予叶酸　　　　　　　C. 补充铁剂
   D. 输入鲜血　　　　　　　　E. 增加蛋白质

6. 长期无保护地接触X线可引起

A. 表皮灼伤　　　　　　　　B. 骨脱钙　　　　　　　　C. 骨髓受抑制

D. 营养不良　　　　　　　　E. 肺结核

7. 患者，女，35 岁，头晕 1 个月余来院就诊。查血常规 RBC 3.0 ×10⁹/L，Hb 80g/L，WBC 2.0 ×10⁹/L，PLT 40 ×10⁹/L。应考虑的诊断是

A. 化脓性感染　　　　　　　B. 再生障碍性贫血　　　　C. 缺铁性贫血

D. 病毒感染　　　　　　　　E. 急性溶血

8. 某人因牙龈及全身皮肤出血而就医。化验：血红蛋白100g/L，红细胞计数 3.2 ×10¹²/L，白细胞计数 3.0 ×10⁹/L，血小板计数 20 ×10⁹/L；骨髓检查：增生不良。应考虑

A. 急性再生障碍性贫血　　　B. 慢性再生障碍性贫血　　C. 急性白血病

D. 特发性血小板减少性紫癜　E. 脾功能亢进症

9. 对诊断再生障碍性贫血有价值的检查结果是

A. 全血细胞减少　　　　　　B. 骨髓增生活跃　　　　　C. 网织红细胞增多

D. 肝、脾、淋巴结肿大　　　E. 出现小细胞低色素性贫血

10. 血小板减少见于

A. 溶血性贫血　　　　　　　B. 急性出血　　　　　　　C. 急性中毒

D. 脾切除后　　　　　　　　E. 再生障碍性贫血

11. 网织红细胞减少见于

A. 溶血性贫血　　　　　　　B. 出血性贫血　　　　　　C. 再生障碍性贫血

D. 叶酸缺乏性贫血　　　　　E. 维生素 B₁₂缺乏性贫血

12. 治疗慢性再生障碍性贫血的首选药是

A. 糖皮质激素　　　　　　　B. 免疫抑制剂　　　　　　C. 造血因子

D. 雄激素　　　　　　　　　E. 雌激素

(13 ~14 题共用备选答案)

A. 输血　　　　　　　　　　B. 脾切除　　　　　　　　C. 雄激素治疗

D. 糖皮质激素治疗　　　　　E. 免疫抑制剂治疗

13. 特发性血小板减少性紫癜患者治疗首选

14. 重型再生障碍性贫血患者治疗首选

15. 急性特发性血小板减少性紫癜的血小板计数一般是

A. <20 ×10⁹/L　　　　　　　B. <30 ×10⁹/L　　　　　　C. <40 ×10⁹/L

D. <50 ×10⁹/L　　　　　　　E. <60 ×10⁹/L

16. 患者，女，35 岁，四肢皮肤反复出现紫癜 1 年余。实验室检查示血小板明显减少，红细胞、白细胞基本正常。应考虑的诊断为

A. DIC　　　　　　　　　　　B. 贫血　　　　　　　　　C. 白血病

D. 特发性血小板减少性紫癜　E. 再生障碍性贫血

17. 特发性血小板减少性紫癜患者治疗首选

    A. 输血   B. 脾切除   C. 雄激素治疗

    D. 糖皮质激素治疗   E. 免疫抑制剂治疗

18. 我国儿童急性白血病最常见的类型为

    A. 急性粒细胞白血病   B. 急性淋巴细胞白血病   C. 急性单核细胞白血病

    D. 急性红白血病   E. 急性早幼粒细胞白血病

(19～22题共用备选答案)

    A. 全血细胞减少   B. 红细胞及血小板正常

    C. 红细胞及血红蛋白均减少   D. 血小板减少

    E. 周围血大量原始和幼稚白细胞

19. 再生障碍性贫血的血象特点是

20. 急性白血病的血象特点是

21. 特发性血小板减少性紫癜的血象特点是

22. 缺铁性贫血的血象特点是

23. 白血病诊断的重要检查依据是

    A. 血象检查   B. 骨髓检查   C. 免疫学检查

    D. 细胞化学染色   E. 染色体和基因检查

24. 治疗中枢神经系统白血病常用的药物是

    A. 多柔比星   B. 长春新碱   C. 甲氨蝶呤

    D. 环磷酰胺   E. 苯丁酸氮芥

25. 白血病患者化疗静脉给药的处理措施,不妥的是

    A. 药物静脉滴注的速度要慢   B. 血管要轮换使用

    C. 使用后予0.9%氯化钠溶液冲洗静脉   D. 对化疗药物引起的静脉炎应定时热敷

    E. 药物外溢皮下须及时用普鲁卡因封闭

26. 对血液及造血系统疾病的诊断,最有价值的实验室与影像学检查方法是

    A. CT   B. B超   C. X线

    D. 骨髓穿刺   E. 肝功能测定

27. 属于急性特发性血小板减少性紫癜病人骨髓象变化的是

    A. 巨核细胞数量减少   B. 巨核细胞正常或略增多   C. 巨核细胞呈退行性变

    D. 巨核细胞多数为成熟型   E. 巨核细胞数量明显增多

答案与解析

1. E。**解析：**贫血患者皮肤黏膜苍白为其共同特征,其中以睑结膜、口唇、甲床等部位最
   明显。对于皮肤白皙的患者可选择睑结膜、口唇、甲床等部位进行检查。

2. C。**解析：**患者发热、皮肤出血、肝脾肿大,血常规显示血红蛋白减少、白细胞增多
   (白血病细胞)、血小板减少,考虑患者最可能的诊断为急性白血病。

3. D。**解析：**贫血是指人体外周血红细胞容量减少,低于正常范围下限的一种常见临床症

状。由于红细胞容量测定较复杂，临床上常以血红蛋白（Hb）含量来代替。

4. E。**解析**：缺铁性贫血需做铁生化检查，血清铁蛋白降低（最敏感），血清铁降低，总铁结合力增高，转铁蛋白饱和度降低。血清铁蛋白能反映体内贮铁量。

5. C。**解析**：小细胞低色素性贫血，即缺铁性贫血，最重要的治疗措施是补充铁剂。

6. C。**解析**：X 线属于放射性电磁波，长期无保护地接触可干扰 DNA 的复制，抑制骨髓。

7. B。**解析**：再生障碍性贫血是由于化学、物理、生物等因素及不明原因，导致骨髓造血功能衰竭、造血干细胞损伤，是以外周血全血细胞减少为特征的疾病。

8. A。**解析**：患者化验结果显示血红蛋白、红细胞、白细胞、血小板均低于正常值，即全血细胞减少、骨髓增生不良，考虑为再生障碍性贫血。结合患者全身皮肤及黏膜出血，轻度贫血，血小板计数 $20 \times 10^9/L$，可判断为急性再生障碍性贫血。

9. A。**解析**：再生障碍性贫血是由多种原因导致的造血干细胞数量减少和功能障碍所引起的一类贫血。临床表现为进行性贫血、出血、反复感染而肝、脾、淋巴结多无肿大（D 错误）。血常规特点：呈正细胞贫血（E 错误），全血细胞均减少（A 正确），网织红细胞低于正常（C 错误）。骨髓增生不良（B 错误）。

10. E。**解析**：结合选项，血小板减少见于再生障碍性贫血。再生障碍性贫血是由多种原因导致的造血干细胞数量减少和功能障碍所引起的一类贫血。其他选项可见血小板增多。

11. C。**解析**：网织红细胞减少提示骨髓造血功能降低，结合选项，可见于再生障碍性贫血。

12. D。**解析**：慢性再生障碍性贫血的首选药是雄激素，目前常用司坦唑醇。由于贫血往往是慢性再障的首发和主要表现，而雄激素可刺激肾脏产生促红细胞生成激素，促进骨髓红细胞生成。免疫抑制剂为重型再障的首选药。

13 ~ 14. D、E。**解析**：（1）特发性血小板减少性紫癜首选糖皮质激素治疗，泼尼松每次 10 ~ 20mg（3 次/天），严重者静脉滴注氢化可的松；待 PLT 正常后减量，小剂量泼尼松（5 ~ 10mg）维持 3 ~ 6 个月。激素无效时可行脾切除或免疫抑制剂治疗。（2）重型再生障碍性贫血首选免疫抑制剂治疗；如血小板计数低于 $20 \times 10^9/L$，可考虑输血小板混悬液。轻型再障首选雄激素治疗。

15. A。**解析**：急性特发性血小板减少性紫癜的血小板计数一般 $<20 \times 10^9/L$。慢性特发性血小板减少性紫癜的血小板计数一般在（30 ~ 80）$\times 10^9/L$。

16. D。**解析**：女性患者，皮肤反复出血，结合实验室检查时血小板明显减少而红细胞、白细胞基本正常，考虑为特发性血小板减少性紫癜。特发性血小板减少性紫癜是指血小板减少而引起皮肤、黏膜和内脏出血，其余血细胞正常；慢性型多见于女性。

17. D。**解析**：特发性血小板减少性紫癜首选肾上腺糖皮质激素，泼尼松每次 10 ~ 20mg（3 次/天），严重者静脉滴注氢化可的松；待 PLT 正常后减量，小剂量泼尼松（5 ~ 10mg）维持 3 ~ 6 个月。激素无效时可行脾切除或免疫抑制剂治疗。

18. B。**解析**：儿童急性白血病最常见的类型为急性淋巴细胞白血病；成人急性白血病最常见的类型为急性粒细胞白血病。

19～22. A、E、D、C。**解析：**（1）再生障碍性贫血是一种获得性骨髓造血衰竭综合征，血象特点为全血细胞减少。（2）急性白血病系造血干细胞的恶性病变，病人白细胞计数增多，分类中可发现大量原始细胞及幼稚细胞。（3）特发性血小板减少性紫癜是最常见的一种血小板减少性疾病，血小板可有不同程度减少，急性型常 $<20 \times 10^9/L$，血小板寿命明显缩短，最短者仅可存活几小时，血小板相关免疫球蛋白（PAIgG）增高。（4）缺铁性贫血是体内贮存铁缺乏，导致血红蛋白合成减少而引起的贫血。红细胞与血红蛋白均减少，但不成比例，血红蛋白减少更明显（小细胞低色素性）；白细胞和血小板计数正常或减低。

23. B。**解析：**白血病诊断主要依靠骨髓检查，骨髓增生明显活跃或极度活跃，原始和早幼白细胞大于30%即可诊断。

24. C。**解析：**中枢神经系统白血病治疗常用鞘内注射甲氨蝶呤，原因是化疗药难以通过血－脑屏障。

25. D。**解析：**化疗药物多次静脉注射可引起静脉炎，静脉注射速度要慢，静脉注射后以生理盐水冲洗静脉，以减轻其刺激性。若发生静脉炎需及时用普鲁卡因局部封闭，或给予冷敷，休息数天，直至静脉炎痊愈。静脉注射时注意血管轮换使用。不可热敷，以防炎症扩散。

26. D。**解析：**对血液及造血系统疾病的诊断，骨髓穿刺是临床上常用且有效的诊断方法之一。骨髓检查可用于白血病的鉴别诊断、各种贫血的鉴别诊断、多发性骨髓瘤和血小板增加性或减少性疾病的诊断。故选D。CT检查对中枢神经系统疾病的诊断价值较高，应用普遍。B超可获得人体器官的各种图像，常用于肝、胆、胰、肾、膀胱、子宫、卵巢等疾病的诊断。X线检查多用于肺、消化道、骨关节、泌尿系统等疾病的诊断。

27. B。**解析：**急性特发性血小板减少性紫癜的骨髓象表现为：骨髓巨核细胞正常或略增多，形成血小板的巨核细胞减少，巨核细胞出现成熟障碍。

第七章　内分泌与代谢性疾病病人的护理

1. 确诊甲状腺功能亢进症的化验是
   A. 三酰甘油（甘油三酯）增高
   B. 游离三碘甲状腺原氨酸增高
   C. β_1 微球蛋白增高
   D. 肌酸激酶减少
   E. 丙氨酸氨基转移酶减少

2. 患者，女，36岁，颈前弥漫性肿大。疑诊为甲亢。下列检查对诊断意义不大的是
   A. 基础代谢率
   B. 甲状腺摄 ^{131}I 率测定
   C. 声带检查
   D. 颈部 X 线
   E. 测血肌酐

3. 抗甲状腺药物的副作用主要是

A. 皮肤瘙痒   B. 剥脱性皮炎   C. 中毒性肝炎

D. 心绞痛   E. 粒细胞减少

4. 患者，女，28 岁，甲状腺功能亢进症病史半年，妊娠 3 个月，甲状腺功能亢进症状加重，治疗宜选用

A. 甲状腺次全切除术   B. 放射性^{131}I 治疗   C. 丙硫氧嘧啶

D. 普萘洛尔   E. 碘剂

（5~6 题共用备选答案）

A. 胰岛素分泌绝对不足   B. 突然大量甲状腺激素入血

C. 呼吸带有烂苹果味   D. 甲状腺肿大，震颤并有杂音

E. 饥饿感，心慌，手颤

5. 1 型糖尿病的临床特征是

6. 糖尿病酮症酸中毒的临床特征是

7. 诊断糖尿病的标准是空腹血糖值不低于

A. 5.0mmol/L   B. 6.0mmol/L   C. 7.0mmol/L

D. 8.0mmol/L   E. 9.0mmol/L

（8~9 题共用题干）

62 岁男性患者，因患糖尿病 9 年而长期接受胰岛素治疗，尿糖基本控制在（＋＋＋）。昨晚因多食后，今日上午尿糖定性试验为（＋＋＋），自行增加了胰岛素剂量，1 小时后突然感到心悸、饥饿、出冷汗，随即昏迷。

8. 该病人送来医院后，为明确诊断，应立即进行下列哪项检查

A. 血糖   B. 尿糖   C. 血酮

D. 尿酮   E. 血气分析

9. 对上述患者，应立即给予下列哪项处理措施

A. 静脉注射 50% 葡萄糖溶液   B. 静脉滴注小剂量胰岛素

C. 静脉推注氯化钾   D. 静脉滴注 5% 碳酸氢钠 100ml

E. 静脉滴注复方氯化钠溶液

10. 女，22 岁，患 1 型糖尿病 10 年。5 年前开始使用胰岛素治疗。近 2 周擅自停用胰岛素，改服中药。3 天前患者腹股沟处长一疖子，经抗生素治疗未见好转，并出现恶心、呕吐、头痛、呼吸深快、脉细速。急送医院检查：血糖 24mmol/L，血酮体升高，尿酮体强阳性，白细胞计数增高。患者被诊断为

A. 感染性休克   B. 酮症酸中毒   C. 高渗性非酮症性昏迷

D. 乳酸性酸中毒   E. 低血糖昏迷

11. 糖尿病微血管病变的典型改变是

A. 肾小管间质病变   B. 出现微血管瘤、视网膜出血、硬性渗出物

C. 心脏微血管病变   D. 弥漫性肾小球硬化病变

答案与解析

1. B。**解析**：确诊甲状腺功能亢进症的化验是 FT_3（游离三碘甲腺原氨酸）、FT_4（游离甲状腺素）升高。

2. E。**解析**：结合选项，对甲亢检查意义不大的是测血肌酐。血肌酐主要监测肾功能。

3. E。**解析**：抗甲状腺药的主要副作用是粒细胞减少和药疹，其中粒细胞缺乏为致命性，多发生在用药后 2～3 个月内，如外周血白细胞计数低于 $3 \times 10^9/L$ 或中性粒细胞计数低于 $1.5 \times 10^9/L$，应考虑停药。

4. C。**解析**：患者甲亢伴妊娠，因此治疗时首先选用丙硫氧嘧啶，因其进入胎盘的药量较少，且至今尚无致畸作用的相关报道。

5～6. A、C。**解析**：（1）1 型糖尿病的发病机制为胰岛素分泌绝对缺乏。饥饿感，心慌，手颤为低血糖表现。（2）糖尿病酮症酸中毒的病人呼吸带有烂苹果味，呼吸深大（Kussmaul 呼吸）。

7. C。**解析**：空腹血糖≥7.0mmol/L（126mg/dl）和（或）餐后（从吃第一口饭起计数时间）2 小时血糖≥11.1mmol/L（200mg/dl），可确诊糖尿病。

8. A。**解析**：糖尿病患者自行增加胰岛素剂量后出现了心悸、饥饿、出冷汗，随即昏迷的表现，首先考虑为低血糖反应，为明确诊断应立即检测血糖。

9. A。**解析**：糖尿病患者出现低血糖反应后，应立即补充糖类以提升血糖水平，可给予患者白糖水或静脉注射 50% 的高渗葡萄糖。此时患者已昏迷，应立即静脉注射 50% 葡萄糖溶液。

10. B。**解析**：患者出现血糖明显升高、血酮体升高、尿酮体强阳性，提示糖尿病酮症酸中毒。

11. E。**解析**：糖尿病微血管病变的典型改变是"微血管基底膜增厚和微循环障碍"。糖尿病微血管病变是比较特异的病理改变，其主要特征是基底膜增厚并有透明样物质沉积。糖尿病患者的微循环有不同程度的异常，基底膜病变常与微循环异常相互影响，促使微血管病变的加重和发展。微血管病变主要表现在视网膜、肾、心肌、神经组织及足趾。临床上常以糖尿病性视网膜病变、糖尿病性肾病和糖尿病性神经系统病变为反映糖尿病性微血管病变的主要部位。

第八章　风湿性疾病病人的护理

1. 患者，女，21 岁，发热、多处关节炎、面部有蝶形红斑，诊断为系统性红斑狼疮。特异性高的检查结果是

A. 红细胞花环形成　　　　　B. 类风湿因子（＋）　　　　C. 抗核抗体（＋）

D. 抗 Sm 抗体（＋）　　　　E. 血沉增快

2. 钱女士，28 岁，近半年来全身乏力、低热、关节疼痛。免疫学检查：抗 Sm 抗体阳性。应考虑是

   A. 类风湿关节炎   B. 皮肌炎   C. 系统性红斑狼疮

   D. 慢性关节炎   E. 先天性关节畸形

3. 系统性红斑狼疮特异性的检查是

   A. 抗 Sm 抗体   B. 抗 DNA 抗体   C. 狼疮细胞

   D. 抗核抗体   E. 白细胞总数

4. 治疗系统性红斑狼疮的首选药物是

   A. 氯丙嗪   B. 避孕药   C. 泼尼松

   D. 肼苯达嗪   E. 普鲁卡因酰胺

5. 早期改善风湿病患儿症状的主要药物是

   A. 类固醇激素   B. 免疫抑制剂   C. 免疫增强剂

   D. 慢作用类抗风湿药   E. 非甾体类抗炎药

6. 早期改善幼年类风湿关节炎症状的主要药物是

   A. 青霉素   B. 红霉素   C. 水杨酸制剂

   D. 维生素 C   E. 维生素 D

7. 类风湿关节炎最常累及的关节是

   A. 肩关节   B. 肘关节   C. 髋关节

   D. 膝关节   E. 四肢小关节

答案与解析

1. D。**解析：** 系统性红斑狼疮（SLE）的标志性抗体是抗 Sm 抗体，特异性高。系统性红斑狼疮免疫学检查如下表：

免疫学检查	特异性	敏感性/阳性率	意　义
抗核抗体（ANA）	不高	95%	最佳 SLE 筛选试验
抗 Sm 抗体	99%	25%	SLE 标志性抗体
抗双链 DNA 抗体	95%	70%	确诊 SLE、判断狼疮活动性
CH50、C3、C4	较高	—	提示狼疮活动

2. C。**解析：** 患者抗 Sm 抗体阳性（"题眼"），结合关节疼痛等表现，考虑为系统性红斑狼疮。抗 Sm 抗体是系统性红斑狼疮的标志性抗体。根据美国风湿病学会 1997 年的狼疮分类标准：①颊部红斑；②盘状红斑；③光过敏；④口腔溃疡；⑤关节炎，≥2 个外周关节；⑥浆膜炎；⑦肾脏病变；⑧神经系统病变；⑨血液系统异常，贫血、血白细胞或血小板减少；⑩免疫学异常；⑪抗核抗体阳性。上述 11 项中 ≥4 项阳性即可以诊断系统性红斑狼疮。病史中所提供的资料，除了抗 Sm 抗体外，其他如乏力、低热、关节疼痛均为非特异性表现，也不是狼疮诊断的必备项目。但是其抗 Sm 抗体阳性，此抗体为诊断狼疮的

标志性抗体之一, 其特异性达99%, 但是敏感性仅有25%, 它不代表疾病活动性。故本题的答案为C。

3. A。**解析:** 系统性红斑狼疮的相关免疫学检查主要包括: ①抗核抗体 (ANA), 阳性率高, 特异性不高, 主要用于筛查; ②抗双链DNA抗体, 特异性高, 判断疾病活动性价值大; ③抗Sm抗体, 系统性红斑狼疮的标志性抗体。

4. C。**解析:** 治疗系统性红斑狼疮时首选糖皮质激素, 如泼尼松等; 不能用激素者可用免疫抑制剂如环磷酰胺、硫唑嘌呤、长春新碱等, 此类药物毒性大, 需定期复查血常规及肝功能。

5. E。**解析:** 改善早期风湿病患儿症状的主要药物是非甾体类抗炎药, 常用药有阿司匹林、吲哚美辛、布洛芬。

6. C。**解析:** 改善早期类风湿关节炎患儿症状的主要药物是非甾体类抗炎药, 常用药有阿司匹林、吲哚美辛、布洛芬。结合选项, 只有水杨酸制剂属于非甾体类抗炎药。

7. E。**解析:** 类风湿关节炎主要侵犯四肢小关节, 尤其是手关节; 其次是膝、踝、肘、肩等关节部位。

第九章 理化因素所致疾病病人的护理

1. 对有机磷农药中毒有诊断价值的检查是
   A. 碳氧血红蛋白测定   B. 碱性磷酸酶测定   C. 氧合血红蛋白测定
   D. 胆碱酯酶活力测定   E. 血淀粉酶测定

2. 重度一氧化碳中毒时, 患者全血的碳氧血红蛋白浓度是
   A. >10%   B. >20%   C. >30%
   D. >40%   E. >50%

3. 有机磷农药中毒的诊断依据不包括
   A. 呼出气体呈特殊大蒜味   B. 胃肠钡餐检查结果
   C. 有机磷农药接触史   D. 典型毒蕈碱样与烟碱样症状和体征
   E. 全血胆碱酯酶活力测定

4. 现场抢救一氧化碳中毒者的首选措施是
   A. 给予吸氧   B. 将其转移到空气新鲜处   C. 使其平卧
   D. 给予脱水治疗   E. 开放气道

答案与解析

1. D。**解析:** 有机磷中毒最有诊断价值的检查是胆碱酯酶活力测定。正常人全血胆碱酯酶活力100%。轻度中毒50%~70%; 中度中毒30%~50%; 重度中毒<30%。

2. E。**解析:** 一氧化碳中毒时, 碳氧血红蛋白浓度10%~20%为轻度中毒, 30%~40%为中度中毒, >50%为重度中毒。

3. B。**解析：**有机磷农药中毒的诊断依据包括：有机磷农药接触史（C 排除），典型毒蕈碱样与烟碱样症状和体征（D 排除），呼出气体呈特殊大蒜味（A 排除）及全血胆碱酯酶活力测定（E 排除）等。而"胃肠钡餐检查结果"（B 错误，为本题正确答案）对有机磷中毒的诊断意义不大。

4. B。**解析：**一氧化碳中毒的处理措施包括：（1）立即将病人转移到空气新鲜处，松解衣服，注意保暖，保持呼吸道通畅。（2）纠正缺氧，轻、中度中毒病人可用面罩或鼻导管给予高流量吸氧，8～10 L/min；严重中毒病人给予高压氧舱治疗，必要时使用呼吸机辅助机械通气给氧。（3）对症治疗：控制高热、防治脑水肿、促进脑细胞功能恢复、防治并发症及迟发性脑病等。综上所述，现场抢救一氧化碳中毒者的首选措施是"将其转移到空气新鲜处"。

第十章　神经系统疾病病人的护理

1. 诊断急性脑血管疾病（除蛛网膜下隙出血）首选的检查项目是

　　A. 脑脊液检查　　　　　　B. CT　　　　　　　　C. MRI

　　D. 神经电生理检查　　　　E. 脑电图

2. 脑血栓形成的"超早期"治疗时间一般是指发病后的

　　A. 1 小时内　　　　　　　B. 3 小时内　　　　　　C. 6 小时内

　　D. 12 小时内　　　　　　 E. 24 小时内

（3～4 题共用题干）

　　A. 脑电图　　　　　　　　B. CT 和 MRI　　　　　 C. B 超

　　D. 脑脊液检查　　　　　　E. 免疫学检查

　　3. 为明确癫痫诊断应做的检查是

　　4. 为明确癫痫病因应做的检查是

5. 患者，男，18 岁，因癫痫发作突然跌倒。此时急救的首要步骤是

　　A. 口对口人工呼吸　　　　B. 胸外心脏按压　　　　C. 氧气吸入

　　D. 应用简易呼吸机　　　　E. 清除呼吸道分泌物

6. 急性感染性多发性神经根神经炎患者脑脊液的典型改变是

　　A. 压力增高　　　　　　　B. 均匀血性　　　　　　C. 氯化物减少

　　D. 糖明显增多　　　　　　E. 蛋白 - 细胞分离

7. 脑脊液检查出现蛋白 - 细胞分离现象的疾病是

　　A. 脑性瘫痪　　　　　　　B. 化脓性脑膜炎　　　　C. 结核性脑膜炎

　　D. 病毒性脑膜炎　　　　　E. 吉兰 - 巴雷综合征

8. 癫痫患者强直 - 阵挛性发作时，不妥的护理措施是

　　A. 将患者就地平卧，松开其领扣和裤带，用软物垫置在患者头下

　　B. 移走患者身边的危险物

C. 纱布包裹压舌板放于患者上、下磨牙之间，防止舌咬伤

D. 患者肢体抽搐时用力按压

E. 密切观察病情，及时执行医嘱并给予药物治疗，谨防癫痫持续状态

答案与解析

1. B。**解析**：目前诊断急性脑血管疾病（除蛛网膜下隙出血）首选的检查项目是CT，脑出血在CT图像上呈高密度影，脑梗死在CT图像呈低密度影。蛛网膜下隙出血首选的检查为数字减影血管造影（DSA）。

2. B。**解析**：脑血栓形成一旦发病，应尽快恢复缺血区的血液供应，发病后3小时内可进行溶栓治疗。应用溶栓药物前首先需经CT证实无出血灶，并应监测出凝血时间、凝血酶原时间等。

3～4. A、B。**解析**：（1）确诊癫痫的检查是脑电图。癫痫发作时有特异性的脑电图改变，对本病诊断有重要价值（首选），发作时记录脑电图诊断意义最大。（2）影像学检查如X线、DSA、CT、MRI，有助于明确癫痫的病因。

5. E。**解析**：癫痫发作时首要措施为保持患者呼吸道通畅，及时清除口腔分泌物，以防发生窒息。

6. E。**解析**：急性感染性多发性神经根神经炎（吉兰-巴雷综合征）患者进行脑脊液检查，压力多为正常，脑脊液无色透明，常规化验可见典型的蛋白-细胞分离现象。

7. E。**解析**：吉兰-巴雷综合征患者脑脊液出现典型的蛋白-细胞分离现象，蛋白质含量增高而白细胞数正常或轻度增加，以发病后第3周最明显。

8. D。**解析**：癫痫患者强直-阵挛性发作时应防止意外发生，一旦发作应立即进行救治处理。处理措施包括：迅速将患者就地平卧，解开其领扣和裤带，用软物垫置在患者头下（A排除）；移走患者身边的危险物，以免抽搐发作时碰撞而造成外伤（B排除）；抽搐发作时床边加床挡，注意保护病人；使用牙垫或厚纱布包裹压舌板放于患者上、下磨牙之间，谨防其咬伤舌头（C排除）；患者抽搐肢体不可用力按压，以免造成骨折或关节脱位（D错误，为本题正确答案）；精神运动性发作，应防止病人自伤或伤人；密切观察患者病情，一旦形成癫痫持续状态，应立即按医嘱缓慢静脉注射控制癫痫发作药物（地西泮或苯妥英钠）（E排除）。

🈴 牛刀小试

A1 型题

1. 急性下壁心肌梗死最常见的心律失常为

    A. 室早   B. 室颤   C. 房早

    D. 房室传导阻滞   E. 房颤

2. 结核菌素试验结果判断的正确方法是

A. 注射后 24 小时测量皮肤局部红晕直径

B. 注射后 24 小时测量皮肤局部硬结直径

C. 注射后 36 小时测量皮肤局部硬结直径

D. 注射后 72 小时测量皮肤局部红晕直径

E. 注射后 48 ~ 72 小时测量皮肤局部硬结直径

3. 期前收缩三联律是指

A. 每个窦性搏动后出现两个期前收缩　　B. 每两个窦性搏动后出现一个期前收缩

C. 每个窦性搏动后出现三个期前收缩　　D. 每三个窦性搏动后出现一个期前收缩

E. 每三个窦性搏动后出现三个期前收缩

4. 急性下壁心肌梗死时心电图改变是

A. Ⅱ、Ⅲ、aVF 病理性 Q 波及 ST 段上移　　B. V_1 ~ V_3 病理性 Q 波及 ST 段上移

C. V_1 ~ V_5 病理性 Q 波及 ST 段上移　　　　D. Ⅰ、aVL 病理性 Q 波及 ST 段上移

E. 心电图 ST 段持续抬高达 6 个月以上

5. 使用强心苷类药物，每分钟脉率小于多少次应暂停用药

A. 50　　　　　　　　　B. 60　　　　　　　　　C. 70

D. 80　　　　　　　　　E. 90

6. 上消化道出血伴休克时，首要的治疗措施是

A. 禁食　　　　　　　　B. 积极补充血容量　　　　C. 胃镜止血

D. 介入治疗　　　　　　E. 气囊管压迫止血

7. 肝硬化合并腹水患者正确的治疗措施是

A. 进水量限制在 1500ml/d 左右

B. 食盐摄入量在 0.5 ~ 1g/d

C. 利尿治疗以每天体重减轻不超过 0.5kg 为宜

D. 每次放腹水量在 5000 ~ 7000ml

E. 服用利尿剂时要及时补充氯化钠

8. 急性胰腺炎时，首先升高的是

A. 血淀粉酶　　　　　　B. 尿淀粉酶　　　　　　C. 血脂肪酶

D. 血糖　　　　　　　　E. 血钙

9. 下列属于 H_2 受体拮抗剂并适用于消化性溃疡患者的药物是

A. 雷尼替丁　　　　　　B. 奥美拉唑　　　　　　C. 氢氧化铝

D. 硫糖铝　　　　　　　E. 枸橼酸铋钾

10. 尿毒症最早出现的症状是

A. 心血管系统症状　　　B. 胃肠道症状　　　　　C. 血液系统症状

D. 呼吸系统症状　　　　E. 神经精神和肌肉系统症状

11. 下列药物禁用于 ITP 病人的是

    A. 强的松（泼尼松）　　　　B. 阿莫西林　　　　　　C. 红霉素

    D. 阿司匹林　　　　　　　　E. 地西泮

12. 糖尿病静脉血浆葡萄糖诊断标准是

    A. 随机≥11.1mmol/L 或空腹≥7.0mmol/L 或餐后 2 小时≥11.1mmol/L

    B. 随机≥7.8mmol/L 或空腹≥7.0mmol/L

    C. 随机≥11.1mmol/L 或空腹≥7.8mmol/L

    D. 随机≥6.1mmol/L 或空腹≥7.0mmol/L

    E. 随机≥6.1mmol/L 或空腹≥7.8mmol/L

13. 系统性红斑狼疮病人发生口腔真菌感染时，可选用的漱口液为

    A. 1%~4% 碳酸氢钠溶液　　B. 2%~3% 硼酸溶液　　　C. 1%~3% 过氧化氢溶液

    D. 0.1% 醋酸溶液　　　　　E. 0.08% 甲硝唑溶液

14. 中暑高热的首选治疗原则是

    A. 迅速降温　　　　　　　　B. 治疗脑水肿　　　　　C. 防治并发症

    D. 纠正缺氧　　　　　　　　E. 饮用冰水或冷饮

15. 有机磷农药中毒最常用的抗胆碱药阿托品，其作用是

    A. 缓解肌肉震颤　　　　　　B. 缓解肌肉抽搐　　　　C. 促使昏迷病人苏醒

    D. 使瞳孔缩小　　　　　　　E. 抑制腺体分泌

16. 脑出血急性期的治疗原则，下述不正确的是

    A. 保持安静，防止继续出血　　　　B. 积极控制脑水肿，降低颅内压

    C. 加强护理，防治并发症　　　　　D. 维持生命功能

    E. 应用抗生素防止感染

17. 风湿性心脏病最常见的心律失常是

    A. 室性期前收缩　　　　　　B. 房性期前收缩　　　　C. 心房颤动

    D. 阵发性室上性心动过速　　E. 窦性心动过速

18. 肺部正常叩诊音有

    A. 过清音　　　　　　　　　B. 清音　　　　　　　　C. 移动性浊音

    D. 浊音或实音　　　　　　　E. 实音

19. 瞳孔散大多见于

    A. 有机磷药物中毒　　　　　B. 阿片类药物中毒　　　C. 阿托品药物中毒

    D. 吩噻嗪类药物中毒　　　　E. 脑疝早期

20. 心房颤动时的心房率为

    A. 100~180 次/分　　　　　B. 180~220 次/分　　　　C. 250~350 次/分

    D. 350~600 次/分　　　　　E. 600~800 次/分

21. 高血压危象药物治疗可首选

    A. 硝普钠　　　　　　　　　B. 硝酸甘油　　　　　　C. 利尿剂

D. 甘露醇　　　　　　　　　E. 美托洛尔

22. 急性心肌梗死早期（24 小时内）的主要死亡原因是

　　A. 心律失常　　　　　　　B. 心室壁瘤　　　　　　　C. 发热

　　D. 心源性休克　　　　　　E. 心力衰竭

23. 明确诊断风湿性心脏病二尖瓣狭窄的检查是

　　A. 心电图　　　　　　　　B. ECT　　　　　　　　　C. 超声心动图

　　D. 胸部 X 线　　　　　　　E. CT

24. 急性胰腺炎患者禁用的药物是

　　A. 阿托品　　　　　　　　B. 山莨菪碱　　　　　　　C. 哌替啶

　　D. 吗啡　　　　　　　　　E. 生长抑素

25. 急性白血病缓解后巩固强化治疗的目的是

　　A. 达到完全缓解　　　　　B. 消灭体内残余的白血病细胞　　C. 防止并发症

　　D. 使血象恢复正常　　　　E. 使骨髓象恢复正常

26. 放射性^{131}I 治疗甲亢最常见的并发症是

　　A. 突眼加重　　　　　　　B. 诱发甲状腺危象　　　　C. 甲状腺癌变

　　D. 甲状腺功能减退　　　　E. 血小板减少

27. 糖尿病最基本的治疗措施是

　　A. 饮食治疗＋运动治疗　　B. 口服降糖药物治疗　　　C. 胰岛素治疗

　　D. 手术治疗　　　　　　　E. 胰岛细胞移植

28. 下列不属于"阿托品化"指标的是

　　A. 瞳孔较前扩大　　　　　B. 心率减慢　　　　　　　C. 颜面潮红

　　D. 口干、皮肤干燥　　　　E. 肺部湿啰音消失

29. 热射病物理降温时应暂停降温的肛温水平是

　　A. 36℃　　　　　　　　　B. 36.5℃　　　　　　　　C. 37℃

　　D. 37.5℃　　　　　　　　E. 38℃

30. 脑出血患者行 CT 检查时出血部位呈

　　A. 高密度影　　　　　　　B. 低密度影　　　　　　　C. 正常显影

　　D. 可见脑室扩大　　　　　E. 脑组织偏移

31. 肺炎链球菌肺炎在炎症消散后的病理学变化是

　　A. 肺部遗留纤维化　　　　B. 肺泡功能受损　　　　　C. 肺组织完全恢复正常

　　D. 胸膜粘连、增厚　　　　E. 以上都不是

32. 三叉神经痛治疗时首选药物是

　　A. 阿司匹林　　　　　　　B. 6 – 氨基己酸　　　　　C. 卡马西平

　　D. 地西泮　　　　　　　　E. 新斯的明

A2 型题

33. 患者，女，38 岁，患支气管扩张症 12 年，咳嗽、咳脓性痰，痰量 50ml/d。下列处理

不当的是

A. 体位引流　　　　　　　B. 加强营养　　　　　　　C. 长期应用抗生素

D. 给予祛痰剂　　　　　　E. 给予雾化吸入

34. 患者，男，45岁，急性心肌梗死后出现四肢厥冷、多汗、少尿，血压 70/40mmHg，经补充血容量后血压不升，此时应该使用的药物是

A. 毛花苷丙　　　　　　　B. 硝普钠　　　　　　　　C. 速尿（呋塞米）

D. 补充血容量　　　　　　E. 多巴胺

35. 患者，女，青年，突发心悸 2 小时。心脏听诊：心率 166 次/分，节律规则。心电图诊断为阵发性室上性心动过速。终止该患者心动过速的首选药物是

A. 毛花苷丙　　　　　　　B. 硝酸甘油　　　　　　　C. 哇塞米

D. 维拉帕米　　　　　　　E. 普萘洛尔

36. 患者，男，28岁，1个月前出现进食后上腹部胀痛，夜间常疼醒，进食后可缓解，近日感乏力，大便呈黑色，化验 OB（＋）。初步诊断

A. 胃溃疡伴出血　　　　　B. 十二指肠溃疡伴出血　　C. 胃癌出血

D. 食管静脉曲张破裂出血　E. 急性胃炎

37. 患者，女，32岁，确诊白血病。急查白细胞计数 10×10^9/L，血红蛋白 89g/L，血小板计数 6×10^9/L。目前需紧急处理的是

A. 卧床休息，急输血小板，预防脑出血　B. 纠正贫血

C. 预防感染　　　　　　　　　　　　　D. 预防尿酸性肾病

E. 高白细胞血症

38. 患者，女，46岁，ITP 患者，经糖皮质激素治疗 6 个月后，血小板计数 22×10^9/L，仍有月经过多、牙龈出血症状，进一步治疗需考虑

A. 继续使用糖皮质激素治疗　　　　　B. 免疫抑制剂

C. 脾切除　　　　　　　　　　　　　D. 输血小板

E. 中药治疗

39. 患者，女，40岁，干部。间断四肢关节肿痛 6 个月，加重 2 周入院。患者 6 个月前无明显诱因出现左手无名指和右手示指近端指间关节肿胀、疼痛，伴晨僵，持续时间约 60 分钟。实验室检查：血沉 65mm/h，RF（＋）。关节 X 线检查：双手骨密度减低。最可能的诊断是

A. 类风湿关节炎　　　　　B. 干燥综合征　　　　　　C. 系统性红斑狼疮

D. 骨性关节炎　　　　　　E. 银屑病关节炎

40. 患者，男性，76岁，慢性呼吸衰竭患者，表现为呼吸困难，发绀明显，多汗，烦躁。血气分析：PaO_2 45mmHg，$PaCO_2$ 72mmHg。该患者应

A. 高浓度、高流量持续吸氧　　　　　B. 高浓度、高流量间歇给氧

C. 低浓度、低流量持续吸氧　　　　　D. 低浓度、低流量间歇吸氧

E. 酒精湿化给氧

41. 男，62 岁，持续胸前区疼痛 4 小时入院，心电图检查示 Ⅱ、Ⅲ、aVF 导联 ST 段抬高。为证实是否患有心肌梗死，抽血化验以哪项特异性最高

    A. 血脂　　　　　　　　B. 血糖　　　　　　　　C. 血白细胞

    D. 肌酸激酶　　　　　　E. 血沉

42. 患者，男性，55 岁，消化性溃疡病史 10 年，近 2 个月来上腹痛呈现无规律性，伴有失眠、体重下降。X 线钡餐检查提示有龛影。患者下一步首先要进行的检查是

    A. 幽门螺杆菌检测　　　B. 胃液分析　　　　　　C. 胃镜检查与黏膜活检

    D. B 超　　　　　　　　E. CT

43. 患者，男性，17 岁，确诊为 1 型糖尿病 2 年，一直坚持胰岛素治疗，近期出现显著乏力、口渴严重、尿量增加并伴有头痛，此时应警惕发生

    A. 脑血管意外　　　　　B. 糖尿病酮症酸中毒　　C. 乳酸性酸中毒

    D. 糖尿病高渗性昏迷　　E. 低血糖性昏迷

44. 患者，女性，32 岁，农民。面部浮肿、疲倦、乏力半个月，双侧面颊和鼻梁部有蝶形红斑，表面光滑，指掌部可见充血性红斑。实验室检查：血沉 65mm/h，尿蛋白（+++），抗核抗体（+），抗 Sm 抗体（+）。最可能的诊断是

    A. 急性肾炎　　　　　　B. 急性肾盂肾炎　　　　C. 慢性肾炎

    D. 系统性红斑狼疮　　　E. 干燥综合征

B 型题

（45～46 题共用备选答案）

    A. 非甾体抗炎药　　　　B. 肾上腺皮质激素　　　C. 抗疟药

    D. 免疫抑制剂　　　　　E. 麻醉止痛剂

45. 目前治疗急性暴发性红斑狼疮的首选药物为

46. 主要用于发热和关节、肌肉酸痛的药物为

（47～49 题共用备选答案）

    A. 脑脊液检查为血性，颅内压增高　　B. 脑脊液检查颜色正常

    C. 脑脊液检查有蛋白 - 细胞分离现象　　D. 脑脊液检查为血性，颅内压正常

    E. 脑脊液检查颜色正常，颅内压增高

47. 蛛网膜下隙出血患者脑脊液检查为

48. 脑血栓形成患者脑脊液检查为

49. 急性感染性多发性神经根神经炎患者脑脊液检查为

（50～54 题共用备选答案）

    A. 周围神经炎　　　　　B. 球后视神经炎　　　　C. 耳聋

    D. 黄疸　　　　　　　　E. 胃肠道刺激

50. 利福平的主要不良反应为

51. 链霉素的主要不良反应为

52. 对氨基水杨酸的主要不良反应为

53. 异烟肼的主要不良反应为

54. 乙胺丁醇的主要不良反应为

(55~57题共用备选答案)

    A. 氢氯噻嗪　　　　　B. 卡托普利　　　　　C. 美托洛尔

    D. 硝苯地平　　　　　E. 哌唑嗪

55. 属于β受体阻断剂的药物是

56. 属于钙通道阻滞剂的药物是

57. 属于血管紧张素转换酶抑制剂的药物是

(58~61题共用备选答案)

    A. 胰岛素类似物

    B. 增加靶组织对胰岛素的敏感性

    C. 延缓糖类的吸收

    D. 增加靶组织对葡萄糖的摄取和利用，促进无氧糖酵解，减少肝糖输出

    E. 促进胰岛B细胞释放胰岛素

58. 磺酰脲类降糖药的主要作用机制是

59. 双胍类降糖药的主要作用机制是

60. α-葡萄糖苷酶抑制剂的作用机制是

61. 噻唑烷二酮类降糖药的作用机制是

答案与解析

1. D。解析：下壁心肌梗死时由于迷走神经受刺激，因此最易并发的心律失常为心动过缓、房室传导阻滞。

2. E。解析：结核菌素试验结果判断的方法为注射后48~72小时测量皮肤局部硬结的直径。

3. B。解析：每一个窦性搏动之后出现一个期前收缩，称为二联律；每两个窦性搏动之后出现一个期前收缩，称为三联律。

4. A。解析：Ⅱ、Ⅲ、aVF导联出现病理性Q波表示下壁心梗。V_1~V_3导联出现病理性Q波表示前间壁心梗；V_1~V_5导联出现病理性Q波表示广泛前壁心梗；Ⅰ、aVL导联出现病理性Q波表示高侧壁心梗。心电图ST段持续抬高达6个月以上提示室壁瘤。

5. B。解析：强心苷类属于正性肌力负性频率的药物。当脉搏<60次/分或节律不规则应暂停服药并通知医生。

6. B。解析：救治休克的首要措施是补充血容量。

7. C。解析：肝硬化合并腹水的治疗应限制盐摄入在1~2g/d，进水量限制在1000ml/d左右，服用利尿剂时须及时补充氯化钾。腹腔穿刺放腹水，每次宜在4000~6000ml。利尿剂使用不能过猛，以每天体重减轻不超过0.5kg为宜，避免诱发肝性脑病、肝肾综合征。

8. A。**解析：** 血淀粉酶在起病后 2~12 小时开始升高。尿淀粉酶升高较晚，在发病后 12~14 小时开始升高。

9. A。**解析：** 雷尼替丁属于 H_2 受体拮抗剂，且属于抑酸药。

10. B。**解析：** 肾衰竭早期出现消化系统的表现，食欲不振是常见的早期表现，病人多有恶心、呕吐、腹胀、腹泻、舌和口腔黏膜溃疡，病人口腔内常有尿氨味。

11. D。**解析：** 因为阿司匹林可损伤血小板功能而致血小板减少，ITP 病人本身血小板计数就低，因此该药禁用于 ITP 病人。

12. A。**解析：** 临床上连续两次空腹血糖≥7.0mmol/L；或有明显"三多一少"症状，随机血糖≥11.1 mmol/L；或餐后 2 小时血糖≥11.1mmol/L，即可诊断糖尿病。

13. A。**解析：** 碳酸氢钠溶液属于碱性药剂，可破坏真菌的生长环境，适用于真菌感染。

14. A。**解析：** 中暑患者通常应在 1 小时内使直肠温度降至 38℃ 左右。

15. E。**解析：** 阿托品的作用在于拮抗乙酰胆碱的毒蕈碱样症状，其能缓解平滑肌痉挛，抑制支气管腺体分泌，以利于呼吸道通畅，防止肺水肿；但其对烟碱样症状恢复无效。

16. E。**解析：** 脑出血急性期的治疗原则：防止再出血、控制脑水肿、维持生命功能和防治并发症。

17. C。**解析：** 风湿性心脏病最常见的心律失常为心房颤动。

18. B。**解析：** 肺部正常叩诊呈清音。过清音见于肺气肿；浊音或实音可见于胸腔积液、肺实变或肺不张。

19. C。**解析：** 瞳孔散大见于阿托品药物中毒、室颤、脑疝晚期病人。

20. D。**解析：** 窦性 P 波消失，代之以大小形态及规律不一的 f 波，频率 350~600 次/分；QRS 波群形态正常，R-R 间隔完全不规则，心室率极不规则，常在 100~160 次/分。

21. A。**解析：** 硝普钠可同时扩张动脉和静脉，降低血压，适用于高血压危象、高血压脑病的首选药物治疗。

22. A。**解析：** 室颤是急性心梗早期病人的主要死因。

23. C。**解析：** 超声心动图是明确诊断心脏瓣膜病的可靠方法。

24. D。**解析：** 因吗啡可增强 Oddi 括约肌张力，阻塞胰液引流，故急性胰腺炎患者禁用吗啡。

25. B。**解析：** 巩固强化的目的是继续消灭体内残存的白血病细胞，防止复发，延长缓解期，争取治愈。

26. D。**解析：** 放射性^{131}I 治疗甲亢最常见的并发症是永久性甲减。

27. A。

28. B。**解析：** 阿托品化：①瞳孔较前扩大，对光反射存在；②颜面潮红；③各种腺体分泌减少，皮肤干燥，口干、痰少，肺部啰音减少或消失；④心率加快。

29. E。**解析：** 热射病物理降温：冰袋或酒精擦浴，肛温降至 38℃ 时暂停降温；常用药物为氯丙嗪（抑制体温调节中枢）。

30. A。**解析：**脑出血患者行 CT 检查时病灶呈高密度影；脑梗死 CT 检查病灶呈低密度影。

31. C。**解析：**肺炎链球菌肺炎没有坏死和空洞形成，一般在病变消散后肺组织的结构和功能都可恢复正常。

32. C。

33. C。**解析：**急性感染时应选用合适的抗生素治疗，但不宜长期应用。

34. E。**解析：**多巴胺可增强心肌收缩力，收缩血管以升高血压。

35. D。**解析：**终止阵发性室上性心动过速的首选药物：维拉帕米。

36. B。**解析：**夜间痛是十二指肠溃疡的特点，粪便潜血试验阳性提示上消化道出血。

37. A。**解析：**正常血小板计数是（100~300）×10⁹/L，患者的血小板为 6×10⁹/L，极易发生脑出血，因此应输注血小板。

38. C。**解析：**ITP 患者首选糖皮质激素治疗，如果糖皮质激素治疗 6 个月无效者（维持量必须大于 30mg/d），或虽治疗有效，但仍有出血症状，需考虑脾切除。

39. A。**解析：**类风湿关节炎是对称性、多个周围性关节的慢性炎症病变，RF（+）和关节 X 线检查等都符合类风湿关节炎的诊断条件。

40. C。**解析：**依据题干，患者为 Ⅱ 型呼衰，即高碳酸性呼衰，应予低浓度（25%~29%）、低流量（1~2L/min）持续吸氧。

41. D。**解析：**肌酸激酶是出现最早、恢复最早的心肌酶。

42. C。**解析：**胃镜 + 活检对于胃溃疡癌变具有确诊价值。

43. B。**解析：**糖尿病酮症酸中毒早期酮症阶段仅有多尿、多饮、疲乏等，继之出现食欲不振、恶心、呕吐、头痛、嗜睡、呼吸深大（Kussmaul 呼吸），呼气中出现烂苹果味（丙酮所致）；后期脱水明显，尿少、皮肤干燥、血压下降、休克、昏迷以至死亡。

44. D。**解析：**系统性红斑狼疮的特征性标记：抗 Sm 抗体。

45~46. B、A。**解析：**非甾体抗炎药适用于发热和关节、肌肉酸痛，代表药物：阿司匹林；糖皮质激素是系统性红斑狼疮的首选治疗药物，代表药物：泼尼松，病情好转后逐渐减量，防止症状反跳。

47~49. A、B、C。**解析：**蛛网膜下隙出血最具诊断价值的检查是腰椎穿刺脑脊液检查，其压力增高，肉眼观察为均匀一致的血性，镜检可见大量红细胞。脑血栓形成患者脑脊液检查颜色正常。急性感染性多发性神经根神经炎患者的脑脊液改变为细胞数正常，而蛋白质明显增高，称为蛋白－细胞分离现象。

50~54. D、C、E、A、B。**解析：**抗结核药物的不良反应：

链霉素	耳聋和肾功能损害
对氨基水杨酸	胃肠道刺激、变态反应
异烟肼	周围神经炎、肝功能损害
乙胺丁醇	球后视神经炎
利福平	黄疸、肝功能损害及变态反应

55～57. C、D、B。**解析：**降压药分类：

药物种类	代表药物	药理作用	不良反应
排钾利尿剂	呋塞米	减少血容量	低钾、高尿酸血症
β受体阻断剂	比索洛尔、美托洛尔	减慢心率，抑制肾素释放	心动过缓和支气管收缩痉挛，支气管哮喘等疾病禁用
钙通道阻滞剂	硝苯地平、维拉帕米	降低心肌收缩力；扩张外周血管	面色潮红，头痛，胫前水肿
ACEI	卡托普利	抑制血管紧张素Ⅱ的生成	刺激性干咳、味觉异常、皮疹、血钾升高、血管性水肿
ARB	氯沙坦	拮抗血管紧张素Ⅱ受体	血钾升高、腹泻
α₁受体阻断剂	哌唑嗪	同时扩张阻力血管和容量血管	心悸、头痛、嗜睡、体位性低血压

58～61. E、D、C、B。**解析：**常用口服降糖药：

类型	代表药物	作用机制	适用范围	服药时间	不良反应
磺酰脲类	格列本脲（优降糖）格列齐特（达美康）格列喹酮（糖适平）	刺激胰岛B细胞释放胰岛素	轻至中度2型糖尿病，尚有一定残存胰岛功能者	饭前半小时	低血糖
双胍类	二甲双胍 苯乙双胍（降糖灵）	增加葡萄糖摄取，抑制糖异生及肝糖原分解	2型肥胖型糖尿病	进餐时或进餐后服	胃肠道反应，乳酸性酸中毒
α-葡萄糖苷酶抑制剂	阿卡波糖（拜糖平）	减慢葡萄糖吸收，降低餐后血糖	2型糖尿病，餐后高血糖者	与第一口饭同时嚼服	胃肠道反应
噻唑烷二酮类	罗格列酮 吡格列酮	增强靶组织对胰岛素的敏感性	胰岛素抵抗显著的2型糖尿病	饭前半小时	水肿

外科护理学

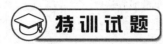

第一章 水、电解质、酸碱代谢失调病人的护理

1. 人体细胞外液中最主要的阳离子是

    A. Na^+ B. K^+ C. Ca^+

    D. Mg^{2+} E. NH_4^+

2. 患者，男，30岁，因高热2日未能进食，自述口渴、尿少而色黄。查体：有脱水体征。尿比重1.028，血清钠浓度为156mmol/L。应首先给予

    A. 3%～5%氯化钠溶液   B. 5%碳酸氢钠   C. 5%葡萄糖溶液

    D. 等渗盐水   E. 平衡盐溶液

3. 女性，52岁，反复呕吐，不能进食3日。今日软弱无力，腹胀难忍，膝腱反射减弱，心电图T波低平、出现U波。诊断为

    A. 低钾血症   B. 高钾血症   C. 酸中毒

    D. 碱中毒   E. 脱水

4. 低钾血症者血钾浓度低于

    A. 3.5mmol/L   B. 4.5mmol/L   C. 5.5mmol/L

    D. 6.5mmol/L   E. 7.5mmol/L

5. 患者，男，57岁，急性肾衰竭无尿期，出现呼吸困难、头痛、轻度腹胀，心电图示T波高尖、Q-T间期延长。应考虑

    A. 低钾血症   B. 高钾血症   C. 水中毒

    D. 尿毒症   E. 酸中毒

6. 中心静脉压正常值是

    A. 0.20～0.29kPa（2～3cmH_2O）

    B. 0.29～0.39kPa（3～4cmH_2O）

    C. 0.39～0.49kPa（4～5cmH_2O）

    D. 0.49～1.18kPa（5～12cmH_2O）

    E. 1.18～1.47kPa（12～15cmH_2O）

（7～10 题共用题干）

患者，女，45 岁，因粘连性肠梗阻 3 天入院，诉极度口渴、无力、尿少。检查：呼吸 26 次/分，脉搏 100 次/分，血压 90/60mmHg。皮肤弹性差，眼窝内陷。测血钾 3.5mmol/L，CO_2CP 13.3mmol/L（正常值 23～31mmol/L）。

7. 该患者水、钠代谢失衡的类型及程度为

    A. 轻度高渗性脱水   B. 中度高渗性脱水   C. 中度低渗性脱水

    D. 轻度等渗性脱水   E. 中度等渗性脱水

8. 该患者存在的酸碱平衡失调为

    A. 代谢性碱中毒   B. 呼吸性碱中毒   C. 代谢性酸中毒

    D. 呼吸性酸中毒   E. 混合型酸碱平衡失调

9. 该患者第 1 天的补液量应包括

    A. 生理需要量 + 累计丧失量   B. 生理需要量 + 1/2 累计丧失量

    C. 生理需要量 + 1/4 累计丧失量   D. 生理需要量 + 1/2 继续丧失量

    E. 生理需要量 + 1/4 继续丧失量

10. 若在输液中患者出现呼吸急促、咳粉红色泡沫样痰，应立即采取的措施是

    A. 快速输液   B. 大量输液   C. 减慢或停止输液

    D. 正常输液加用强心剂   E. 正常输液加用糖皮质激素

答案与解析

1. A。**解析**：细胞外液中最主要的阳离子是 Na^+，细胞内液中的主要阳离子是 K^+ 和 Mg^{2+}。

体液平衡	阳离子	阴离子
细胞外液	Na^+（135～145mmol/L）	Cl^-、HCO_3^- 和蛋白质
细胞内液	K^+（3.5～5.5mmol/L）和 Mg^{2+}	HPO_4^{2-} 和蛋白质
渗透压	正常为 290～310mmol/L	

2. C。**解析**：患者血清钠浓度为 156mmol/L（>145mmol/L），结合患者高热病史及极度口渴、尿比重增高等表现，考虑患者出现了高渗性脱水，应静滴 5% 葡萄糖溶液，待血清钠降低后补充适量的等渗盐水。

3. A。**解析**：患者乏力、膝腱反射减弱、心电图 T 波低平、出现 U 波（"题眼"），提示可能为低钾血症，结合患者反复呕吐，不能进食，可诊断为低钾血症。低钾血症病人可出现肌无力，甚至软瘫，神志淡漠、嗜睡；腹胀、便秘、恶心、呕吐以及肠鸣音减弱或消失；心悸及心动过速、心律不齐、血压下降，严重时心室纤颤。心电图变化可见 T 波低平或倒置、ST 段下降、Q-T 间期延长或有 U 波等。

4. A。**解析**：正常血钾浓度为 3.5～5.5mmol/L。血清钾浓度低于 3.5mmol/L 为低钾血症，血清钾浓度高于 5.5mmol/L 为高钾血症。

5. B。**解析**：心电图出现特征性的 T 波高尖、Q-T 间期延长等，提示高钾血症，结合肾衰

竭无尿期容易出现高钾血症（少尿期或无尿期死亡的主要原因）、水中毒、代谢性酸中毒等水、电解质及酸碱平衡失调，首选考虑高钾血症。

6. D。**解析：**中心静脉压代表右心房或胸腔段静脉内压力，其变化反映血容量和心功能的改变。正常值为 $0.49 \sim 1.18$kPa（$5 \sim 12$cmH$_2$O），过低可能是血容量不足，过高可能是心功能不全。

7. B。**解析：**患者尿少、皮肤弹性差、眼窝内陷，尚无休克症状，提示脱水程度为中度；患者诉极度口渴，血压尚正常，提示为高渗性脱水。

不同程度脱水的临床表现如下表：

鉴别要点	轻度	中度	重度
失水占比	3%～5%	5%～10%	>10%
精神状态	稍差，略烦躁	烦躁或萎靡	昏睡甚至昏迷
皮肤弹性	稍差	差	极差
皮肤温度	正常	稍凉	厥冷伴花纹
口腔黏膜	稍干燥	干燥	极干燥
眼窝及前囟	稍凹陷	明显凹陷	深凹陷，眼睑不能闭合
眼泪	有	少	无
尿量	稍少	少	无
休克症状	无	无	有

不同性质脱水的临床表现如下表：

鉴别要点	低渗性	等渗性	高渗性
失水与失钠比较	失水＝失钠	失钠＞失水	失水＞失钠
血钠（mmol/L）	<135	135～145	>145
口渴	不明显	明显	极明显
皮肤弹性	极差	稍差	尚可
血压	明显下降	下降	正常/稍低
神志	嗜睡/昏迷	萎靡	烦躁/惊厥

8. C。**解析：**患者 CO$_2$CP（二氧化碳结合力）降低，结合患者肠梗阻的病史，考虑为代谢性酸中毒。

9. B。**解析：**纠正体液紊乱时，第 1 天补液量＝生理需要量＋1/2 累计丧失量。

10. C。**解析：**若在输液中患者出现呼吸急促、咳粉红色泡沫样痰，提示出现了急性肺水肿，最可能是由输液速度过快或输入液体量过大引起，应减慢输液速度或停止输液（C 正确），并置患者于两腿下垂的坐位或半卧位；高流量（6～8L/min）吸氧，乙醇（20%～30%）湿化给氧；给予镇静、利尿、扩血管、强心、平喘等药物。

第二章　外科营养支持病人的护理

1. 人体在术后早期应激状态下出现的代谢改变是
    A. 肝糖原合成增加　　　　　B. 高血糖　　　　　　　C. 肌肉蛋白质分解增强
    D. 大量脂肪分解　　　　　　E. 胰岛素水平升高

2. 营养疗法的适应证不包括
    A. 短肠综合征　　　　　　　B. 急性胰腺炎　　　　　C. 多脏器功能衰竭
    D. 大面积烧伤　　　　　　　E. 重度休克

3. 下列不属于营养疗法适应证的是
    A. 近期体重下降超过正常体重的 5%　　　B. 血清白蛋白 <30g/L
    C. 连续 7 日以上不能正常进食者　　　　D. 已确诊为营养不良者
    E. 可能发生高分解代谢的应激状态病人

4. 行肠内营养支持治疗的适应证不包括
    A. 意识障碍和昏迷病人　　　B. 吞咽和咀嚼困难者　　C. 慢性消耗性疾病者
    D. 严重肠道感染患者　　　　E. 消化道瘘者

5. 不能用于肠外营养的是
    A. 脂肪乳剂　　　　　　　　B. 葡萄糖　　　　　　　C. 氨基酸
    D. 维生素　　　　　　　　　E. 大分子聚合物

6. 术前胃肠道准备需禁食的病人，若一般状况良好，很快能恢复进食，一般不给予静脉高营养治疗，只给予 100g 葡萄糖和少量水分，此时补糖的目的是
    A. 提供基本能量需要　　　　B. 病人代谢低，不可多补　　C. 减少蛋白质消耗
    D. 降低血清钾浓度　　　　　E. 防止发生低血糖

(7~8 题共用备选答案)
    A. 长期禁食、低钾血症者
    B. 消化道功能基本正常，病情严重而不能进食者
    C. 急性肾衰竭、水中毒者
    D. 休克晚期 DIC 病人
    E. 慢性消耗性疾病病情严重者

7. 经胃肠营养支持适宜

8. 经全胃肠外营养支持适宜

答案与解析

1. B. **解析**：人体在手术、创伤、感染等应激状态下，肝糖原分解增强，但合成并没有增加；同时胰岛素水平没有提高；因此呈现高血糖。人体在术后早期应激状态下出现的是脂肪分解明显增加，但不是大量脂肪分解。

2. **E。解析：** 如病人虽然有营养疗法的适应证，但当病人处于体液失调、出血和凝血功能障碍以及休克时，应优先稳定内环境、补充循环血容量，暂不宜进行营养疗法。营养疗法的适应证包括：①近期体重下降超过10%。②血清白蛋白<30g/L。③连续7日以上不能正常进食。④已确诊为营养不良。⑤可能发生高分解代谢的应激状态病人。

3. **A。解析：** 营养疗法的适应证包括：①近期体重下降超过10%（A错误）。②血清白蛋白<30g/L。③连续7日以上不能正常进食。④已确诊为营养不良。⑤可能发生高分解代谢的应激状态病人。

4. **D。解析：** 肠内营养的适应证：（1）胃肠功能正常：①不能正常经口进食者：如意识障碍及口腔、咽喉、食管疾病（A、B排除）；②处于高分解状态者：如严重感染、大面积烧伤、复杂大手术后、危重病人（非胃肠道疾病）；③处于慢性消耗状态者：如结核病、肿瘤等（C排除）；④肝、肾、肺功能不全及糖不耐受者。（2）胃肠道功能不全：如消化道瘘（E排除）、短肠综合征、急性出血坏死型胰腺炎等经肠外营养至病情稳定时，可逐步增加或过渡到肠内营养。肠内营养的禁忌证：肠梗阻、胃肠道有活动性出血、严重肠道炎症（选择D）、腹泻及休克病人。

5. **E。解析：** 大分子聚合物适用于肠内营养。适用于肠外营养的营养剂包括葡萄糖、脂肪乳剂、氨基酸等小分子营养素。

6. **A。解析：** 葡萄糖是机体最重要的供能物质，其次是脂肪。

7~8. **B、A。解析：**（1）胃肠营养支持适应证为胃肠有一定功能且需要营养疗法者。禁忌证为肠梗阻、胃肠道有活动性出血、严重肠道炎症、腹泻及休克病人。A选项患者长期禁食，不能进行肠内营养，应选肠外营养。B选项患者胃肠功能正常，但由于病情严重而不能进食而需要营养支持，可以通过鼻胃管、鼻肠管、胃造瘘或者空肠造瘘等途径给病人输注营养液（即肠内营养）。C、D、E选项患者所述临床消化系统表现不明确，无法判断是否适宜接受胃肠营养支持。（2）如病人禁食，全部营养都通过静脉供给时需全胃肠外营养，结合选项，A选项正确。

第三章 外科休克病人的护理

1. 休克的治疗原则中首要的是
   A. 扩容   B. 纠正酸中毒   C. 维护心功能
   D. 控制感染   E. 维护肾功能

2. 治疗休克的基本措施是
   A. 治疗原发病   B. 补充血容量   C. 应用血管活性药物
   D. 纠正代谢紊乱   E. 增强心功能

3. 女性，52岁，感染性休克，处于DIC早期，行肝素抗凝治疗，在用药前、后要测定
   A. 凝血时间   B. 出血时间   C. 白细胞计数
   D. 红细胞计数   E. 红细胞比容

答案与解析

1. A。**解析**：各类休克的共同病理生理基础是有效循环血量锐减和组织灌注不足，在治疗时应首先迅速恢复有效循环血量。

2. A。**解析**：休克的本质是有效循环血容量锐减引起的组织灌注不足，它是一个由多种病因引起的临床综合征。因此治疗休克最基本的措施是治疗原发病，其次是补充血容量。

3. A。**解析**：肝素为抗凝剂，在使用前、后需测定凝血时间。DIC 早期应用肝素抗凝时，用药前及用药后 2 小时需再次测定凝血时间。如凝血时间短于 12 分钟，提示肝素剂量不足；若超过 30 分钟则提示过量。凝血时间在 20 分钟左右表示肝素剂量合适。

第四章 多器官功能障碍综合征

1. 患者，女，40 岁，因严重感染入院。查体：T 39.5℃，P 90 次/分，R 25 次/分，BP 116/80mmHg。血气分析：PaO_2 55mmHg，$PaCO_2$ 30mmHg。首先考虑为

   A. 急性肾衰竭　　　　　　B. 急性呼吸窘迫综合征　　　C. 弥散性血管内凝血

   D. 急性肝衰竭　　　　　　E. 急性心力衰竭

2. 急性呼吸窘迫综合征（ARDS）患者早期的 X 线表现是

   A. 肺纹理增多　　　　　　B. 肺内网状阴影　　　　　　C. 肺内斑点状阴影

   D. 肺内斑片状阴影　　　　E. 双肺大片致密阴影

3. 对 ARDS 的诊断和病情判断有重要意义的检查是

   A. 肾功能监测　　　　　　B. 血流动力学监测　　　　　C. 血气分析

   D. X 线检查　　　　　　　E. 心电图监测

4. 关于对 ARDS 患者的治疗原则，下列不正确的是

   A. 延长机械通气时间　　　B. 选用呼吸末正压通气　　　C. 使用有效抗生素

   D. 加强营养支持　　　　　E. 加大补液量

5. 弥散性血管内凝血者须早期及时应用的药物是

   A. 氨甲苯酸　　　　　　　B. 6 - 氨基己酸　　　　　　 C. 鱼精蛋白

   D. 肝素　　　　　　　　　E. 维生素 K

（6 ~ 7 题共用题干）

　　患者，男，41 岁，因车祸伤致颅内血肿，深昏迷，脑疝形成。实施颅内血肿清除，去骨瓣减压手术，术中输血 3600ml。术后入 ICU，患者出现皮肤紫斑，切口部位有出血。

6. 应首先考虑的诊断是

   A. 弥散性血管内凝血（DIC）　B. 多器官功能衰竭　　　　　C. 肾功能衰竭

   D. 呼吸功能衰竭　　　　　E. 循环功能衰竭

7. 在抢救过程中应及时使用

   A. 止血剂　　　　　　　　B. 抗生素　　　　　　　　　C. 升压药

D. 抗凝剂　　　　　　　　　　E. 利尿剂

8. 患者，女，30岁，因房屋倒塌造成严重多发伤，心搏、呼吸骤停，经紧急复苏后，送往 ICU 进一步抢救治疗。2天后，患者出现口腔、鼻腔、伤口、消化道及注射部位出血，诊断为 DIC。该患者的实验室检查结果不包括

A. 出、凝血时间延长　　　B. 3P试验阴性　　　　　C. 凝血酶原时间延长

D. 血小板减少　　　　　　E. 纤维蛋白原减少

答案与解析

1. B。**解析**：患者血气分析 $PaO_2 < 60mmHg$、$PaCO_2 < 35mmHg$，结合患者严重感染病史及呼吸频率增快的表现，首先考虑患者为急性呼吸窘迫综合征。急性呼吸窘迫综合征是在严重创伤、感染、休克、大手术等严重疾病过程中继发的一种以进行性呼吸困难和难以纠正的低氧血症为特征的急性呼吸衰竭。

2. A。**解析**：ARDS 早期 X 线胸片的表现以演变快速而多变为特点。早期无异常或仅出现边缘模糊的肺纹理增多。继之出现斑片状并逐渐融合成大片状的浸润性阴影，大片阴影中可见支气管充气征。后期可出现肺间质纤维化改变。

3. C。**解析**：对 ARDS 的诊断和病情判断有重要意义的检查是血气分析。急性呼吸窘迫综合征（ARDS）的血气分析为 $PaO_2 < 60mmHg$、$PaCO_2 < 35mmHg$ 或正常；氧合指数 $PaO_2/ FiO_2 \leq 300mmHg$。

4. E。**解析**：急性呼吸窘迫综合征的治疗原则包括：①迅速纠正低氧血症，改善肺泡换气功能：治疗方法是机械通气（A 排除），选用呼气末正压通气（B 排除）；②维持有效循环，防止液体过量及肺水肿发生：控制输液总量，以晶体液为主，辅以胶体液，适当补充蛋白质及血浆，液体入量偏多时，使用利尿药排出水分（E 错误）；③治疗感染（C 排除）；④营养支持：静脉营养（D 排除）。

5. D。**解析**：弥散性血管内凝血应及早进行抗凝治疗，常用肝素、双嘧达莫（潘生丁）、右旋糖酐和阿司匹林。肝素使用越早越好（高凝血期）；而在 DIC 后期，纤溶亢进时再单独使用肝素，则有加重出血的危险。肝素使用过量时可用鱼精蛋白拮抗。氨甲苯酸、氨基己酸在 DIC 后期使用。维生素 K 有凝血作用，亦不适于 DIC 早期的机体高凝状态。

6. A。**解析**：患者在严重创伤及大量输血后出现皮肤紫癜及切口部位出血，首先考虑弥散性血管内凝血（DIC）。DIC 出现最早的征兆是护士抽血取化验标本时，发现血液不易抽出、血液易凝固，严重病人皮肤上出现瘀点或紫斑。

7. D。**解析**：DIC 抢救时须及早进行抗凝治疗，常用肝素、双嘧达莫（潘生丁）、右旋糖酐和阿司匹林。

8. B。**解析**：DIC 的实验室检查结果包括：①血小板计数低于 $80 \times 10^9/L$；②凝血酶原时间比对照组延长 3 秒以上；③血浆纤维蛋白原低于 1.5g/L 或呈进行性降低；④3P（血浆鱼精蛋白副凝）试验阳性；⑤血涂片中破碎红细胞超过 2%。

第五章　麻醉病人的护理

1. 不属于局部麻醉的是
   A. 神经阻滞 　　　　B. 区域阻滞 　　　　C. 硬膜外阻滞
   D. 臂丛阻滞 　　　　E. 颈丛阻滞
2. 预防局麻药中毒的措施，无关的是
   A. 限量使用麻醉药 　　B. 限制麻醉药浓度 　　C. 注射速度要快
   D. 增强患者体质 　　　E. 在局麻药中加入适量的肾上腺素
3. 麻醉前应用抗胆碱类药物的主要作用是
   A. 减少呼吸道分泌物 　　B. 稳定情绪 　　　　C. 催眠
   D. 预防局麻药中毒 　　　E. 强化麻醉效果
4. 全身麻醉中最严重的并发症是
   A. 心搏停止 　　　　B. 肺不张 　　　　C. 肺梗死
   D. 低血压 　　　　　E. 室性心律失常

答案与解析

1. C。**解析：** 局部麻醉包括表面麻醉、局部浸润麻醉、区域阻滞麻醉、神经阻滞麻醉及神经丛阻滞麻醉（颈丛阻滞、臂丛阻滞）。硬脊膜外阻滞也称硬膜外阻滞，是将局麻药注入硬膜外间隙而阻滞脊神经根，使其支配区域产生暂时性麻痹的麻醉方法，属于椎管内麻醉。

2. C。**解析：** 预防局麻药中毒的措施有：①严格掌握麻醉药应用指征，一次用药不超过限量；②注药前回抽，无回血者方可注射；③根据病人具体情况及用药部位酌减剂量；④如无禁忌，局麻药内加入适量肾上腺素，可使血管收缩，减缓局麻药的吸收；⑤麻醉前给予巴比妥类或苯二氮䓬类药物，以提高毒性阈值。

3. A。**解析：** 麻醉前使用抗胆碱类药物可以抑制涎腺、呼吸道腺体分泌，利于保持呼吸道通畅，如阿托品、东莨菪碱等。

4. A。**解析：** 全身麻醉的并发症包括：上呼吸道梗阻、高血压、室性心律失常、心脏骤停（心搏停止）、术后恶心和呕吐等。其中，最严重的并发症是心搏停止，需要立即进行心肺复苏。

第六章　心、肺、脑复苏

1. 体温每下降1℃，可使氧耗率下降
   A. 5%～6% 　　　　B. 3%～4% 　　　　C. 4%～5%
   D. 7%～8% 　　　　E. 6%～7%

(2~4 题共用题干)

患儿,男,7 岁,在河边玩耍时不慎溺水窒息。

2. 对患儿进行心肺复苏技术"CAB",其中"B"指的是
   A. 人工呼吸　　　　　　　B. 开放气道　　　　　　　C. 药物治疗
   D. 胸外心脏按压　　　　　E. 电击除颤

3. 如果使用人工呼吸器为患儿进行人工呼吸,挤压一次可进入肺内的空气量是
   A. 100~200ml　　　　　　B. 400~500ml　　　　　　C. 500~1000ml
   D. 1000~1200ml　　　　　E. 1200~1500ml

4. 挤压呼吸气囊,每次可进入肺内的空气量是
   A. 100~150ml　　　　　　B. 200~300ml　　　　　　C. 350~450ml
   D. 500~1000ml　　　　　E. 1200~1500ml

5. 对心室颤动病人进行心肺复苏的首选药物是
   A. 碳酸氢钠　　　　　　　B. 阿托品　　　　　　　　C. 利多卡因
   D. 异丙肾上腺素　　　　　E. 氯化钙

6. 心肺复苏时应用肾上腺素的作用不包括
   A. 增强心脏自律性　　　　B. 增加心肌收缩力　　　　C. 可使细颤转变为粗颤
   D. 纠正酸中毒　　　　　　E. 增加心率

7. 现场抢救猝死患者的首选方法是
   A. 口对口人工呼吸　　　　B. 口对鼻人工呼吸　　　　C. 仰卧压胸人工呼吸
   D. 仰卧压背人工呼吸　　　E. 简易呼吸器加压人工呼吸

8. 患者,男,20 岁,车祸受伤,呼之不应,胸廓无起伏,颈动脉无搏动。初期心肺复苏成功后,更重要的是恢复
   A. 中枢神经功能　　　　　B. 呼吸功能　　　　　　　C. 循环功能
   D. 代谢功能　　　　　　　E. 运动功能

9. 心搏骤停患者最重要的诊断依据是
   A. 无自发性动作　　　　　B. 意识突然丧失　　　　　C. 颈动脉搏动消失
   D. 血压下降　　　　　　　E. 两侧瞳孔不等大

答案与解析

1. A。**解析**:体温每降低 1℃,可使氧耗率下降 5%~6%。低温疗法可降低脑代谢,减少氧耗量,使脑部对缺氧的耐受性增强。

2. A。**解析**:在心肺复苏中"B"为 Breathing 即人工呼吸。"A"为"Airway"即开放气道,"C"为 Circulation 即胸外心脏按压。

3. C。**解析**:人工呼吸器挤压一次可进入肺内的空气量为 500~1000ml。

4. D。**解析**:挤压呼吸气囊,空气由气囊进入肺部,放松时肺部气体经活瓣排出,一次挤压可有 500~1000ml 空气入肺,以气体经肺循环交换一次 16~20min 的速率,反复而有

规律地进行，效果好。

5. D。**解析：**对室颤病人进行心肺复苏首选肾上腺素（其次为异丙肾上腺素），能增强心脏传导系统的自律性和心脏收缩力，提高血压，并能使心室颤动由细颤转为粗颤，使除颤器效果更好。当室颤对肾上腺素无反应时，可给予胺碘酮；如果没有胺碘酮可考虑应用利多卡因。碳酸氢钠是纠正代谢性酸中毒的首选药。阿托品对心动过缓有较好疗效。

6. D。**解析：**肾上腺素是心脏复苏的首选药。该药能增强心脏传导系统的自律性和心脏收缩力，提高血压，并能使心室颤动由细颤转为粗颤，使除颤器效果更好。

7. C。**解析：**猝死患者的现场抢救最关键的环节为恢复呼吸及心搏，首选方法是心肺复苏，即仰卧位胸外按压和人工呼吸。

8. A。**解析：**心肺复苏初步成功后，最重要的是进行脑复苏，保护脑组织，促进脑功能恢复，即恢复中枢神经系统的功能。

9. C。**解析：**诊断心搏骤停的标准为清醒者意识突然丧失、大动脉搏动消失，其中最重要的依据是颈动脉搏动消失。

第七章　外科重症监护

1. ICU 专科护士应具备的条件，下述错误的是

　　A. 从事临床工作至少 1 年

　　B. 经 ICU 专科培训

　　C. 掌握心、肺、脑复苏及重症监护等技术

　　D. 能识别正常和异常心电图

　　E. 能诊断及处理一般心律失常

2. 不属于 ICU 基本治疗设备的是

　　A. 呼吸机　　　　　　　　B. 输液泵　　　　　　　　C. 有创测血压装置

　　D. 纤维支气管镜　　　　　E. 心电图机

3. 某医院准备设置一综合性 ICU，目前已配备了多功能监测仪、心电图机、呼吸机、除颤器及急救用具，还需要配置的基本监测治疗设备有

　　A. 血气分析仪　　　　　　B. B 超机　　　　　　　　C. CT 机

　　D. MRI 机　　　　　　　　E. 麻醉机

4. 应立即收治 ICU 的是

　　A. 肾挫伤患者　　　　　　B. 冠心病患者　　　　　　C. 呼吸衰竭患者

　　D. 轻度脱水患者　　　　　E. 阑尾切除术后患者

（5~7 题共用备选答案）

　　A. 血、尿肌酐　　　　　　B. 3P 试验　　　　　　　　C. 黄疸指数

　　D. 血气分析　　　　　　　E. Swan-Ganz 气囊漂浮导管

5. 呼吸系统监护测定选用

6. 循环系统监护测定选用

7. 泌尿系统监护测定选用

答案与解析

1. A。解析：合格的ICU护士应具备以下条件：①从事临床护理工作2年以上或经过ICU专科培训的执业护士；②具有独立工作和处理应急问题的能力；③良好的身体素质、较强的责任心、准确的判断力及工作沉着冷静、动作敏捷；④具有一定的外语基础，善于学习及更新知识；⑤掌握非语言沟通的技巧，对失去语言能力的病人，除能通过望、触、听、嗅等感官直接观察病情外，还能从病人的手势、表情、体态、眼神中会意病人的需求；⑥熟练掌握各种仪器的使用方法、故障排除及保管方法。

2. D。解析：ICU的基本监测治疗设备包括：多功能监测仪、心排血量测定仪、有创动静脉测压装置（C排除）、脉搏血氧饱和度仪、呼气末CO_2测定仪、血气分析仪、呼吸机（A排除）、氧治疗用具、心电图机（E排除）、除颤器、输液泵（B排除）、注射泵及各种急救用具等。不包括纤维支气管镜（D错误）。

3. A。解析：ICU的基本监测治疗设备包括：多功能监测仪、心排血量测定仪、有创动静脉测压装置、脉搏血氧饱和度仪、呼气末CO_2测定仪、血气分析仪、呼吸机、氧治疗用具、心电图机、除颤器、输液泵、注射泵及各种急救用具等。结合选项，还需要配备的基本监测治疗设备为血气分析仪。

4. C。解析：ICU收治对象：①严重创伤、大手术及器官移植术后需要监测器官功能的病人；②循环功能失代偿，需要以药物或特殊设备支持的病人；③有可能发生呼吸衰竭，需要严密监测呼吸功能，或需用呼吸机治疗的病人；④严重水、电解质紊乱及酸碱平衡失调的病人；⑤麻醉意外、心脏停搏复苏后需要继续治疗和护理的病人。

5~7. D、E、A。解析：呼吸系统监护测定可选用血气分析，血气分析可判断机体是否存在酸碱平衡失调以及缺氧和缺氧程度等。呼吸系统监护包括：（1）潮气量，呼吸频率、节律、类型，呼吸肌及辅助呼吸肌运动及功能情况。（2）面色、皮肤是否青紫、苍白等。（3）呼吸道是否畅通，有无分泌物、舌后坠，有无人工气道及其护理。（4）通气力学的监测，除潮气量、呼吸频率之外，应测每分钟通气量、吸气/呼气时间比、呼吸道压力等。（5）气体交换功能的监测，利用气体分析仪测吸入和呼出气体中的氧和二氧化碳含量，进行血气分析。（6）床边X线机拍摄胸片。

循环系统监护测定可使用Swan-Ganz气囊漂浮导管测量肺动脉压（PAP）和肺毛细血管楔压（PCWP）。循环系统监护包括：（1）有条件者应用多普勒血压连续监测。（2）应用脉搏描记仪监测。（3）心电示波监测心电图的变化。（4）中心静脉压监测。（5）放置Swan-Ganz气囊漂浮导管进行监测。

泌尿系统监护测定可选用血、尿肌酐，可通过计算内生肌酐清除率反映肾小球滤过率。泌尿系统监护包括：（1）尿量，监测每小时及24小时尿量。（2）尿生化、尿素氮、肌酐测定。（3）尿蛋白定量分析。（4）代谢废物清除率，包括比较真实反映肾小球滤过率的内生肌酐清除率及钠盐清除率。

第八章　手术前、后病人的护理

（1~2题共用备选答案）

　　A. 诊断性手术　　　　　B. 根治术　　　　　　C. 治疗性手术

　　D. 姑息性手术　　　　　E. 美容性手术

1. 淋巴结活检为

2. 阑尾切除术为

3. 下列不属于术前用药的是

　　A. 镇静催眠药　　　　　B. 镇痛药　　　　　　C. 静脉麻醉药

　　D. 抗胆碱能药　　　　　E. 抗组胺药

4. 下列各类手术，术后易引起尿潴留的是

　　A. 肾脏手术　　　　　　B. 胆道手术　　　　　C. 胃肠道手术

　　D. 肛门会阴手术　　　　E. 双下肢手术

5. 器械护士和巡回护士的共同责任是

　　A. 静脉输液　　　　　　B. 管理器械台　　　　C. 传递器械

　　D. 核对病人姓名　　　　E. 清点器械、敷料

答案与解析

1~2. A、C。**解析：**（1）淋巴结活检的目的是协助明确诊断，为诊断性手术。诊断性手术是通过手术切取组织活检或切除器官、组织活检，做出确切诊断。（2）阑尾切除术的目的是切除病变，治疗疾病，属于治疗性手术。姑息性手术只是为了减轻症状、维持生命的手术，而无法治愈疾病。

3. C。**解析：**采用排除法。静脉麻醉药属于手术时用药。

4. D。**解析：**手术后切口疼痛可引起后尿道括约肌和膀胱反射性痉挛，尤其是骨盆及肛门会阴部手术后（D正确）。手术后尿潴留的常见原因包括：麻醉、切口疼痛、手术对膀胱神经的刺激以及病人不习惯床上排尿、镇静药物用量过大或低血钾等。

5. E。**解析：**器械护士和巡回护士的共同责任是在术前和术中关体腔前和缝合切口前，应共同准确清点各种器械、敷料、缝针等的数目，核实后登记；术毕再清点一次，谨防遗留在手术区内。静脉输液与核对病人姓名是巡回护士的责任。传递器械、管理器械台是器械护士的责任。

第九章　外科感染病人的护理

1. 脓肿形成后首要的处理是

　　A. 全身支持　　　　　　B. 理疗热敷　　　　　C. 切开引流

D. 外敷抗炎膏   E. 应用抗生素

2. 患者, 女, 20 岁, 发现背部肿块 1 周, 伴疼痛。查体: 背部可见直径约 3cm 大小肿块, 表面红肿, 有压痛, 触摸有波动感。应采取的处理方法是

    A. 先抗感染, 再手术切除   B. 口服抗炎药物   C. 手术切除

    D. 放射治疗   E. 切开引流

3. 患者, 男, 22 岁, 1 天前鼻尖处长疖, 该患者不应

    A. 休息   B. 挤压患处   C. 外敷鱼石脂膏

    D. 应用抗生素   E. 湿热敷

4. 患儿, 男, 7 岁, 3 天前右中指被竹签刺伤。今诉手指疼痛。检查见右中指红肿明显, 原刺伤部位中间发白, 手指无法弯曲, 患儿体温 38℃。最可能的诊断是

    A. 蜂窝织炎   B. 痈   C. 疖

    D. 甲沟炎   E. 指头炎

5. 软组织急性化脓性感染, 在出现波动前需早期切开引流的是

    A. 疖   B. 面部疖肿   C. 转移性脓肿

    D. 脓性指头炎   E. 急性蜂窝织炎

6. 必须尽早切开引流的急性感染是

    A. 疖   B. 急性淋巴管炎   C. 蜂窝织炎

    D. 颈部急性淋巴结肿大   E. 脓性指头炎

7. 患者, 女, 43 岁, 铁钉刺伤足底 8 小时, 伤口约 10cm, 入院时出血已止, 伤口污染较重, 创缘肿胀。下列处理正确的是

    A. 冲洗、消毒后包扎   B. 清创后不予包扎   C. 创后一期缝合

    D. 清创后油纱条填塞   E. 清创后注射破伤风抗毒素

8. 朱先生, 20 岁, 破伤风患者, 抽搐频繁, 引起肘关节脱位, 呼吸道分泌物多, 此时首先应采取的措施是

    A. 脱位整复   B. 止痛   C. 气管切开

    D. 快速应用 TAT   E. 注射大量青霉素

(9 ~ 11 题共用题干)

    男性, 40 岁, 因右小腿严重外伤后, 发生气性坏疽, 住院治疗。

9. 首先的处理是

    A. 给氧   B. 高压氧舱治疗   C. 止痛

    D. 手术   E. 加强营养

10. 下列处理不必要的是

    A. 高压氧舱治疗   B. 手术   C. 隔离

    D. 应用青霉素   E. 置于避光安静病室

11. 该患者外伤后如何处理可避免发生气性坏疽

    A. 彻底清创缝合   B. 彻底清创后伤口敞开   C. 应用 TAT

D. 应用青霉素　　　　　　　E. 应用甲硝唑

12. 冲洗气性坏疽创口的溶液是

A. 3% 碘酊　　　　　　　B. 3% 过氧化氢　　　　　C. 5% 盐水

D. 0.9% 生理盐水　　　　E. 10% 硝酸银溶液

答案与解析

1. C。**解析：**脓肿形成后应尽早切开引流，保持脓液引流通畅，及时换药，促进伤口愈合。

2. E。**解析：**背部肿块有波动感，应尽早切开引流，保持脓液引流通畅，及时换药，促进伤口愈合。

3. B。**解析：**面部"危险三角区"的疖（上唇疖、鼻疖），如被挤压或处理不当时，致病菌可经内眦静脉、眼静脉进入颅内的海绵状静脉窦，引起化脓性海绵状静脉窦炎，化脓性感染循此途径侵入颅内，并出现延至眼部及其周围组织的进行性红肿，伴有疼痛和压痛，寒战、发热、头痛、呕吐、意识异常，甚至昏迷。

4. E。**解析：**脓性指头炎初起时指尖有针刺样疼痛，以后指头肿胀、发红、疼痛剧烈，当指动脉受压，疼痛转为搏动样跳痛，患肢下垂时加重。若感染进一步加重，组织缺血、坏死，神经末梢因受压和营养障碍而麻痹，指头疼痛反而减轻，皮色由红转白，若不及时治疗，可引起指骨缺血性坏死，形成慢性骨髓炎。

5. D。**解析：**脓性指头炎出现跳痛、肿胀时，应及早在末节患指侧面纵行切开，不可待波动感出现后才手术，以免发生末节指骨缺血性坏死。

6. D。**解析：**口底、颌下、颈部等处炎症易导致喉头水肿而压迫气管，引起呼吸困难甚至窒息，必须尽早切开引流。而脓性指头炎则是当出现跳痛、肿胀时，须及早在末节患指侧面纵行切开引流；发病早期可予局部理疗并酌情应用抗菌药物控制炎症。

7. E。**解析：**病例中伤口污染较重，若不清创，容易并发厌氧菌感染，故应在清创后注射破伤风抗毒血清，预防破伤风的发生。

8. C。**解析：**破伤风患者，抽搐频繁，呼吸道分泌物增多，有窒息的危险，应首先采取措施保持呼吸通畅，可行气管切开。有窒息的危险相对关节脱位，更需要立即解决，以维持生命。

9. D。**解析：**气性坏疽确诊后应立即手术治疗，以挽救病人生命及降低截肢率。首要的处理是紧急清创，在抗休克和纠正严重并发症的同时在全麻下行清创术。

10. E。**解析：**采用排除法。高压氧舱治疗可提高组织间的含氧量，造成不适合厌氧菌（如本例中的梭状芽孢杆菌）生长繁殖的环境，可提高治愈率，减少伤残率（A排除）。手术清创可降低截肢率（B排除）。气性坏疽可经接触传染，需要进行隔离（C排除）。应用青霉素可控制化脓性感染，并减少伤口处因其他细菌繁殖消耗氧气而形成的缺氧环境（D排除）。置于避光安静病室对于易发生惊厥抽搐的病人必要，而气性坏疽病人不必给予此处理。

11. B。**解析：**彻底清创是预防创伤后发生气性坏疽的最可靠方法，又因气性坏疽属厌氧菌感染，因此敞开伤口可抑制厌氧菌生长，因此本题选择B项。

12. B。**解析**：引起气性坏疽的致病菌为产气荚膜梭状芽孢杆菌，属于厌氧菌。因此冲洗气性坏疽创口应该用3%过氧化氢。

第十章 损伤病人的护理

1. 通常对开放性损伤进行清创，不宜晚于
   A. 立即进行 　　　　　B. 伤后3~5小时 　　　　　C. 伤后6~8小时
   D. 伤后12小时 　　　　E. 伤后24小时
2. 清创术的最好时机是伤后
   A. 6~8小时内 　　　　　B. 8~10小时内 　　　　　C. 10~12小时内
   D. 24小时内 　　　　　E. 48小时内
3. 适用于处理肉芽组织过度增生的药物是
   A. 2%硝酸银 　　　　　B. 3%氯化钠 　　　　　C. 5%氯化钠
   D. 0.1%利凡诺 　　　　E. 3%过氧化氢
4. 浅Ⅱ度烧伤的深度可达
   A. 表皮 　　　　　　　B. 真皮浅层 　　　　　C. 真皮深层
   D. 皮肤全层 　　　　　E. 皮下脂肪层
5. Ⅱ度烧伤诊断的主要依据是
   A. 烧伤的体表范围 　　B. 烧伤表面的外观 　　C. 感觉和运动丧失的程度
   D. 皮肤损伤的深度 　　E. 烧伤的原因

答案与解析

1. C。**解析**：对开放性损伤最好在伤后6~8小时内进行清创。
2. A。**解析**：清创手术最好时机是伤后6~8小时内。
3. A。**解析**：肉芽组织过度增生，创面高于创缘，阻碍周围上皮生长，将其剪平，以棉球压迫止血；或用硝酸银烧灼后以生理盐水湿敷，数小时后肉芽组织可复原，再拉拢创缘或植皮修复。
4. B。**解析**：浅Ⅱ度烧伤会伤及生发层与真皮浅层，因此深度可达真皮浅层。
5. D。**解析**：Ⅱ度烧伤诊断的主要依据是皮肤损伤的深度。根据烧伤的深度，可将烧伤分为Ⅰ度、浅Ⅱ度、深Ⅱ度和Ⅲ度烧伤。烧伤深度的临床表现及特征如下表：

烧伤深度	伤及组织	临床表现	疼痛	愈　　合
Ⅰ度	表皮浅层	红斑、干燥	烧灼感	3~7日脱屑痊愈，短期有色素沉着
浅Ⅱ度	真皮乳头层	水疱	剧痛	2周左右愈合，有色素沉着，无瘢痕
深Ⅱ度	真皮层	有水疱，疱壁较厚、基底苍白	钝痛	3~4周愈合，常有瘢痕增生
Ⅲ度	皮肤全层	无水疱，焦痂炭化	无痛	必须依靠植皮而愈合

速记点播："Ⅰ度红干烫；Ⅱ度有水疱，浅度剧痛深钝痛；Ⅲ度无痛伴焦痂"。

第十一章 器官移植病人的护理

1. 肾移植供 – 受者淋巴细胞毒性试验要求

    A. <50%   B. <10% 或为阴性   C. <30%

    D. <40%   E. <20%

2. 患者，女，45 岁，因尿毒症需要肾移植，移植的肾源来自于患者的同卵双胞胎姐姐。此患者的这种移植属于

    A. 自体移植   B. 同质移植   C. 同种异体移植

    D. 异种移植   E. 异种异体移植

3. 自体游离皮片移植属于

    A. 细胞移植   B. 组织移植   C. 器官移植

    D. 同质移植   E. 同种移植

（4 ~ 5 题共用备选答案）

    A. 游离移植   B. 带蒂移植   C. 吻合移植

    D. 输注移植   E. 器官移植

4. 骨髓移植属于

5. 烧伤病人皮片移植属于

（6 ~ 7 题共用备选答案）

    A. 自体移植   B. 异种移植   C. 同种异体移植

    D. 同质移植   E. 异位移植

6. 同卵双生同胞之间的器官移植属于

7. 人与人之间的器官移植属于

8. 肾移植术前，组织配型检查项目不含

    A. ABO 血型   B. HLA 抗原   C. 3P 试验

    D. 混合淋巴细胞培养   E. 淋巴细胞毒性试验

9. 急性排斥反应一般出现在

    A. 24 小时内   B. 5 天内   C. 1 ~ 2 周

    D. 1 个月内   E. 3 个月内

10. 符合器官移植后慢性排斥反应的特点是

    A. 突发寒战，高热   B. 移植器官功能迅速衰减

    C. 移植器官肿大，局部疼痛   D. 可发生在移植后数月至数年

    E. 组织学表现为移植器官的间质弥漫性水肿

11. 亲体肝移植术前准备中，错误的是

    A. 供 – 受者血型相符   B. 需经过伦理鉴定

    C. 供 – 受者之间有血缘关系即可   D. 供体身体健康，符合捐献标准

E. 供者剩余肝脏重量/供者体重 > 0.8%

答案与解析

1. B。**解析**：肾移植供－受者淋巴细胞毒性试验要求必须小于10%或为阴性。

2. B。**解析**：移植器官来源于孪生姐妹的移植属于同质移植，选择B项。自体移植：以自身的细胞、组织或器官进行移植。同质移植：同卵双生的孪生兄弟或姐妹，其组织、器官相互移植，亦能永久存活而不产生排斥反应；同种异体移植：供体和受体属于同一种族，如人的组织或器官移植给另一人；异种异体移植：以不同种族个体的组织进行移植。

3. B。**解析**：自体游离皮片移植属于组织移植。组织移植指某一组织，如皮肤、筋膜、肌腱、软骨、骨、血管；或整体联合的几种组织，如皮肌瓣的移植术。自体移植：以自身的细胞、组织或器官进行移植。同质移植：同卵双生的孪生兄弟或姐妹，其组织、器官相互移植，亦能永久存活而不产生排斥反应。

4～5. D、A。**解析**：骨髓移植是将正常骨髓由静脉输入患者体内以取代病变骨髓的治疗方法，所以骨髓移植属于输注移植。烧伤病人皮片移植时皮片与供体完全断绝联系，为游离移植。

根据已知的方法可将移植类型分为如下4种。（1）游离移植：移植物从供体取下时，完全断绝与供体的各种联系，移植至受体后重新建立血液循环。如：游离皮片移植。（2）带蒂移植：自体移植的一种方法，移植物从供体取下后，并没有完全脱离，尚有一部分相连，主要包括血管和神经，使移植物的存活率提高。等移植物在受体上完全建立血液循环时，再将蒂切断。如带蒂皮瓣、带蒂肌瓣、带蒂大网膜移植。（3）吻合移植：利用血管吻合技术，将移植物中的血管与受体的血管吻合，使移植器官即刻得到血液供应，如断肢再植、肾移植和肝移植等。（4）输注移植：将具有活力的细胞输注到受体的血管、体腔或组织器官内的方法，如输血、骨髓移植、干细胞移植、胰岛移植。

6～7. D、C。**解析**：（1）同卵双生同胞之间的移植，因为遗传因素完全相同，受者对移植物不发生排斥，称为同质移植。（2）人与人之间的移植称为同种异体移植。

8. C。**解析**：器官移植术后易发生排斥反应，因此移植前组织配型必须检查：①ABO血型：必须相同，不同血型的肾移植会引起超急性排斥反应；②人类白细胞抗原（HLA抗原）的血清学测定（HLA配型）；③交叉配型与细胞毒性试验；④混合淋巴细胞培养。3P试验为凝血功能检查，不属于组织配型检查。

9. C。**解析**：急性排斥反应发生于移植后1～2周内；表现为发热，局部出现炎性反应，如肿胀、疼痛、白细胞增多、小血管栓塞、移植的器官功能减弱或丧失。超急性排斥反应可于移植手术后24小时内或更短时间内发生。慢性排斥反应可发生于移植后数年内。

10. D。**解析**：慢性排斥反应发生在移植后数年内，移植器官的功能逐渐减退，最后功能完全丧失，增加免疫抑制剂也难以奏效。

11. C。**解析**：肝移植是一项十分复杂而精细的外科手术过程，术前需要进行严格的术前准备。肝移植术前准备中，为防止超急性排斥反应，移植前必须检查血型、交叉配合与细胞毒性试验、混合淋巴细胞培养、人类白细胞抗原（HLA 抗原）的血清学测定（HLA 配型）等。其他方面要求包括供体年龄应在 50 岁以下，肝脏功能正常，无心血管、肺、肾等重要脏器疾病，并要求无全身性感染和局部化脓性疾病等。并非供－受者之间有血缘关系即可。

第十二章　肿瘤病人的护理

1. 有关癌肿的局部特征，不正确的是

   A. 表面高低不平　　　　B. 界限不清　　　　C. 固定，不活动

   D. 质地坚硬　　　　　　E. 早期就有疼痛

2. 确诊肿瘤最可靠的检查是

   A. B 超　　　　　　　　B. X 线　　　　　　C. 病理

   D. 内镜　　　　　　　　E. 放射性核素扫描

3. 国际上通用的肿瘤 "TNM" 分期法，其中 "N" 表示

   A. 原发肿瘤　　　　　　B. 骨转移　　　　　C. 肝转移

   D. 肺转移　　　　　　　E. 区域淋巴结转移

4. 属于烷化剂类的抗肿瘤药物是

   A. 5 - 氟尿嘧啶　　　　B. 环磷酰胺　　　　C. 甲氨蝶呤

   D. 长春新碱　　　　　　E. 多柔比星

5. 不属于肿瘤的是

   A. 粉瘤　　　　　　　　B. 黑色素瘤　　　　C. 血管瘤

   D. 脂肪瘤　　　　　　　E. 纤维瘤

6. 下列关于肿瘤化疗的叙述，错误的是

   A. 可大剂量冲击疗法　　B. 可中剂量间断疗法　C. 可小剂量维持疗法

   D. 多疗程治疗　　　　　E. 避免联合用药

7. 肿瘤诊断有很多方法，属于定性诊断的检查是

   A. X 线　　　　　　　　B. B 超　　　　　　C. 放射性核素

   D. 血管造影　　　　　　E. 病理活检

答案与解析

1. E。**解析**：癌肿的局部特征为：生长较快，质硬，边界不清，表面不平，活动度小，中晚期不易推动甚至固定；中晚期当癌肿侵犯神经时出现疼痛，常难以忍受，但早期多无疼痛（E 错误）。

2. C。**解析**：确诊肿瘤最可靠的是病理检查，包括细胞学检查和活体组织检查。

3. **E**。**解析**：肿瘤分期 - TNM 分期法：T - 原发肿瘤，N - 区域淋巴结转移，M - 远处转移。

4. **B**。**解析**：传统的抗癌药物分类方法是根据药物的化学结构、来源及作用机制进行分类：①细胞毒类药物：烷化剂类，如氮芥、环磷酰胺、白消安等。②抗代谢类药物：如甲氨蝶呤、5 - 氟尿嘧啶、阿糖胞苷等。③抗生素类：如多柔比星、丝裂霉素、放线菌素 D 等。④生物碱类：如长春新碱、羟喜树碱、高三尖杉酯碱等。⑤激素类：常用的有他莫昔芬、雌二醇、甲地孕酮、氢化可的松、丙酸睾酮等。⑥其他：如羟基脲、顺铂等。

5. **A**。**解析**：粉瘤又称皮脂腺囊肿，是一种皮脂分泌物潴留淤积性疾病，不属于肿瘤。常见的体表肿瘤有：黑色素瘤、血管瘤、脂肪瘤、纤维瘤等。

6. **E**。**解析**：各种给药方法在肿瘤病程的不同时期使用。联合使用毒副作用不同的化疗药，会起到协同效应，疗效会更好（E 错误）。

7. **E**。**解析**：肿瘤的病理学检查是极其重要的诊断方法之一。病理活检可以确定肿瘤的诊断、组织来源以及性质、分型与分期等，为临床治疗方案决策提供重要依据。

第十三章　颅内压增高病人的护理

1. 颅内压增高明显时，应避免
   - A. CT 检查
   - B. MRI 检查
   - C. 腰椎穿刺
   - D. 脑血管造影
   - E. 颅脑多普勒检查

2. 目前治疗脑水肿的脱水剂中，应用最广泛、疗效较好的是
   - A. 呋塞米
   - B. 20% 甘露醇
   - C. 25% 山梨醇
   - D. 地塞米松
   - E. 50% 葡萄糖

3. 急性脑疝患者首要的治疗是
   - A. 应用糖皮质激素
   - B. 低温冬眠
   - C. 静脉输入高渗脱水剂
   - D. 高压大量灌肠
   - E. 静脉输入抗生素

答案与解析

1. **C**。**解析**：颅内压明显增高时，应避免进行腰椎穿刺，以免诱使枕骨大孔疝的发生。

2. **B**。**解析**：目前治疗脑水肿应用最广泛的脱水剂是 20% 甘露醇。

3. **C**。**解析**：急性脑疝的治疗原则是立即静脉快速输入高渗脱水剂，争取时间尽快手术，去除病因。

第十四章　颅脑损伤病人的护理

（1~2 题共用备选答案）
   - A. X 线摄片
   - B. MRI 检查
   - C. 临床检查
   - D. CT 检查
   - E. B 超检查

1. 颅盖线性骨折的诊断主要依靠

2. 颅底线性骨折的诊断主要依靠

3. 患者，女，36 岁，重型颅脑损伤行"血肿清除术"后 20 小时，患者清醒后，继而出现呕吐，意识障碍，GCS 评分 11 分。急诊 CT 检查见右颞顶不规则阴影。患者可能出现了

    A. 颅内感染   B. 颅内急性脓肿   C. 颅内血肿

    D. 皮下血肿   E. 帽状腱膜下血肿

4. 男性，40 岁，因颅脑外伤致昏迷入院，当患者出现清醒后，又再次昏迷，其有效的处理是

    A. 降温   B. 脱水   C. 手术

    D. 给氧   E. 应用肾上腺皮质激素

5. 患者，女，20 岁，头部外伤后 2 天，患者受伤时立即昏迷，20 分钟后清醒，头痛，呕吐 2 次，半小时前又出现昏迷。检查右侧瞳孔散大，对光反射消失，左侧肢体瘫痪。目前最基本的处理是

    A. 应用脱水剂   B. 应用利尿剂   C. 紧急手术治疗

    D. 冬眠低温治疗   E. 应用糖皮质激素

6. 应立即手术的颅脑损伤是

    A. 脑震荡   B. 脑挫裂伤   C. 硬脑膜外血肿

    D. 蛛网膜下隙出血   E. 颅底骨折伴脑脊液漏

答案与解析

1～2. A、C。**解析**：（1）颅盖线性骨折常常合并有头皮损伤，依靠头颅正侧位 X 线摄片才能发现。（2）颅底线性骨折 X 线价值不大，因有脑脊液漏出，因此诊断依靠临床检查：

骨折部位	临床表现
颅前窝骨折	眼睑青紫，球结膜下出血，俗称"熊猫眼征""兔眼征"，鼻和口腔流出血性脑脊液，可合并嗅神经和视神经损伤
颅中窝骨折	耳后乳突区皮下出现淤血；脑脊液耳漏从外耳道流出，如鼓膜未破，则可沿咽鼓管入鼻腔形成鼻漏；也会经蝶窦由鼻孔流出而形成脑脊液鼻漏；可损伤面神经和听神经
颅后窝骨折	在耳后及枕下部出现皮下瘀斑，脑脊液漏至胸锁乳突肌和乳突后皮下（Battle 征），偶有第Ⅸ～Ⅻ对脑神经损伤

3. C。**解析**：患者 CT 示不规则阴影，结合其颅脑手术史及其他颅内压增高的表现，首先考虑颅内血肿。颅内血肿 CT 显示圆形或不规则高密度血肿影，周围有低密度水肿区。

4. C。**解析**：患者颅脑外伤后昏迷有典型的"中间清醒期"，提示患者发生了硬脑膜外血肿。处理为立即手术清除血肿，并彻底止血。

5. C。**解析**：患者有头部外伤史，意识障碍有典型的"中间清醒期"，结合患者瞳孔散大、对光反射消失、左侧肢体瘫痪的表现，考虑患者为硬脑膜外血肿。颅内血肿一旦确诊，

应立即手术清除血肿并彻底止血,选择 C 项。

6. C。**解析:** 脑震荡无需特殊治疗,卧床休息 1 ~ 2 周,给予镇静药等对症处理,2 周内恢复正常(A 错误)。脑挫裂伤处理方法为保持呼吸道通畅,防治脑水肿,支持疗法和对症处理,病情恶化出现脑疝征象时方考虑手术(B 错误)。硬脑膜外血肿应立即手术清除血肿,并彻底止血(C 正确)。蛛网膜下隙出血时绝对卧床 4 周,轻柔操作,头置冰袋以防止继续出血,支持疗法和对症处理(D 错误)。颅底骨折伴脑脊液漏的处理重点是预防颅内感染,脑脊液漏 4 周不自行愈合者方考虑做硬脑膜修补术(E 错误)。

第十五章 颈部疾病病人的护理

1. 患者,女,35 岁,清晨未起床时测得:血压 125/80mmHg,脉搏 88 次/分。其基础代谢率为

   A. 14%　　　　　　　　B. 16%　　　　　　　　C. 20%

   D. 21%　　　　　　　　E. 22%

2. 甲亢术前药物准备的目的是

   A. 减轻甲亢症状　　　　B. 预防术后复发　　　　C. 减少术中出血

   D. 预防甲状腺危象　　　E. 减少术后并发症

(3 ~ 4 题共用备选答案)

   A. − 10%　　　　　　　B. + 10%　　　　　　　C. + 20% ~ + 30%

   D. + 30% ~ + 60%　　　E. > + 60%

3. 轻度甲亢基础代谢率是

4. 重度甲亢基础代谢率是

答案与解析

1. E。**解析:** 基础代谢率 =(脉率 + 脉压)− 111,在禁食 12 小时、睡眠 8 小时以上、静卧空腹状态下进行测定。该患者脉率为 88,脉压 = 收缩压 − 舒张压 = 125 − 80 = 45,患者的基础代谢率 =〔88 +(125 − 80)〕− 111 = 22%。

2. D。**解析:** 甲亢术前药物准备可降低基础代谢率,是预防甲状腺危象的关键。

3 ~ 4. C、E。**解析:** 甲亢患者根据基础代谢率水平分度:+ 20% ~ + 30% 为轻度甲亢;+ 30% ~ + 60% 为中度甲亢,> + 60% 为重度甲亢。

第十六章 乳房疾病病人的护理

1. 以非手术治疗为主的乳房疾病是

   A. Ⅰ期乳腺癌　　　　　B. Ⅱ期乳腺癌　　　　　C. 乳腺纤维腺瘤

   D. 乳管内乳头状瘤　　　E. 乳腺囊性增生病

2. 下列关于急性乳腺炎的治疗，错误的是

 A. 停止哺乳   B. 排空乳汁   C. 局部冷敷

 D. 应用抗菌药物   E. 理疗

答案与解析

1. E。**解析：** Ⅰ期与Ⅱ期乳腺癌的治疗以手术治疗为主；乳腺纤维腺瘤唯一有效的治疗方法为手术切除；乳管内乳头状瘤多以手术治疗为主；乳腺囊性增生病与内分泌失调有关，治疗主要是观察和药物治疗。

2. C。**解析：** 急性乳腺炎的治疗措施包括患乳停止哺乳，排空乳汁，应用抗生素，局部热敷或理疗以利于早期炎症消散。脓肿形成后，及时切开引流。促进炎症消散应采用热敷或理疗，而非冷敷。

第十七章　胸部损伤病人的护理

1. 闭合性多根多处肋骨骨折患者首要的急救措施是

 A. 镇静、止痛   B. 吸氧   C. 输液

 D. 应用抗生素   E. 局部加压包扎固定

2. 开放性气胸的患者首要的处理措施是

 A. 抽气减压   B. 清创   C. 封闭伤口

 D. 开胸探查   E. 纠正休克

3. 对张力性气胸现场抢救，首先应行

 A. 厚敷料加压包扎   B. 胸膜腔闭式引流   C. 人工呼吸

 D. 胸腔穿刺排气   E. 快速输液、吸氧

4. 患者，男，33岁，左胸部受伤后，烦躁不安，极度呼吸困难伴发绀。查体：脉搏110次/分，血压80/60mmHg；左胸叩诊呈鼓音，呼吸音消失；左颈、胸部广泛皮下气肿。其首要的急救措施是

 A. 吸氧   B. 镇静、止痛   C. 穿刺排气

 D. 开胸探查   E. 补充血容量

5. 患者，男，20岁，车祸后呼吸窘迫，来医院急诊。查体：右胸部饱满，呼吸音消失，叩诊呈鼓音，右胸部有骨擦音、皮下气肿。首要的急救措施是

 A. 输血、输液、抗休克   B. 镇静、吸氧、抗感染   C. 胸腔闭式引流

 D. 开胸探查   E. 胸腔穿刺排气减压

6. 患者，男，33岁，左胸部受伤后，烦躁不安。查体：脉搏110次/分，血压80/60 mmHg；左胸叩诊呈鼓音，呼吸音消失，左颈前、胸壁广泛皮下气肿。首要的急救措施是

 A. 吸氧   B. 镇静止痛   C. 穿刺排气

 D. 开胸探查   E. 补充血容量

答案与解析

1. E。**解析**：闭合性多根多处肋骨骨折会引起反常呼吸运动，因此治疗的首要急救措施就是通过局部加压包扎固定，消除反常呼吸运动。

2. C。**解析**：开放性气胸的治疗原则：紧急封闭伤口，用无菌敷料如凡士林纱布加棉垫封盖伤口，再用胶布或绷带包扎固定，使开放性气胸转变为闭合性气胸。抽气减压是张力性气胸致呼吸困难患者的首要急救处理措施。

3. D。**解析**：张力性气胸应首先紧急在伤侧锁骨中线第2肋间穿刺排气减压，因张力性气胸的裂口或伤口与胸膜腔相通，且形成活瓣，患侧胸膜腔内压力进行性增高，甚至可危及生命。然后行胸膜腔闭式引流，并进行抗休克、预防感染等治疗。

4. C。**解析**：患者胸部受伤史，左颈、胸部广泛皮下气肿（"题眼"），左胸叩诊呈鼓音、呼吸音消失，呼吸极度困难，结合其他信息可判断患者发生了张力性气胸，必须紧急穿刺排气进行减压处理。各类气胸的表现及处理措施如下表：

类型	临床表现	处理措施
自发性气胸	胸膜腔内压增高的诱因； 突感一侧胸痛，如刀割样或针刺样，随即胸闷、气促、呼吸困难，可伴有刺激性干咳	首要措施：促进患侧肺复张
闭合性气胸	胸闷、胸痛、气促和呼吸困难	少量：可自行吸收； 量多：胸腔闭式引流排气
开放性气胸	明显的呼吸困难、发绀，甚至休克； 气体进出伤侧胸腔的吸吮样声音（可靠体征），叩诊呈鼓音	将开放性气胸转变为闭合性气胸
张力性气胸	严重或极度呼吸困难、发绀、大汗淋漓、意识障碍； 皮下气肿，叩诊呈高调鼓音，呼吸音消失，伤侧胸部饱满	必需紧急进行穿刺排气减压处理

5. E。**解析**：患者车祸后右胸部呼吸音消失，有骨擦音、皮下气肿（"题眼"），结合其他表现，提示为张力性气胸。张力性气胸必须紧急进行减压处理，故应行胸腔穿刺排气减压。

6. C。**解析**：本病例中，该左胸部损伤患者左胸叩诊呈鼓音，呼吸音消失，左颈前、胸壁广泛皮下气肿；首先考虑为左侧张力性气胸。张力性气胸的首要急救措施是立即排气减压，急救现场必要时可用粗针头在伤侧第2肋间锁骨中线处刺入排气。

第十八章　脓胸病人的护理

1. 患者，男，72岁，1个月前因发热、咳痰、胸闷，行抗炎治疗1周好转。今日因再次发热、气促、胸痛入院。查体：体温38.5℃，血压135/85mmHg，脉搏118次/分，呼吸25次/分，右侧呼吸音减弱，叩诊上部为鼓音、下部呈浊音。为明确诊断，应进行的检查不包括

A. CT 检查   B. 胸腔穿刺   C. B 超检查

D. 胸部 X 线正位片   E. 血液常规检查

2. 急性脓胸行胸腔穿刺时，每次抽脓量不超过

A. 500ml   B. 600ml   C. 800ml

D. 1000ml   E. 1200ml

答案与解析

1. E。**解析**：患者 1 个月前有肺炎病史，出现高热、脉速、胸痛及气促表现，结合患者右侧呼吸音减弱，叩诊上部为鼓音、下部呈浊音，考虑患者为急性脓胸。为了进一步明确诊断，应行胸部 X 线片、B 超检查及胸腔穿刺以判定有无胸腔积液。而血常规检查仅说明存在炎症，但无法进一步明确诊断。

2. D。**解析**：脓胸患者行胸腔穿刺抽吸脓液，脓液多时应分次抽吸，每次不得超过 1000ml。

第十九章　肺癌病人外科治疗的护理

1. 患者，男，52 岁，因"胸痛、痰中带血 1 个月"入院。X 线检查显示右肺上叶有一个不规则肿块。为明确诊断，最应进行的检查是

A. CT 检查   B. 磁共振检查   C. 痰细胞学检查

D. 癌相关抗原检查   E. 纤维支气管镜检查

2. 肺癌的综合治疗中，主要的治疗方法是

A. 化学治疗   B. 放射治疗   C. 手术治疗

D. 中医中药   E. 免疫治疗

答案与解析

1. E。**解析**：中老年男性患者，X 线检查显示右肺上叶有一个不规则肿块，结合"胸痛、痰中带血 1 个月"病史，首先考虑肺癌，确诊肺癌应该首选纤维支气管镜检查。

2. C。**解析**：肺癌的综合治疗中，以手术治疗为主，结合放射、化学药物、中医中药以及免疫治疗等方法。

第二十章　食管癌病人的护理

1. 简单易行的食管癌普查筛选检查方法是

A. CT   B. MRI   C. 食管镜

D. 食管拉网脱落细胞学检查   E. 钡餐 X 线检查

2. 我国对食管癌采取的一种简便易行的普查筛选诊断方法是

A. 食管吞钡 X 线双重对比造影   B. 食管拉网脱落细胞学检查

    C. 纤维食管镜检查   D. CT 检查

    E. 超声内镜检查

(3~4题共用题干)

    患者，男，50岁，进行性吞咽困难3个月，现能进流质饮食。检查：锁骨上未触及肿大淋巴结。

3. 最先考虑的诊断是

    A. 食管炎   B. 食管癌   C. 食管平滑肌瘤

    D. 食管静脉曲张   E. 食管贲门失弛缓症

4. 首先应选择的检查是

    A. 食管镜   B. 胸部及纵隔 CT   C. 食管 X 线钡餐透视

    D. 胸部 X 线摄片检查   E. 腹部超声波和肝功能检查

5. 了解中晚期食管癌的侵犯范围，适宜选用的检查是

    A. B 超   B. CT   C. 纤维食管镜

    D. 放射性核素扫描   E. 食管吞钡 X 线造影

答案与解析

1. D。**解析：**食管癌普查常用的检查方法是食管拉网脱落细胞学检查。食管癌的诊断方法选择如下表：

目 的	方 法
确诊	食管镜
普查	食管拉网脱落细胞学检查
常用/首先采用	食管吞钡 X 线双重对比造影
判断食管癌的浸润层次、向外扩展程度以及有无纵隔、区域淋巴结或腹内脏器转移	CT、超声内镜（EUS）

2. B。**解析：**我国对食管癌采取的一种简便易行的普查筛选诊断方法是带网气囊食管脱落细胞学检查，对早期食管癌诊断率可达90%~95%。

3. B。**解析：**患者进行性吞咽困难3个月（"题眼"），提示最可能的诊断为食管癌。食管癌早期仅在吞咽粗硬食物时有不同程度的不适感觉，包括梗噎感，胸骨后烧灼样、针刺样或牵拉摩擦样疼痛。中晚期典型症状为进行性吞咽困难。

4. C。**解析：**怀疑患者为食管癌，首选采用的检查为食管吞钡 X 线双重对比造影。

5. B。**解析：**用于检查食管癌侵犯范围的检查是 CT（B 正确）、超声内镜，可判断食管癌的浸润层次、向外扩展程度以及有无纵隔、区域淋巴结或腹内脏器转移等。确诊食管癌可选用纤维食管镜检查。放射性核素扫描对早期食管癌病变的发现有帮助。

第二十一章　心脏疾病病人的护理

1. 冠心病外科治疗必须进行的辅助检查是

    A. 心脏 CT B. 心血管造影 C. 心导管检查

    D. 超声心动图 E. 选择性冠状动脉造影

2. 体外循环结束时为中和肝素应选择的药物是

    A. 维生素 K_1 B. 鱼精蛋白 C. 氨甲苯酸

    D. 酚磺乙胺 E. 白蛋白

3. 做冠状动脉造影术前，必须做好

    A. 凝血试验 B. 抗生素过敏试验 C. 造影剂过敏试验

    D. 心电图检查 E. 血压检查

答案与解析

1. E。**解析：**选择性冠状动脉造影可以确诊冠心病，是其外科手术的主要依据。

2. B。**解析：**体外循环结束时为中和肝素可选择鱼精蛋白；一般不用维生素 K，维生素 K 主要用于治疗华法林造成的出血。

3. C。**解析：**冠状动脉造影术需要用到碘造影剂，故必须做好碘过敏试验，阴性且肾功能正常者才可进行造影检查。

第二十二章　腹外疝病人的护理

患者，男，68 岁，腹股沟斜疝发生嵌顿 5 小时来院诊治，诉腹部绞痛、腹胀、呕吐。查体：疝块紧张发硬、压痛明显，不能回纳腹腔，腹膜刺激征明显。目前最主要的处理是

A. 手法复位 B. 紧急手术 C. 解痉、镇痛

D. 静脉输液、抗感染 E. 继续观察，暂不处理

答案与解析

B。**解析：**腹股沟斜疝嵌顿时间超过 5 小时，目前患者出现腹膜刺激征，提示腹股沟斜疝已经发生绞窄、坏死，应首先紧急手术。

第二十三章　急性腹膜炎病人的护理

(1~3 题共用题干)

患者，男，25 岁，反复发作性上腹痛 5 年。午饭后突然剧烈腹痛，迅速遍及全腹。查体：腹肌紧张、压痛、反跳痛，肝浊音界缩小。

1. 护理措施错误的是
   A. 禁食 　　　　　　B. 禁止使用麻醉性止痛剂 　　C. 禁止灌肠
   D. 禁止导尿 　　　　E. 禁止口服导泻药物

2. 最可能的诊断是
   A. 慢性阑尾炎急性发作 　　B. 慢性胃肠炎 　　　　C. 急性胃肠炎
   D. 十二指肠球部溃疡穿孔 　E. 慢性胆囊炎急性发作

3. 处理措施错误的是
   A. 解痉、止痛 　　　　B. 补液 　　　　　　　C. 抗感染
   D. 胃肠减压 　　　　　E. 口服中药

4. 患者，男，45岁，突发剧烈腹痛伴恶心、呕吐，体温38.8℃，以"急性化脓性腹膜炎"收入院。入院后急查血白细胞计数 $18 \times 10^9/L$。患者出现里急后重感。B超检查发现盆腔有较大脓肿。应采取的治疗措施为
   A. 持续胃肠减压 　　　B. 应用抗生素治疗 　　　C. 热水坐浴
   D. 物理透热治疗 　　　E. 手术治疗

答案与解析

1. D。**解析：**病因未明的急腹症患者应禁食、禁饮、禁热敷、禁灌肠、禁泻药、禁麻醉性止痛药。但不包括禁止导尿。

2. D。**解析：**患者腹肌紧张、压痛、反跳痛，提示急性腹膜炎，结合反复发作性上腹痛病史及午饭后出现剧烈腹痛、肝浊音界缩小，考虑为胃肠道溃疡的并发症胃肠道穿孔。

3. E。**解析：**病因未明的急腹症患者应禁食、禁饮（E错误）、禁热敷、禁灌肠、禁泻药、禁麻醉性止痛药，必要时可用阿托品解痉，因为此药不掩盖症状。处理措施包括取半卧位、禁食、持续胃肠减压、纠正水与电解质紊乱、抗感染、镇静、镇痛等。

4. E。**解析：**盆腔脓肿未形成或较小时可用抗生素等非手术治疗，脓肿较大时须经手术切开引流。

第二十四章　腹部损伤病人的护理

1. 患者，男，35岁，汽车撞伤左上腹4小时。P 120次/分，BP 70/40mmHg，全腹压痛、反跳痛、肌紧张，肝浊音界存在，肠鸣音减弱。进一步的检查是
   A. 腹部CT检查 　　　　B. 多普勒超声检查 　　　C. 诊断性腹腔穿刺
   D. 腹部立位X线平片 　　E. 胃肠钡餐造影检查

2. 患者，男，18岁，闭合性腹部损伤2小时，腹痛、呕吐。患者精神紧张，面色苍白，四肢湿冷，无尿。血压70/50mmHg，脉搏120次/分，腹腔抽出不凝固血液。其根本的处理原则是
   A. 镇静、止痛 　　　　B. 补充血容量 　　　　C. 应用利尿剂

D. 抗休克同时剖腹探查　　　　E. 禁饮食，持续胃肠减压

3. 王女士，40 岁，被汽车撞伤后 2 小时，自感腹痛、胸闷。查体：脉搏 120 次/分，血压 9.3/6.7kPa（70/50mmHg），面色苍白，四肢湿冷，全腹压痛、反跳痛及肌紧张，但以右上腹为显著；移动性浊音（＋），肠鸣音减弱。下列措施不妥的是

　　A. 让患者取平卧位　　　　　　　B. 立即建立静脉通路

　　C. 补充血容量，必要时输血　　　D. 做好急诊手术前的准备

　　E. 可在严密监护下送患者去放射科检查，进一步明确诊断

4. 关于腹部损伤的急救措施，哪项不正确

　　A. 在病室内回纳脱出的肠管　　　B. 首先处理威胁生命的多发性损伤

　　C. 防治感染　　　　　　　　　　D. 抗休克

　　E. 妥善处理伤口

（5 ~ 7 题共用题干）

　　患者，男，42 岁，左季肋部撞伤 8 小时，血压 9.1/6kPa（68/45mmHg），脉搏 120 次/分，左侧腹部明显压痛，腹肌紧张不明显，腹部移动性浊音阳性。

5. 为明确诊断，最有意义的检查是

　　A. 腹部 X 线平片　　　　B. 尿常规　　　　　　　C. 腹腔穿刺

　　D. 血生化检查　　　　　E. B 型超声波检查

6. 最可能的检查结果是

　　A. 腹部轻度反跳痛　　　B. 血尿　　　　　　　　C. 腹腔内有少量液体

　　D. 血清淀粉酶明显增高　E. 腹腔穿刺抽出不凝固血液

7. 采取的主要措施是

　　A. 严密观察　　　　　　　　　　B. 输血、输液

　　C. 快速输血、补液，同时紧急手术　D. 应用升压药物

　　E. 应用抗生素

8. 患者，男，30 岁，左季肋部撞伤 6 小时，持续腹痛。B 超见腹内有少量积液，腹穿抽到少量不凝固血液。患者可能的诊断是

　　A. 肝破裂　　　　　　　B. 脾破裂　　　　　　　C. 空肠破裂

　　D. 肾脏损伤　　　　　　E. 胰腺损伤

（9 ~ 11 题共用题干）

　　男性，50 岁，因车祸致肝破裂，面色苍白，脉搏频快而细弱，四肢冰冷，血压 11.2/6.7kPa（84/50mmHg），呈现休克。

9. 有助于确诊的检查是

　　A. 测血红蛋白　　　　　B. 测红细胞比容　　　　C. 测肝功能

　　D. B 超检查　　　　　　E. 腹腔穿刺

10. 该病人休克的类型是

A. 失血性休克　　　　B. 失液性休克　　　　C. 过敏性休克

D. 心源性休克　　　　E. 神经源性休克

11. 有效的治疗是

A. 抗休克　　　　　　B. 休克好转后手术　　C. 手术

D. 边抗休克，边手术　E. 输血、止血

12. 对于腹内脏器损伤诊断阳性率可达90%的检查是

A. 诊断性腹腔穿刺和腹腔灌洗术　　　B. B超检查

C. X线检查　　　　　　　　　　　　D. CT检查

E. 内镜检查

答案与解析

1. C。**解析**：有左上腹受伤病史的患者，出现休克及腹膜刺激征的表现，首先考虑内脏实质性器官破裂，进一步的检查首选诊断性腹腔穿刺。

2. D。**解析**：患者腹腔抽出不凝血液，结合血压降低、脉搏细速等其他休克体征，考虑患者出现了腹腔内实质性脏器损伤。根本处理原则是边抗休克，边剖腹探查。

3. A。**解析**：患者车祸后出现休克表现及腹膜刺激征，结合患者右上腹显著疼痛及其他腹部体征，考虑为肝脏破裂出血，已发生休克征象。此时患者宜取中凹卧位。其他选项均正确。

4. A。**解析**：腹部损伤急救时应首先处理威胁生命的损伤因素（B排除），如窒息、开放性气胸或张力性气胸、明显的外出血等，救治措施包括心肺复苏、止血、输液、抗休克（D排除）等。若腹部内脏或肠管脱出，禁止强行回纳，以免加重腹腔污染，回纳应在手术室麻醉并清创探查后进行（A错误）。防治感染、妥善处理伤口等也是急救要点（C、E排除）。

5. C。**解析**：患者左季肋部撞伤，出现血压降低、脉搏增快，腹部移动性浊音阳性，腹部有压痛，但腹肌紧张不明显，考虑出现了实质性脏器出血，最可能为脾破裂。为了进一步明确诊断，最有意义的检查是诊断性腹腔穿刺，诊断阳性率可达90%左右。

6. E。**解析**：腹腔内出血患者在腹腔穿刺时最可能出现的结果为抽出不凝固血性液体。

7. C。**解析**：患者已撞伤8小时，且出现休克症状，此时主要的措施应为快速补充血容量，同时准备紧急手术。

8. B。**解析**：患者腹穿抽到少量不凝固血液，提示为腹腔内实质性脏器出血，结合患者撞伤部位为左季肋部，提示可能为脾破裂。

9. E。**解析**：实质性脏器损伤，首选的检查为腹腔穿刺，抽出不凝血即可以诊断。

10. A。**解析**：该患者为腹腔内肝脏破裂，肝脏血供丰富，导致休克的主要原因是腹腔内出血，因此该病人的休克类型为失血性休克。

11. D。**解析**：患者肝破裂伴失血性休克，有效的治疗是边抗休克边手术。

12. A。**解析**：诊断性腹腔穿刺和腹腔灌洗术对于腹内脏器损伤的诊断阳性率可达90%。

第二十五章　胃、十二指肠疾病病人的护理

1. 手术治疗胃、十二指肠溃疡的适应证不包括

　　A. 急性穿孔　　　　　　　B. 并发大出血　　　　　　C. 并发瘢痕性幽门梗阻

　　D. 癌变　　　　　　　　　E. 经常反酸

2. 患者，男，56岁，有胃溃疡病史5年，突然呕血1500ml，血压60/30mmHg，心率150次/分。此时首先应采取的措施是

　　A. 禁食　　　　　　　　　B. 胃肠减压　　　　　　　C. 准备急查B超

　　D. 立即开放静脉补充血容量　E. 准备给予止血药物

3. 患者，男，45岁，饱餐后突发上腹刀割样剧烈疼痛，并迅速蔓延至全腹2小时，伴恶心、呕吐。查体：面色苍白，体温37℃，脉搏90次/分，血压105/75mmHg，腹式呼吸消失，全腹有压痛、反跳痛和肌紧张，肝浊音界缩小，肠鸣音消失。拟诊为胃溃疡穿孔。有助于诊断的辅助检查是

　　A. MRI　　　　　　　　　B. 选择性腹腔动脉造影　　C. CT

　　D. 立位X线腹部透视或平片　E. B超

4. 胃、十二指肠溃疡穿孔非手术治疗期间最关键的措施是

　　A. 禁食　　　　　　　　　B. 胃肠减压　　　　　　　C. 严密观察病情

　　D. 补液，纠正水、电解质紊乱　E. 半卧位

5. 诊断早期胃癌的最有效方法是

　　A. 纤维胃镜　　　　　　　B. 磁共振　　　　　　　　C. CT

　　D. 胃钡餐透视　　　　　　E. 胃电图检查

6. 幽门梗阻术前用温生理盐水洗胃的目的是

　　A. 纠正脱水　　　　　　　　　　　　B. 纠正低氯、低钾性代谢性碱中毒

　　C. 纠正营养不良　　　　　　　　　　D. 减轻胃壁水肿和炎症

　　E. 缓解梗阻症状

7. 毕Ⅱ式胃大部切除术后近期的严重并发症是

　　A. 胃出血　　　　　　　　B. 肠吻合口破裂或出血　　C. 梗阻

　　D. 十二指肠残端破裂　　　E. 胃排空延迟

答案与解析

1. E。**解析**：胃、十二指肠溃疡的手术指征为：大量出血经内科紧急处理无效、急性穿孔、瘢痕性幽门梗阻、内科治疗无效的顽固性溃疡以及胃溃疡疑有癌变者。

2. D。**解析**：患者有多年胃溃疡病史，突发大量呕血并出现休克，考虑为胃溃疡最常见的并发症上消化道出血。此时应首先采取的措施是立即开放静脉补充血容量。

3. D。**解析**：患者拟诊为胃溃疡穿孔，为了进一步确诊，可选择的检查为腹部立位X线摄

片，可见膈下游离气体；此外，腹腔穿刺可抽出黄色浑浊液体。

4. **B**。解析：胃、十二指肠溃疡穿孔病人因胃内容物外漏而导致腹膜感染，因此非手术治疗期间最关键的措施是胃肠减压，通过胃管将积聚于胃肠道内的气体及液体吸出，可防止胃肠内容物经破口继续漏入腹腔。禁食、禁饮也很必要，但胃肠道内已有的内容物仍需要胃肠减压方可吸出。

5. **A**。解析：胃镜直视下可发现胃黏膜的微小病灶，并可进行活组织检查来帮助确诊，是诊断早期胃癌的首选方法。

6. **D**。解析：幽门梗阻术前3天每晚用温生理盐水洗胃可减轻胃壁水肿和炎症。另外，盐水本身也具有抗菌作用，因此可预防感染，有利于术后伤口愈合。

7. **D**。解析：胃大部切除术常见的术后并发症包括：术后胃出血、十二指肠残端破裂、胃肠吻合口破裂或出血、术后梗阻、胃排空延迟、倾倒综合征等。其中十二指肠残端破裂是毕Ⅱ式胃大部切除术近期的严重并发症，主要原因与术中十二指肠残端处理不当以及胃-空肠吻合口输入袢梗阻引起十二指肠腔内压力升高有关。

第二十六章 门静脉高压症病人的护理

1. 门静脉高压症的实验室检查结果中，错误的是

    A. 红细胞减少   B. 白细胞减少   C. 血小板增多

    D. 血清白蛋白降低   E. 血清球蛋白升高

2. 门-腔静脉吻合术的主要目的是

    A. 减少腹水形成   B. 降低门静脉压力   C. 消除脾功能亢进

    D. 改善肝功能   E. 阻断侧支循环

（3～4题共用备选答案）

    A. 单纯脾切除术   B. 肝移植术   C. 脾-肾静脉分流术

    D. 门-腔静脉分流术   E. 贲门周围血管离断术

3. 对门静脉高压症所致上消化道大出血首选的急诊手术方法是

4. 对门静脉高压症所致顽固性腹水效果较好的手术方法是

5. 门静脉高压症患者并发食管胃底静脉曲张破裂出血后应采取的救治措施，错误的是

    A. 输血、输液   B. 应用静脉止血药物   C. 应用保肝药物

    D. 应用肥皂水灌肠   E. 应用三腔两囊管压迫止血

答案与解析

1. **C**。解析：门静脉高压症患者脾功能亢进，全血细胞计数减少，以白细胞和血小板最为明显（C错误）；血清白蛋白降低而球蛋白升高，凝血酶原时间延长，血清氨基转移酶及血清胆红素升高等。

2. **B**。解析：门-腔静脉吻合术选择肝门静脉系和腔静脉系的主要血管吻合，使压力较高

的门静脉系血液直接分流到腔静脉中去，以降低门静脉压力。应用较广泛的手术方式有4种：即脾－肾静脉分流术，门－腔静脉分流术，脾－腔静脉分流术，肠系膜上静脉－下腔静脉分流术。优点：效果好，能有效地降低门静脉压力，再出血率低。缺点：①阻断了门静脉血直接入肝，加重了肝的缺氧，又使门静脉血中所含的肝营养因子不能入肝，从而加重了肝损害。②来自肠道的蛋白质代谢产物不经肝脏而直接入腔静脉，进入全身血液循环，影响大脑的能量代谢，从而可引起肝性脑病，甚至诱发肝昏迷。③手术死亡率较高。

3~4. E、B。解析：（1）对门静脉高压症所致上消化道大出血首选的急诊手术方法是贲门周围血管离断术。贲门周围血管离断术结扎容易出血的血管，同时切除了脾脏，出血机会明显减少，具有较好的止血效果。分流术会使门静脉向肝的灌注量减少而加重肝功损害；且部分或全部肝门静脉血未经肝处理而直接进入体循环，易致肝性脑病。（2）对肝硬化引起的顽固性腹水患者，最有效的方法是肝移植，其他手术方法包括经颈静脉肝内门－体分流术和腹腔－上腔静脉分流术。

5. D。解析：门静脉高压症患者并发食管胃底静脉曲张破裂出血后要给予静脉止血药物（B排除）、补液并输入新鲜血（A排除）及营养支持，应用保肝药物改善肝脏功能（C排除）。食管胃底静脉曲张破裂出血时可用三腔两囊管压迫止血（E排除），但禁止使用呈碱性的肥皂水灌肠，而须应用弱酸性溶液灌肠以减少肠内氨的产生，防止发生肝性脑病（D错误，为本题正确答案）。

第二十七章　胆道疾病病人的护理

1. 用于胆道疾病检查的首选方法是

    A. B超
    B. CT
    C. MRI（磁共振）
    D. PTC（经皮肝穿刺胆道造影）
    E. ERCP（逆行性胰胆管造影）

2. 患者，男，28岁，反复出现右季肋部肿痛，并伴寒战、高热，为明确诊断，首选的检查是

    A. CT
    B. B超
    C. 血、尿淀粉酶
    D. 白细胞计数
    E. 胃酸游离度

3. Murphy征阳性见于

    A. 胃十二指肠穿孔
    B. 急性结石性胆囊炎
    C. 急性胰腺炎
    D. 急性阑尾炎
    E. 急性机械性肠梗阻

4. 患者，女，35岁，右上腹阵发性绞痛伴恶心、呕吐5小时，Murphy征阳性。进一步检查应首选

    A. 腹部CT
    B. 腹部B超
    C. 腹部MRI
    D. 腹部X线平片
    E. 经皮肝穿刺胆道造影

5. 对胆道梗阻患者的处理措施中，错误的是

    A. PTCD

    B. 肌注维生素 K 及保肝药物

    C. 低脂饮食

    D. 吗啡止痛

    E. 应用抗生素

6. 放置 T 管的适应证是

    A. 胆囊切除术后

    B. 胆囊造瘘术后

    C. 胆道蛔虫病

    D. 胆总管探查术后

    E. 胆道结石

7. 急性梗阻性化脓性胆管炎的治疗原则是

    A. 先抗休克，后手术

    B. 抢救休克，禁忌手术

    C. 边抢救休克，边手术

    D. 应用大量抗生素

    E. 先控制炎症，后手术

（8～10 共用备选答案）

    A. 急症手术行胆总管引流

    B. 急症手术并留置腹腔引流

    C. 胆囊切除术

    D. 胆囊造瘘术

    E. 给予解痉、止痛

8. 慢性胆囊炎需要

9. 急性重症胆管炎需要

10. 坏疽性胆囊炎并发胆囊穿孔，病情危重时需要

11. 患者，女，50 岁，胆囊切除术后 2 个月出现腹痛、频繁呕吐，呕吐物为胃内容物。腹部轻压痛，无反跳痛。正确的处理措施是

    A. 胃肠减压

    B. 纠正休克

    C. 解痉、止痛

    D. 立即手术

    E. 应用抗生素

答案与解析

1. A。**解析：** 用于胆道疾病检查的首选方法是 B 超。

2. B。**解析：** 患者反复出现右季肋部肿痛，并伴寒战、高热，考虑胆道疾病，为进一步明确诊断，首选的检查为 B 超。B 超是胆道疾病首选的检查。

3. B。**解析：** Murphy 征阳性是急性胆囊炎的典型体征。

4. B。**解析：** 患者 Murphy 征阳性，结合其他症状和体征，考虑患者可能为急性胆囊炎，胆道疾病首选 B 超检查。

5. D。**解析：** 采用排除法。PTCD（经皮肝穿刺置管引流）可为择期性手术做好术前准备。肌注维生素 K 及保肝药物可改善凝血机制。低脂饮食可减少胆汁的分泌。胆道梗阻者与胆道感染常互为因果，因此应用抗生素。胆道梗阻患者禁用吗啡，因吗啡可使胆道下端 Oddi 括约肌痉挛，使胆道梗阻加重，增加胆道内压力，使胆绞痛加重；常用哌替啶解痉、镇静和止痛。

6. D。**解析：** 放置 T 管的适应证是：①原发性或继发性胆总管结石、胆道蛔虫病、壶腹部肿瘤等行胆总管探查术后。②肝外胆管扩张且胆管直径在 1.2～1.5cm 以上。③肝总管内脓性胆汁或泥砂样胆汁。④肝总管坏死、穿孔。⑤肝外梗阻性黄疸。

7. C。**解析**：急性梗阻性化脓性胆管炎一旦发生，应采取积极的抢救措施，在抗休克、抗感染的同时尽早切开减压并引流胆管。

8~10. C、A、B。**解析**：（1）慢性胆囊炎病人的治疗通常行胆囊切除术。（2）急性重症胆管炎病人病情危急，可能有生命危险，应急症手术行胆总管引流减压。（3）坏疽性胆囊炎并发胆囊穿孔可导致严重的胆汁性腹膜炎，应急症手术并留置腹腔引流。

11. A。**解析**：本病例中，患者胆囊切除术后出现腹痛、呕吐（呕吐物为胃内容物），无腹膜刺激征；提示为胆汁缺乏所致胃肠道功能紊乱。故首先选择的护理措施是禁食禁饮、胃肠减压。

第二十八章　胰腺疾病病人的护理

1. 出血坏死型胰腺炎病人血生化检查可出现
   A. 血糖升高　　　B. 血糖降低　　　C. 白蛋白增高
   D. 白蛋白降低　　E. 球蛋白降低

2. 胰头癌的主要病理特点是
   A. 进行性无痛性黄疸　B. 肝脏肿大　　C. 胆囊肿大
   D. 上腹部隐痛　　　　E. 厌食、消瘦、乏力

3. 某先生，64岁，近1个月来腹部隐痛，纳差、消瘦、乏力，全身黄染伴瘙痒。查体：腹软，右上腹轻压痛，可触及包块，肝肋下5cm，质中；胆囊及脾脏未触及。初步诊断应考虑是
   A. 胃癌　　　　　　　B. 肝癌　　　　C. 胆囊癌
   D. 胰头癌及壶腹癌　　E. 横结肠癌

4. 胰腺癌最常见的辅助诊断和随访项目是
   A. 血、尿淀粉酶　　B. 糖类抗原19-9　C. 血清胆红素
   D. 氨基转移酶　　　E. 血糖与尿糖值

5. 怀疑患者为壶腹癌时，下列哪项检查对明确诊断最有针对性
   A. 血、尿淀粉酶　　B. 肝功能　　C. ERCP
   D. B超　　　　　　E. CT

6. 血淀粉酶显著增高常见于
   A. 急性胰腺炎　　B. 消化性溃疡　　C. 急性肝炎
   D. 肝硬化　　　　E. 心肌炎

7. 胰腺癌的影像学检查中，可以同时进行活检的是
   A. B超　　　B. CT　　　C. MRI
   D. ERCP　　E. PTC

答案与解析

1. A。**解析**：结合选项，出血坏死型胰腺炎病人血生化检查可出现血糖升高。出血坏死型

胰腺炎化验结果：①血钙降低；②血糖升高；③白细胞增多；④血红蛋白和血细胞比容降低；⑤$PaO_2 < 8.0kPa$（$<60mmHg$）；⑥血尿素氮或肌酐增高，酸中毒。

2. A。**解析**：胰头癌最主要的症状和体征是进行性无痛性黄疸，可伴有瘙痒症。

3. B。**解析**：病人出现全身黄染伴瘙痒，首先考虑肝、胆、胰病变，而体检时右上腹轻压痛，可触及包块，肝肋下5cm，质中；胆囊及脾脏未触及，初步排除胰头癌及壶腹癌。因此考虑肝癌。

4. B。**解析**：糖类抗原19-9（CA19-9）最常用于胰腺癌的辅助诊断。

5. C。**解析**：ERCP（逆行性胰胆管造影）可以窥视十二指肠内侧壁和乳头情况，并可进行活检以确诊，对壶腹癌及胰头癌（可有胰管狭窄或不显影等）的诊断均有较大帮助。

6. A。**解析**：血淀粉酶升高多见于胰腺疾病。血清淀粉酶在急性胰腺炎发病后6~12小时开始升高，至24小时达最高峰，持续4~5天逐渐降至正常；血清淀粉酶超过正常值3倍及以上可确诊"急性胰腺炎"。而尿淀粉酶在发病后12~24小时开始增高，48小时达高峰，维持5~7天。

7. D。**解析**：针对胰腺癌病例，经内镜逆行性胰胆管造影术（ERCP）可直接观察十二指肠乳头部及壶腹周围的病变，并能在直视下取活检进行病理诊断；造影可显示癌肿压迫所致继发性胆管或胰管的狭窄和扩张。B超检查可以发现胰腺肿块、胆囊增大、胆管扩张，同时可观察有无肝脏及腹腔淋巴结肿大。X线检查、钡餐检查可发现十二指肠曲扩大，局部黏膜皱襞异常、充盈缺损、不规则僵直等。CT、MRI能清楚显示肿瘤部位及其与毗邻器官的关系，对判断肿瘤能否切除有重要意义。经皮经肝胆管造影术（PTC）可显示胆道的变化。

第二十九章 外科急腹症病人的护理

1. 腹部X线平片查见膈下游离气体见于
   A. 胃十二指肠穿孔   B. 急性结石性胆囊炎   C. 急性胰腺炎
   D. 急性阑尾炎   E. 急性机械性肠梗阻
（2~4题共用备选答案）
   A. 血性液体   B. 不凝固血液   C. 粪臭味液体
   D. 黄色浑浊状，无臭味液体   E. 稀脓性，有臭味液体
2. 急性化脓性阑尾炎腹腔穿刺液呈
3. 胃溃疡穿孔时腹腔穿刺液呈
4. 肝、脾破裂腹腔穿刺液呈
（5~6题共用备选答案）
   A. 脓液   B. 带粪臭的血腥液体   C. 粪样液
   D. 清亮液体   E. 胆汁

5. 结肠穿孔的腹腔穿刺液为

6. 绞窄性肠梗阻的腹腔穿刺液为

答案与解析

1. A。**解析**：胃肠穿孔病人行腹部 X 线片可查见膈下游离气体。

2~4. C、D、B。**解析**：（1）急性化脓性阑尾炎腹腔穿刺液呈粪臭味液体。（2）胃十二指肠溃疡穿孔时腹穿液呈黄色、浑浊、无臭，有时可见食物残渣。（3）肝、脾为腹腔内实质性脏器，破裂时可抽出不凝固血液。

5~6. C、B。**解析**：（1）结肠的主要功能是吸收水分、储存和转运粪便，故结肠穿孔的腹腔穿刺液为粪样液。（2）绞窄性肠梗阻的肠壁有血运障碍，故绞窄性肠梗阻的腹腔穿刺液应为带粪臭的血腥液体。腹腔穿刺液性状及对应临床意义如下表：

腹腔穿刺液性状	临床意义
草绿色、透明或微浑浊	肠结核
黄色、浑浊、含胆汁、无臭味	胃、十二指肠穿孔
血性、胰淀粉酶含量高	急性出血坏死型胰腺炎
稀薄、脓性，略有臭味	急性阑尾炎穿孔
血性、臭味重	绞窄性肠梗阻
不凝血	腹腔内实质性脏器破裂出血

第三十章　周围血管疾病病人的护理

1. 下肢深静脉回流是否通畅的检查试验是

   A. Perthes 试验　　　B. Trendelenburg 试验 Ⅰ　　　C. Trendelenburg 试验 Ⅱ

   D. 下肢静脉测压　　　E. 直腿抬高试验

2. 下肢静脉曲张中禁忌做高位结扎及剥脱术的类型是

   A. 交通支瓣膜闭锁不全　　　B. 浅静脉瓣膜闭锁不全

   C. 深静脉阻塞　　　D. 小腿有色素沉着

   E. 小腿有慢性溃疡

3. 大隐静脉曲张术后应早期活动的主要目的是防止

   A. 患肢淤血　　　B. 患肢僵直　　　C. 术后复发

   D. 血栓形成　　　E. 血管痉挛

答案与解析

1. A。**解析**：Perthes 试验，又称为深静脉回流试验。Perthes 试验是检查深静脉是否通畅的方法。静脉瓣膜功能试验如下：

检查类型		检查方法及意义
浅静脉及交通支瓣膜功能试验（Trendelenburg试验）	Trende－lenburg试验 I	(1) 作用：检查大隐静脉瓣膜功能的试验 (2) 方法：先让病人平卧，下肢抬高，使下肢静脉排空，在大腿根部绑扎止血带以压迫大隐静脉，然后让病人站立，立即松开止血带 (3) 意义：若曲张静脉自下而上逐渐充盈时间超过30秒，提示大隐静脉瓣膜功能正常；若曲张静脉自上而下迅速充盈，提示大隐静脉瓣膜功能不全。但在交通静脉瓣膜功能不全时，此试验也不可靠
	Trende－lenburg试验 II	(1) 作用：检查交通静脉瓣膜功能的试验 (2) 方法：基本与试验 I 相同，但在病人站立后不松开止血带 (3) 意义：若曲张静脉在30秒内迅速充盈，则表明交通静脉瓣膜功能不全
深静脉回流试验（Perthes 试验）		(1) 作用：检查深静脉是否通畅的方法，但对于交通静脉瓣膜功能不全者，此试验不可靠 (2) 方法：病人站立，大腿中部绑扎止血带以阻断下肢浅静脉，然后嘱病人用力踢腿20次，或反复下蹲3～5次后，观察静脉曲张程度的变化 (3) 意义：若曲张静脉空虚萎陷或充盈度减轻，则表示深静脉通畅；若静脉充盈不减轻，甚至加重，或伴有患肢酸胀不适，表示深静脉不通畅

2. C。**解析：** 深静脉阻塞情况下，下肢血液只能通过表浅静脉回流，因此不能做高位结扎及剥脱术。

3. D。**解析：** 大隐静脉曲张术后应早期活动，促进血液循环，主要目的是防止血栓形成而引致肺栓塞。同时还要抬高患肢，减轻患肢淤血。

第三十一章 泌尿系统损伤病人的护理

1. 患者，男，35岁，因车祸伤10小时入院。入院后予留置尿管，引流出暗红色尿液20 ml，经尿管注水200 ml，5分钟后用力抽出，仅能抽出100 ml。此现象提示该患者出现了

    A. 骨盆骨折   B. 失血性休克   C. 上尿路损伤

    D. 尿道损伤   E. 膀胱破裂

2. 男性，35岁，下腹外伤，可疑膀胱破裂，最简单有效的检查方法是

    A. 耻骨上膀胱穿刺   B. 下腹部X线平片   C. 膀胱造影

    D. 膀胱注水试验   E. 腹腔穿刺

3. 尿道损伤患者首选的检查是

    A. B超   B. CT   C. MRI

    D. 尿道X线摄片   E. 逆行性尿道造影

4. 下列泌尿系统检查中，需要做碘过敏试验的是

    A. 尿路X线平片   B. 静脉肾盂造影   C. 磁共振尿路成像

D. B 超　　　　　　　　E. 膀胱镜检查

答案与解析

1. E。**解析**：患者经尿管注水 200ml，但仅能抽出 100ml，表明导尿试验阳性，结合患者的受伤史、血尿，可判断患者出现了膀胱破裂。

2. D。**解析**：膀胱破裂最简单的检查为膀胱注水试验，可经导尿管注入生理盐水 200ml，5分钟后吸出，若液体进出量差异很大，则提示膀胱破裂。耻骨上膀胱穿刺及下腹部 X 线平片不能确定膀胱是否破裂。膀胱造影需从静脉注入造影剂，腹腔穿刺为侵入性操作，均不是最简单的检查方法。

3. D。**解析**：尿道损伤患者首选尿道 X 线摄片，其次可以选择导尿试验。

4. B。**解析**：5 个选项所述泌尿系统检查中，仅"静脉肾盂造影"时用到碘造影剂，故需要做碘过敏试验，阴性且肾功能正常者才可进行造影检查。其余检查不需要做碘过敏试验。

第三十二章　泌尿系统结石病人的护理

1. 患者，男，60 岁，间歇出现膀胱刺激症状，伴排尿困难及尿流中断，改变体位后可继续排尿。最可能的诊断是

　　A. 急性膀胱炎　　　　　B. 膀胱肿瘤　　　　　　C. 膀胱结石

　　D. 泌尿系统结核　　　　E. 急性肾盂肾炎

2. 适用于非手术治疗的结石直径应小于

　　A. 0.6cm　　　　　　　B. 1.0cm　　　　　　　C. 1.5cm

　　D. 2.0cm　　　　　　　E. 2.5cm

3. 前尿道结石的治疗，最常用的方法是

　　A. 多饮水、运动排石　　B. 体外震波碎石　　　　C. 尿道切开取石

　　D. 中药排石　　　　　　E. 经尿道钩取或钳出结石

答案与解析

1. C。**解析**：患者间歇出现膀胱刺激症状，且伴有典型的排尿中断，变换体位又能继续排尿（"题眼"），因此最可能的诊断为膀胱结石。膀胱结石的临床表现主要是膀胱刺激症状，如尿频、尿急和排尿终末疼痛；典型症状为排尿突然中断，并感疼痛，常放射至阴茎头部和远端尿道，变换体位又能继续排尿；常有终末血尿，合并感染者可出现脓尿。急性膀胱炎不出现尿流中断，膀胱肿瘤典型表现为无痛性全程肉眼血尿。

2. A。**解析**：非手术治疗的适应证：结石直径 <0.6cm 且光滑，无尿路梗阻或感染，肾功能正常者。

3. E。**解析**：前尿道结石在注入液状石蜡后可用手将结石推向尿道外口，再用钳子或镊子将结石钩取或钳出。

第三十三章　泌尿系统梗阻病人的护理

1. 患者，男，67 岁，尿频及排尿困难 5 年余，无心肺疾病，BP160/100 mmHg，诊断为良性前列腺增生症，残余尿量200 ml。目前合适的治疗方法是

    A. α 受体阻断剂　　　　　B. 经尿道高温治疗　　　　C. 体外高强度聚焦超声

    D. 经尿道前列腺电切术　　E. 开放式前列腺电切术

2. 患者，男，72 岁，既往有排尿困难病史多年。受凉感冒后下腹胀痛，不能排尿，直肠指诊发现前列腺肥大。该患者首要的处理措施是

    A. 止痛　　　　　　　　　B. 导尿　　　　　　　　　C. 抗感染

    D. 急诊前列腺切除术　　　E. 急诊耻骨上膀胱造瘘术

3. 前列腺增生症患者最重要的临床表现是

    A. 尿频　　　　　　　　　B. 排尿困难　　　　　　　C. 尿潴留

    D. 血尿　　　　　　　　　E. 尿路刺激征

（4~5 题共用备选答案）

    A. 排尿突然中断　　　　　B. 尿频、尿急、尿痛　　　C. 有尿意但不能排尿

    D. 进行性排尿困难　　　　E. 排尿淋漓不尽

4. 膀胱结石患者的典型症状是

5. 慢性前列腺增生症的最主要症状是

答案与解析

1. D。**解析：** 良性前列腺增生症处理原则包括：①随访观察，适用于无明显增生和残余尿量者；②药物疗法，适用于有轻微临床症状，残余尿量＜50 ml 的病人；③非手术介入治疗，适用于尿道梗阻严重、前列腺增生体积小且不适宜手术病人，常用方法有激光治疗、经尿道气囊高压扩张术、经尿道高温治疗、体外高强度聚焦超声；④手术治疗，对于症状重的患者，手术治疗是最佳选择，方式有经尿道前列腺切除术、耻骨上经膀胱前列腺切除术、耻骨后前列腺切除术。该患者前列腺增生严重且无心肺疾病，残余尿量200 ml，宜选择手术治疗，即经尿道前列腺电切术。

2. B。**解析：** 患者前列腺肥大，受凉感冒诱发急性尿潴留，可先试行导尿，若失败再行膀胱穿刺或造瘘。

3. B。**解析：** 前列腺增生症最重要的临床表现是排尿困难（B 正确），表现为排尿迟缓、断续以及尿后滴沥。尿路梗阻严重时排尿费力、射程缩短；尿线细弱而无力，终呈滴沥状。尿频是前列腺增生症最初出现的症状，A 错误。尿潴留在尿路梗阻加重达到一定程度时才出现，C 错误。前列腺增生时因局部充血可发生血尿，D 错误。尿路刺激征在前列腺增生症并发感染或尿路结石时方出现，E 错误。

4~5. A、D。**解析：**（1）膀胱结石的临床表现主要是膀胱刺激征（如尿频、尿急和排尿终

末疼痛)。典型症状为排尿突然中断,并感觉疼痛,常放射至阴茎头部和远端尿道;变换体位后又能继续排尿。(2)慢性前列腺增生症最主要的症状是进行性排尿困难,最初的症状是尿频。

第三十四章 泌尿系统肿瘤病人的护理

1. 确诊膀胱癌最可靠的方法是
   - A. B 超检查
   - B. CT 检查
   - C. 膀胱触诊
   - D. MRI 检查
   - E. 膀胱镜检查

(2~3 题共用备选答案)
   - A. 静脉肾盂造影
   - B. 肾动脉造影
   - C. X 线检查
   - D. B 超检查
   - E. 膀胱镜检查

2. 诊断膀胱癌最直接、可靠的检查是

3. 用于早期诊断肾癌的常用检查是

4. 患者,男,57 岁,排尿困难 3 个月,B 超检查可见前列腺增大,血清总 PSA 为 20ng/ml。为明确诊断,最可靠的检查方法为
   - A. 前列腺 CT
   - B. 前列腺 MRI
   - C. 经直肠腔内超声
   - D. 前列腺穿刺活检
   - E. 直肠指诊

答案与解析

1. E。**解析**:膀胱镜可直视膀胱内,了解肿瘤的位置、大小,同时还可做病理检查以了解肿瘤性质。

2~3. E、B。**解析**:(1)膀胱镜可直视膀胱内,了解肿瘤的位置、大小,同时还可做病理检查以了解肿瘤性质。(2)CT、MRI、肾动脉造影有助于早期诊断和鉴别肾实质内肿瘤的性质,排除肾囊肿等。

4. D。**解析**:老年男性,排尿困难 3 个月,B 超检查可见前列腺增大,考虑前列腺增生症或前列腺癌;结合血清总 PSA 升高(20ng/ml),可能为前列腺癌。确诊前列腺癌的方法是前列腺穿刺活检。

第三十五章 骨与关节损伤病人的护理

1. 开放性骨折最重要的治疗措施是
   - A. 心理护理
   - B. 早期彻底清创,使用抗生素
   - C. 及时使用 TAT
   - D. 及时复位固定
   - E. 镇静、止痛

2. 患者,男,20 岁,右小腿中下段闭合性骨折 24 小时后出现肿胀。局部皮下淤血,足趾呈屈曲状,活动受限。可能的并发症是

A. 血管栓塞 　　　　　B. 神经损伤 　　　　　C. 骨筋膜室综合征

D. 脂肪栓塞 　　　　　E. 局部软组织感染

3. 骨筋膜室综合征的主要治疗措施是

A. 抬高患肢 　　　　　B. 手术探查血管 　　　　　C. 应用扩血管药物

D. 密切观察有无肾功能损害　E. 彻底切开筋膜减压

4. 诊断关节脱位最可靠的方法是

A. 外伤史 　　　　　B. 疼痛 　　　　　C. 局部压痛

D. 功能障碍 　　　　　E. X 线检查

答案与解析

1. **B**。**解析**：开放性骨折应尽早彻底清创、骨折固定、伤口闭合及使用抗生素等。由于开放性骨折处皮肤或黏膜不完整，骨折端与外界相通，易引起感染，其最重要的治疗措施是彻底清创并使用抗生素，防止进一步污染及感染。

2. **C**。**解析**：患者右小腿闭合性骨折24小时后出现肿胀，足趾呈屈曲状，活动受限，考虑为骨折的血肿和组织水肿使骨筋膜室内内容物体积增加而导致室内压力增高，阻断室内血液循环，使骨筋膜室内的肌肉和神经组织缺血，从而引发的并发症骨筋膜室综合征。骨筋膜室综合征主要表现为患肢红肿、持续剧烈疼痛，肢体远端脉搏减弱或消失、麻木、指或趾屈曲；全身可有中毒表现（高热，血压下降，休克，肾衰竭）等。

3. **E**。**解析**：骨筋膜室综合征应紧急处理，去除过紧的外固定，彻底切开筋膜及内部血肿减压，防止肌肉和神经发生缺血性坏死，禁忌患肢抬高。

4. **E**。**解析**：诊断关节脱位最可靠的方法是 X 线检查，X 线片可显示脱位类型及有无骨折。

第三十六章　腰腿痛及颈肩痛病人的护理

1. 直腿抬高试验阳性时，患者下肢抬高的度数是

A. 60°以内 　　　　　B. 65°以内 　　　　　C. 70°以内

D. 75°以内 　　　　　E. 80°以内

2. 马尾神经受压的中央型腰椎间盘突出症的治疗是

A. 手术治疗 　　　　　B. 持续牵引 　　　　　C. 推拿按摩

D. 硬脊膜外封闭 　　　　　E. 绝对卧床休息

3. 关于髋关节结核的叙述，正确的是

A. "4" 字试验阴性 　　　　　B. 双侧发病居多 　　　　　C. 不会形成寒性脓肿

D. 髋关节过伸试验阴性 　　　　　E. 多见于儿童

答案与解析

1. **A**。**解析**：本题考查直腿抬高试验：患者仰卧，双下肢平伸，检查者一手扶住患者膝部使其膝关节伸直，另一手握住踝部并缓慢将之抬高，直至患者产生下肢放射痛（坐骨神

经受牵拉）为止，记录此时下肢与床面的角度，即为直腿抬高角度。正常人一般可达到 80°～90°。若抬高不足 60°，且伴有下肢后侧的放射性疼痛（坐骨神经痛），则为阳性。

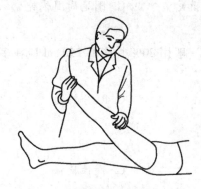
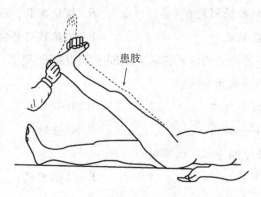

患肢

直腿抬高试验　　　　　　　　　　　直腿抬高加强试验

2. A。**解析：** 对马尾神经受压的中央型腰椎间盘突出症宜进行手术治疗。手术治疗的指征是经非手术治疗无效，或巨大或骨化椎间盘、中央型椎间盘压迫马尾神经者。

3. E。**解析：** 髋关节结核发病率占全身骨关节结核的第三位，儿童多见，单侧发病居多。晚期可于腹股沟内侧或臀部查到寒性脓肿，可见窦道。"4"字试验阳性、托马斯（Thomas）征、髋关节过伸试验阳性。

 牛刀小试

A1 型题

1. 严重的低渗性缺水可补给

   A. 3% 高渗性盐水　　　　B. 10% 葡萄糖注射液　　　　C. 林格液

   D. 等渗性盐水　　　　　　E. 0.9% 氯化钠注射液

2. 抗休克治疗中体表灌流情况的标志是

   A. 精神状态　　　　　　　B. 血压　　　　　　　　　C. 皮肤温度、色泽

   D. 心率　　　　　　　　　E. 尿量

3. 外科病人最常见的缺水类型是

   A. 原发性缺水　　　　　　B. 慢性缺水　　　　　　　C. 高渗性缺水

   D. 低渗性缺水　　　　　　E. 等渗性缺水

4. 心搏、呼吸骤停，诊断正确的是

   A. 瞳孔缩小　　　　　　　　　　　　B. 瞳孔固定性散大 30 分钟以上

   C. 肱动脉收缩压≥8.0 kPa（60 mmHg）　D. 桡动脉搏动消失

   E. 意识丧失、颈动脉搏动消失、无呼吸

5. 心肺复苏时首选药物是

   A. 异丙肾上腺素　　　　　B. 肾上腺素　　　　　　　C. 利多卡因

D. 去甲肾上腺素   E. 阿托品

6. 当化脓性阑尾炎细菌侵入阑尾系膜小静脉时, 可引起的严重并发症是

     A. 坏疽性阑尾炎   B. 阑尾穿孔, 腹膜炎   C. 阑尾周围脓肿

     D. 腹腔脓肿   E. 化脓性门静脉炎

7. 颅内压增高的患者临床应用脱水剂以降低颅压, 一般用 20% 甘露醇 250 ml 应在多长时间内静脉滴注完毕

     A. 20 分钟内   B. 30 分钟内   C. 40 分钟内

     D. 50 分钟内   E. 60 分钟内

8. 需要限期手术的疾病是

     A. 胃癌   B. 急性阑尾炎   C. 慢性胰腺炎

     D. 易复性疝   E. 肝破裂

9. 腹部闭合性损伤, 下列宜剖腹探查的是

     A. 剧烈阵发性腹痛   B. 肠鸣音消失

     C. 腹腔抽出凝固血液 3ml   D. 腹膜刺激征及其他腹部体征逐渐加重

     E. 白细胞计数 $15 \times 10^9/L$

10. Miles 手术适应证是

     A. 肿瘤下缘距肛门 10cm 以上   B. 肿瘤下缘距肛门 5 ~ 10cm 以内

     C. 肿瘤直径 5cm 以上   D. 肿瘤下缘距肛门 5cm 以内

     E. 肿瘤直径 5cm 以内

11. 门脉高压症行分流术或断流术的主要目的是

     A. 治疗顽固性腹水   B. 预防和控制食管胃底静脉曲张破裂大出血

     C. 治疗肝性脑病   D. 使门静脉系统血流恢复到正常

     E. 治疗脾功能亢进症

12. 乳腺癌 TNM 临床分期中属于 Ⅱ 期的是

     A. $T_{is}N_0M_0$ B. $T_{0 \sim 1}N_1M_0$ C. $T_3N_{1 \sim 2}M_0$

     D. $T_1N_0M_0$ E. 包括 M_1 的任何 T、M

13. 诊断直肠癌最重要且简便易行的方法是

     A. 大便潜血检查   B. 直肠镜检   C. 直肠指检

     D. CT 检查   E. CEA 测定

14. 胃溃疡最佳的手术方式是

     A. 毕氏Ⅰ式胃大部切除术   B. 毕氏Ⅱ式胃大部切除术

     C. 胃空肠吻合术   D. 选择性迷走神经切断术加胃窦切除术

     E. 高选择性迷走神经切断术

15. 骨折首要的治疗原则是

     A. 复位   B. 固定   C. 牵引

D. 外展支架固定　　　　　　E. 功能锻炼

16. 骨折的专有体征为

A. 异常活动、畸形、骨擦音　B. 功能障碍、畸形、骨擦感　C. 异常活动、疼痛、畸形

D. 畸形、疼痛、异常活动　　E. 活动受限、畸形、骨擦感

17. 下列选项属于骨折晚期并发症的是

A. 脂肪栓塞、感染　　　　　　　　B. 骨筋膜室综合征、关节僵硬

C. 关节僵硬、内脏损伤　　　　　　D. 休克、神经损伤

E. 缺血性骨坏死、关节僵硬

18. 关节脱位的专有体征是

A. 弹性固定　　　　　　　B. 疼痛　　　　　　　　C. 肿胀

D. 局部压痛　　　　　　　E. 功能障碍

19. 输入储存过久的库存血液时，可导致

A. 高钠血症　　　　　　　B. 高钾血症　　　　　　C. 低钾血症

D. 低钙血症　　　　　　　E. 低钠血症

20. 幽门梗阻可发生

A. 呼吸性碱中毒　　　　　B. 呼吸性酸中毒　　　　C. 代谢性酸中毒

D. 代谢性碱中毒　　　　　E. 低氯、高钾性碱中毒　　　　.

21. 休克指数 = 脉率/收缩压，判定严重休克的休克指数为

A. <0.5　　　　　　　　　B. 0.5 ~ 1.0　　　　　　C. 1.0 ~ 1.5

D. 1.5 ~ 2.0　　　　　　　E. >2.0

22. 补液时 CVP 是补液量及速度的一个重要指标，以下错误的是

A. CVP 低、BP 低，需快速补液　　　B. CVP 低、BP 正常，适当扩容

C. CVP 正常、BP 低，减慢输液　　　D. CVP 高、BP 低，需用强心剂

E. CVP 高、BP 正常，需用血管扩张剂

23. 恶性度高、发展迅速、预后很差的甲状腺癌病理类型是

A. 乳头状癌　　　　　　　B. 滤泡状癌　　　　　　C. 未分化癌

D. 髓样癌　　　　　　　　E. 硬癌

24. 急性阑尾炎易发生坏死、穿孔的主要原因是

A. 阑尾淋巴丰富　　　　　B. 阑尾动脉是终末动脉　　C. 阑尾系膜短

D. 阑尾位置多变　　　　　E. 阑尾蠕动较慢

25. X 线提示膈下有游离气体存在，其最可能的原因是

A. 胆囊穿孔　　　　　　　B. 肝破裂　　　　　　　C. 胃、十二指肠穿孔

D. 乙状结肠穿孔　　　　　E. 阑尾穿孔

26. 腰椎间盘突出症早期的基本治疗方法是

A. 推拿按摩　　　　　　　B. 硬膜外注射皮质激素　　C. 理疗

　　D. 完全卧床休息　　　　　　E. 持续牵引

27. 女，34岁，遇车祸致肩部受撞击，呈"方肩"畸形，将患侧肘部贴近胸壁，其手掌不能搭至健侧肩。应首先考虑为

　　A. 肩关节扭伤　　　　　B. 肩锁关节脱位　　　　　C. 肱骨颈骨折

　　D. 锁骨骨折　　　　　　E. 肩关节脱位

28. 决定下肢静脉曲张能否手术主要取决于

　　A. 深静脉有无阻塞　　　　　　　　B. 浅静脉瓣膜功能是否良好

　　C. 交通支瓣膜功能是否良好　　　　D. 静脉曲张严重程度

　　E. 大隐静脉瓣膜功能是否良好

29. 绞窄性肠梗阻X线片检查可见

　　A. 多个阶梯状排列的液气平面　　　B. 孤立、突出、胀大的肠袢

　　C. 杯口状阴影　　　　　　　　　　D. 鱼骨刺状的环形黏膜皱襞

　　E. 膈下游离气体

30. 甲状腺功能亢进症患者，术前准备的标准是

　　A. 心率70次/分，基础代谢率+30%　　B. 心率80次/分，基础代谢率+30%

　　C. 心率90次/分，基础代谢率+20%　　D. 心率100次/分，基础代谢率+20%

　　E. 心率90次/分，基础代谢率+35%

31. 颅脑手术后无休克或昏迷的病人应采取的卧位是

　　A. 15°～30°头高足低斜坡卧位　　B. 高半坐卧位　　　　　C. 低半坐卧位

　　D. 平卧位　　　　　　　　　　　E. 半卧位

32. 手术病人皮肤消毒时以切口为中心的范围是

　　A. 15～20cm　　　　　B. 20～25cm　　　　　C. 15cm

　　D. 25cm　　　　　　　E. 30cm

33. 破伤风病人治疗的重要环节是

　　A. 清除毒素来源　　　　B. 中和游离毒素　　　　C. 控制并解除痉挛

　　D. 防治并发症　　　　　E. 早期行气管切开术

34. 可进行膀胱镜检查的病人是

　　A. 膀胱结石　　　　　　B. 尿道狭窄　　　　　　C. 膀胱容量过小

　　D. 严重心功能不全　　　E. 急性尿路感染

35. 胸膜腔闭式引流水封瓶内长管中的水柱正常波动范围是

　　A. 2～4cm　　　　　　B. 4～6cm　　　　　　C. 5～7cm

　　D. 8～10cm　　　　　　E. 10～12cm

36. 长时间的低血压、低灌注量、酸中毒和大量游离的血红蛋白极易导致

　　A. 肝衰竭　　　　　　　B. 呼吸衰竭　　　　　　C. 肾衰竭

D. 脑衰竭   E. 心力衰竭

A2 型题

37. 患者，女，28 岁，哺乳期，右乳房肿痛 3 天。体格检查：右乳房胀痛，内侧象限有压痛，无波动感。应采取的措施是

     A. 切开皮肤引流   B. 预防性应用抗生素   C. 局部热敷＋物理治疗

     D. 吸乳器吸出乳汁哺乳婴儿   E. 穿刺细胞学检查

38. 患者，男，48 岁，外伤后昏迷 1 小时，醒后即发现右侧肢体轻瘫，腰穿呈血性脑脊液，以后逐渐好转。最可能的诊断是

     A. 脑震荡   B. 脑挫裂伤   C. 急性硬膜外血肿

     D. 急性硬膜下血肿   E. 脑内血肿

39. 患者，男，43 岁，严重骨盆骨折，24 小时尿量 200ml，血钾 5.8mmol/L，二氧化碳结合力 113mmol/L，血尿素氮 28mmol/L。下列治疗措施不正确的是

     A. 10% 葡萄糖酸钙溶液 20ml，缓慢静脉注射

     B. 11.2% 乳酸钠溶液 60ml，缓慢静脉注射

     C. 输同型库存血 200 ml

     D. 口服钠型树脂 10 g，每日 3 次

     E. 血液透析

40. 女，39 岁，四肢麻木、胀痛、乏力，逐渐加重近 2 年，2 周前不慎滑倒，当即出现四肢活动障碍。查体：神志清楚，头部活动无明显受限，第 3 肋以下皮肤痛觉减退，四肢不能主动活动，肌张力增高，病理征（＋）。诊断为

     A. 颈椎骨折   B. 脊髓型颈椎病   C. 外伤性颈髓损伤

     D. 颈神经根肿瘤   E. 颈椎管内肿瘤

41. 患者，男，35 岁，体重 70kg，全身深Ⅱ度烧伤面积为 40%，伤后第一个 24 小时的补液量应为

     A. 6250ml   B. 6200ml   C. 4200ml

     D. 6000ml   E. 4800ml

42. 患者，男，24 岁，上腹部汽车撞伤 3 小时，患者面色苍白，四肢湿冷，血压 70/40 mmHg，心率 146 次/分，全腹轻压痛、反跳痛与肌紧张，肠鸣音减弱。最可能的诊断是

     A. 胆囊破裂   B. 小肠破裂   C. 严重腹壁软组织损伤

     D. 肝、脾破裂   E. 十二指肠破裂

43. 患儿，男，6 岁，6 小时前由货车上跌下，伤后即有呼吸困难，并逐渐加重。入院查体：脉搏 130 次/分，血压 10.7/6.7 kPa，呼吸 22 次/分，颜面发绀，吸气性呼吸困难，颈部、胸部有皮下气肿，气管向左移位，右侧呼吸音消失。其诊断首先考虑

     A. 多根多处肋骨骨折   B. 血胸   C. 血心包

D. 开放性气胸　　　　　　　E. 张力性气胸

44. 患者，男，66 岁，因不慎滑倒而跌伤右腕，疑为桡骨下端骨折。符合诊断应具备

　　A. 腕部肿胀　　　　　　　　B. 手指伸屈运动障碍　　　　C. 桡骨下端压痛

　　D. 腕部瘀斑　　　　　　　　E. "餐叉样"畸形

45. 患者，女性，46 岁，发现右乳房无痛性肿块半个月。体格检查：右乳外上象限可扪及质硬、活动度不大的单个肿块。最可能的诊断是

　　A. 乳腺癌　　　　　　　　　B. 乳腺囊性增生病　　　　　C. 乳腺纤维腺瘤

　　D. 乳管内乳头状瘤　　　　　E. 乳腺炎性肿块

46. 患者甲欲行右甲状腺大部切除术，患者乙欲行胆囊切除术，患者丙欲行胃大部切除术。甲、乙患者血检验正常，丙患者血检验呈乙肝"小三阳"。三者若同日在同室行择期手术，下列手术依次排列，合理的是

　　A. 丙甲乙　　　　　　　　　B. 丙乙甲　　　　　　　　　C. 甲乙丙

　　D. 乙甲丙　　　　　　　　　E. 甲丙乙

47. 患者，男性，42 岁，肾结石。IVU 示：结石直径为 1.5 cm。最佳治疗方法是

　　A. 输尿管肾镜取石术　　　　B. 输液治疗　　　　　　　　C. 解痉治疗

　　D. 体外冲击波碎石　　　　　E. 大量饮水

48. 患者，男性，68 岁，出现进行性排尿困难 2 年，1 周前因尿潴留给予导尿，共导出淡红色尿液 1200 ml，尿管拔除后病人仍不能自主排尿。首先应考虑病人患有

　　A. 前列腺增生症　　　　　　B. 前列腺癌　　　　　　　　C. 尿道狭窄

　　D. 膀胱结石　　　　　　　　E. 尿道损伤

B 型题

(49~51 题共用备选答案)

　　A. 深部脓肿　　　　　　　　B. 下颌蜂窝织炎　　　　　　C. 疖

　　D. 小腿丹毒　　　　　　　　E. 痈

49. 多见于糖尿病患者的是

50. 易导致窒息的是

51. 易导致化脓性海绵状静脉窦炎的是

(52~53 题共用备选答案)

　　A. 手术清除血肿　　　　　　B. 预防颅内感染　　　　　　C. 腰椎穿刺

　　D. 开颅探查　　　　　　　　E. 严密监测病情进展

52. 颅内血肿一旦确诊应采取

53. 颅底骨折处理的重点是

(54~56 题共用备选答案)

　　A. 乳房有周期性疼痛

　　B. 肿块边界清楚，表面光滑，增长缓慢

　　C. 肿块大、可活动，淋巴结不大，有骨转移

D. 肿块无痛、单发、固定

E. 肿块具有明显压痛

54. 乳腺癌的临床特征是

55. 乳腺囊性增生病的临床特征是

56. 乳腺纤维瘤的临床特征是

(57~58 题共用备选答案)

A. 2 个 B. 3 个 C. 5 个

D. 8 个 E. 10 个

57. 镜下血尿是指尿镜检离心后每高倍视野红细胞超过

58. 正常前列腺液白细胞数每高倍视野不超过

(59~60 题共用备选答案)

A. 10% 葡萄糖酸钙 B. 5% 碳酸氢钠 C. 10% 氯化钾

D. 11.2% 乳酸钠 E. 0.1mmol/L 盐酸溶液

59. 高血钾患者发生心律失常时，首先给予

60. 代谢性酸中毒患者首选的碱性液是

(61~63 题共用备选答案)

A. CVP 低，BP 低 B. CVP 低，BP 正常 C. CVP 高，BP 低

D. CVP 高，BP 正常 E. CVP 正常，BP 低

61. 上述哪项表示血容量严重不足

62. 上述哪项表示心功能不全或血容量相对过多

63. 上述哪项表示容量血管过度收缩

(64~66 题共用备选答案)

A. 1~2 周内 B. 2~3 周内 C. 24 小时内

D. 48 小时内 E. 数年内

64. 急性排斥反应可出现在移植后

65. 超急性排斥反应可出现在移植后

66. 慢性排斥反应可出现在移植后

(67~70 题共用备选答案)

A. 急性梗阻性化脓性胆管炎 B. 急性胆囊炎 C. 急性胆管炎

D. 急性阑尾炎 E. 急性腹膜炎

67. Rovsing 征见于

68. Murphy 征见于

69. Charcot 三联征见于

70. Reynolds 五联征见于

（71～72 题共用备选答案）

A. 胆囊结石　　　　　　B. 先天性胆管扩张症　　　C. 胆总管结石

D. 肝内胆管结石　　　　E. 胆道蛔虫病

71. 患者，女性，28 岁，中上腹阵发性钻顶样绞痛 6 小时。体格检查：中、上腹剑突下深压痛，无肌紧张及反跳痛。白细胞计数 $11.2 \times 10^9/L$。最可能的诊断是

72. 患者，男性，47 岁，中上腹阵发性绞痛 4 天，伴寒战、高热达 40 ℃，中、上腹轻压痛。血白细胞计数 $14.5 \times 10^9/L$，尿胆红素（＋＋）。最可能的诊断是

（73～75 题共用备选答案）

A. 皮肤及网状淋巴管的急性炎症

B. 皮下、筋膜下疏松结缔组织急性炎症

C. 皮下淋巴管及其周围的急性炎症

D. 一个毛囊及其所属皮脂腺的急性化脓性感染

E. 多个相邻毛囊及其所属皮脂腺的急性化脓性感染

73. 疖的定义是

74. 痈的定义是

75. 丹毒的定义是

（76～77 题共用备选答案）

A. 瞳孔先缩小，随后逐渐散大　　　B. 瞳孔先散大，随后逐渐缩小

C. 瞳孔散大　　　　　　　　　　　D. 瞳孔缩小

E. 瞳孔忽大忽小

76. 小脑幕切迹疝病情发展的瞳孔变化是

77. 枕骨大孔疝病情发展的瞳孔变化是

（78～80 题共用备选答案）

A. Dugas 征（＋）　　　　B. Murphy 征　　　　C. Charcot 三联征

D. Thomas 征（＋）　　　　E. Codman 三角

78. 肩关节脱位的专有体征是

79. 骨肉瘤的专有体征是

80. 髋关节结核的专有体征是

（81～82 题共用备选答案）

A. 中、老年女性　　　　B. 儿童　　　　　　C. 青壮年

D. 老年男性　　　　　　E. 中年男性

81. Colles 骨折多见于

82. 肱骨髁上骨折多见于

答案与解析

1. A。**解析**：低渗性缺水，轻度者给予等渗性盐水，中度或重度者则需补充高渗性盐水。

2. C。**解析**：休克是由于循环血量急剧减少引起，为保证重要脏器的血液循环，皮肤、黏膜等体表的血液循环减少，表现为苍白、湿冷。而当皮肤变得红润、温暖时说明休克已改善。

3. E。**解析**：外科病人以等渗性缺水最常见，常见原因为急性腹膜炎、急性肠梗阻和大量呕吐及大面积烧伤等。

4. E。**解析**：患者意识突然丧失、大动脉搏动消失、没有呼吸动作，可诊断为心搏、呼吸骤停。

5. B。**解析**：心脏骤停首选救治药物是静脉注射肾上腺素。

6. E。**解析**：阑尾系膜小静脉经肠系膜下静脉回流至门静脉系统，若细菌侵入阑尾系膜小静脉可上行感染而引起门静脉炎。

7. B。**解析**：20% 甘露醇 250 ml，应在 30 分钟内快速静脉滴注，每日 2～4 次，静注后 10～20 分钟开始颅内压下降，一般维持 4～6 小时，可以重复使用。

8. A。**解析**：限期手术即应在尽可能短的时间内做好术前准备，胃癌患者需限期手术，不宜延迟过久，以免发生癌细胞转移。外科手术可分为三种：①急症手术：外伤性肝破裂、急性阑尾炎等需在最短时间内进行必要的准备，即迅速实施手术（B、E 排除）。②限期手术：如各种恶性肿瘤根治术（A 正确），手术时间应有一定限度，不宜延迟过久，而应在尽可能短的时间内做好术前准备；亦如甲状腺功能亢进症的甲状腺大部切除术等。③择期手术：可在充分的术前准备后选择合适时机进行手术，如良性肿瘤切除术及易复性腹股沟疝修补术等（D 排除）。

9. D。**解析**：腹膜刺激征及其他腹部体征逐渐加重提示病情危重，宜剖腹探查。在观察期间出现以下情况：①腹痛和腹膜刺激征有进行性加重或范围扩大者；②肠鸣音逐渐减弱、消失或出现腹胀明显者；③全身情况有恶化趋势，出现口渴、烦躁、脉率增快，或体温及白细胞计数上升者；④红细胞计数进行性下降者；⑤血压由稳定转为不稳定，甚至下降者；⑥胃肠道出血不易控制者；⑦经积极抗休克治疗，情况不见好转反而继续恶化者。

10. D。**解析**：腹膜反折以下的直肠癌，即肿瘤下缘距肛门 5 cm 以内，常采用经腹会阴联合直肠癌根治术（即 Miles 手术）。

11. B。**解析**：门静脉高压症手术的目的均是为了止血。分流术是降低门静脉系统压力、制止出血；断流术是阻断反常血流，以达到止血的目的。上述二者都是为了预防和控制食管胃底静脉曲张破裂大出血。

12. B。**解析**：Ⅱ 期范围是 $T_{0～1}N_1M_0$，$T_2N_{0～1}M_0$，$T_3N_0M_0$；0 期是 $T_{is}N_0M_0$；Ⅰ 期是 $T_1N_0M_0$；Ⅲ 期是 $T_3N_{1～2}M_0$；包括 M_1 的任何 T、M 是Ⅳ期。

13. C。**解析**：直肠指检是诊断直肠癌最重要且简便易行的方法。大便潜血检查为大肠癌的初诊手段。内镜检查能够在直视下观察病变的部位及形态，同时可取活组织进行病理检查。CT 检查可了解直肠癌的盆腔内扩散情况及有无肝转移等；CEA 监测主要用于预测直肠癌的预后和监测复发。

14. A。**解析**：胃溃疡选择毕氏Ⅰ式胃大部切除术；十二指肠溃疡选择毕氏Ⅱ式胃大部切除术。

15. A。**解析**：复位是骨折治疗的首要步骤。

16. A。**解析**：骨折专有体征为：畸形、假关节活动（异常活动）、骨擦音或骨擦感。

17. E。**解析**：骨折晚期并发症包括：关节僵硬、骨化性肌炎、愈合障碍、畸形愈合、创伤性关节炎、缺血性骨坏死、缺血性肌挛缩。

18. A。**解析**：关节脱位的特征表现为：畸形、弹性固定、关节盂空虚。

19. B。**解析**：输入大量库存血时，钾自细胞内排出，释放于细胞外液，引起高钾血症。

20. D。**解析**：幽门梗阻使胃酸大量丢失，H^+ 与 Cl^- 同时丢失，HCO_3^- 增高，又因胃液中含 K^+ 量高，导致低钾、低氯性碱中毒。

21. E。**解析**：脉率/收缩压（mmHg）表示休克指数，其可以判定休克的有无及轻重。指数 <0.5 多提示无休克；1.0～1.5 提示有休克；>2.0 为严重休克。

22. C。**解析**：CVP 正常、BP 低，应做补液试验以鉴别诊断心功能不全或血容量不足。

23. C。**解析**：未分化癌多见于 70 岁左右的老年人；高度恶性，预后很差；早期即可发生颈部淋巴结转移，除侵犯气管和（或）喉返神经或食管外，常经血行转移至肺、骨等处。

24. B。**解析**：阑尾动脉是肠系膜上动脉所属回结肠动脉的分支，属无侧支的终末动脉，故当血运障碍时易致阑尾坏死。

25. C。**解析**：胃、十二指肠溃疡穿孔性病变特异性的检查为：X 线片见膈下游离气体。

26. D。**解析**：通过非手术治疗，80%～90% 的病人腰椎间盘突出能得到缓解或治愈。症状初次发作时，即应绝对卧硬板床休息，卧位时椎间盘承受的压力较立位时减少 50%，有利于缓解脊柱旁肌肉痉挛，以减轻疼痛。卧床时抬高床头 20°，膝关节屈曲，放松背部肌肉，增加舒适感。一般卧床 3 周，之后戴腰围下床活动，3 个月内不做弯腰动作，以后酌情行腰背肌锻炼。

27. E。**解析**：肩关节脱位表现为：肩部疼痛、肿胀、不能活动，以健手托扶患侧前臂，头部倾斜于患侧；"方肩"畸形，原关节盂处空虚；Dugas 征阳性。

28. A。**解析**：手术适应证：深静脉通畅、无手术禁忌证；手术以大隐静脉和（或）小隐静脉高位结扎＋剥脱术最常用。

29. B。**解析**：绞窄性肠梗阻的 X 线片检查可见孤立、突出、胀大的肠袢，或有假肿瘤阴影。空肠梗阻的 X 线片检查可见空肠黏膜环形皱襞显示"鱼骨刺"状改变；回肠扩张的肠袢多，可见阶梯状的液气平面；蛔虫堵塞者可见肠腔内成团的蛔虫虫体阴影。

30. C。**解析**：术前准备应稳定脉率（心率）<90 次/分，脉压恢复正常，基础代谢率在 +20% 以下。

31. A。**解析**：颅脑手术后采用头高足低斜坡卧位可以预防脑水肿。

32. C。**解析：** 消毒范围要包括切口周围至少 15 cm 的区域。

33. C。**解析：** 控制并解除痉挛是破伤风治疗的重要环节。

34. A。**解析：** 膀胱结石是膀胱镜检查的适应证，可在镜下直接见到结石。膀胱镜检查具有侵入性，可引起尿路感染；尿道狭窄、膀胱炎症或膀胱容量过小，有严重心、肺功能不全等基础疾病的病人不能进行此检查。

35. B。**解析：** 胸膜腔闭式引流水封瓶内长管中的水柱正常波动范围是 4~6cm。

36. C。

37. C。**解析：** 无波动感说明脓肿尚未形成，应采用局部热敷 + 物理治疗。

38. B。**解析：** 意识障碍是脑挫裂伤最突出的症状，伤后立即出现昏迷，昏迷时间超过 30 分钟，可达数小时、数天，严重者甚至可长期持续昏迷。因脑挫裂伤者继发脑水肿和颅内出血而引起颅内压增高，可致早期发生意识障碍或偏瘫。

39. C。**解析：** 正常血钾浓度为 3.5~5.5mmol/L，该患者血钾 5.8mmol/L，应判定为高钾血症。患者大量出血导致急性肾衰竭、高钾血症，禁忌输含钾液；因库存血成分含钾量高，故应严格禁止。

40. B。**解析：** 脊髓型颈椎病表现为四肢无力，手部握力弱，精细活动失调，步态不稳，有踩棉花样感觉；病情加重后出现上运动神经元损伤表现：四肢反射亢进，肌张力增强，出现病理征，躯体有感觉障碍平面，并可有括约肌功能障碍。

41. B。**解析：** 伤后第一个 24 小时补液量 = 体重（kg）×烧伤面积（%）×1.5 + 每日生理需水量（2000 ml）= 70×40×1.5 + 2000 = 6200 ml。

42. D。**解析：** 肝、脾等实质性器官破裂出血导致休克，腹痛及腹膜刺激征较轻。

43. E。**解析：** 张力性气胸主要表现为：极度呼吸困难、发绀，颈部、面部、胸部等处可见皮下气肿，气管向健侧偏移，伤侧胸部饱满，呼吸幅度减小，呼吸音消失。

44. E。**解析：** 桡骨远端伸直型骨折（Colles 骨折）是指发生于桡骨远端约 3 cm 内的骨折，以老年人多见。一般多由间接外力所致，跌倒时手掌着地。侧面观呈"餐叉样"畸形，正面观呈"枪刺样"畸形。

45. A。**解析：** 乳腺癌者患侧乳房出现无痛性、单发肿块，质硬，表面不甚光滑，与周围组织分界不清，不易推动，多位于患侧乳腺外上象限。

46. C。**解析：** 患者甲为清洁手术，安排第一位；患者乙为清洁－污染手术，安排第二位；患者丙有"乙肝"传染病，安排最后。

47. D。**解析：** 体外冲击波碎石（ESWL）：大多数上尿路结石适用，最适宜于直径 <2.5 cm 的结石。

48. A。**解析：** 老年男性泌尿系统梗阻的常见病因是前列腺增生症。前列腺增生症目前公认老龄和有功能的睾丸是发病的两个重要因素。组织学上前列腺增生症的发病率随年龄的增长而升高。

49~51. E、B、C。**解析：**（1）痈的发生与皮肤不洁、擦伤、局部摩擦或人体抗感染能力低下相关。糖尿病患者抗感染能力低下，因此容易导致痈的发生。（2）头颈部的急性蜂窝织炎可扩散而压迫气管，引起呼吸困难，甚至窒息。（3）发生在面部危险三角区的疖，如被挤压或处理不当时，致病菌可经内眦静脉、眼静脉进入颅内的海绵状静脉窦，引起化脓性海绵状静脉窦炎。

52~53. A、B。解析：（1）颅内血肿一旦确诊，应手术清除血肿。（2）颅底骨折本身无特殊处理，重点是预防颅内感染。

54~56. D、A、B。解析：（1）乳腺癌表现为乳房内无痛性单发肿块，固定并与周围组织粘连而无炎症表现。常有腋窝淋巴结转移。（2）乳腺囊性增生病表现为乳房胀痛，疼痛与月经周期有关，月经前期乳房疼痛加重，月经后疼痛减轻或消失。肿块呈结节状或片状，大小不一，质韧而不硬。（3）乳腺纤维瘤多见于20~25岁女性，特点是乳房肿块边界清楚，活动度好，表面光滑，易于推动，增长缓慢。

57~58. B、E。解析：（1）镜下血尿：每高倍视野红细胞超过3个。（2）正常前列腺液白细胞数每高倍视野不超过10个。

59~60. A、B。解析：（1）钙离子可以对抗钾离子对心肌的抑制作用。（2）5%碳酸氢钠是碱性液，可以补充代谢性酸中毒患者体内所缺失的 HCO_3^-。

61~63. A、C、D。

64~66. A、C、E。

67~70. D、B、C、A。

71~72. E、C。

73~75. D、E、A。

76~77. A、E。

78~80. A、E、D。

81~82. A、B。解析：Colles骨折发生于桡骨远端约3cm范围内，常见于有骨质疏松的中、老年女性。肱骨髁上骨折是指肱骨内、外髁上方约2cm范围内的骨折，儿童多见。

妇产科护理学

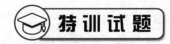

第一章　妊娠期妇女的护理

1. 卵子从卵巢排出后，正常受精部位在

   A. 输卵管峡部　　　　　　　B. 输卵管壶腹部　　　　　　C. 输卵管伞部

   D. 输卵管间质部　　　　　　E. 子宫腔

（2～3题共用题干）

   李某，34岁，未产妇，第一次产前门诊，她说自己平时月经规律，每间隔28天1次，持续4天。现已停经8周，极度疲乏，乳房触痛明显。

2. 除以上体征，护士应考虑到若该妇女怀孕，其另一个推想体征是

   A. 妊娠纹　　　　　　　　　B. 胎动感　　　　　　　　　C. 恶心

   D. 尿频　　　　　　　　　　E. 晕厥

3. 化验报告提示尿妊娠反应（＋），此试验的目的是检测体内的哪种激素

   A. 缩宫素　　　　　　　　　B. 黄体酮　　　　　　　　　C. 雌激素

   D. 绒毛膜促性腺激素　　　　E. 黄体生成素

4. 诊断早期妊娠快速、准确的方法是

   A. B超检查　　　　　　　　B. 妊娠试验　　　　　　　　C. 黄体酮试验

   D. 基础体温测定　　　　　　E. 女性激素测定

5. B超显像检查，妊娠几周才可见到妊娠环

   A. 2周　　　　　　　　　　B. 3周　　　　　　　　　　C. 4周

   D. 5周　　　　　　　　　　E. 6周

6. 患者，女，28岁，孕33周。触诊胎头在腹部右侧，胎臀在腹部左侧，胎心在脐周听到。胎先露为

   A. 枕先露　　　　　　　　　B. 肩先露　　　　　　　　　C. 面先露

   D. 足先露　　　　　　　　　E. 臀先露

7. 关于妊娠期妇女的健康指导，正确的是

   A. 妊娠初3个月及末3个月尿频不需处理

   B. 妊娠期如果出现便秘，可随意使用缓泻剂

C. 需要补充铁剂的孕妇，应在餐前半小时服用

D. 早孕反应明显的孕妇，应经常保持空腹状态

E. 妊娠期间白带增多，孕妇应每日进行阴道冲洗

8. 某孕妇，30 岁，妊娠 36 周。来院做常规产科检查，必查项目是

A. 骨盆外测量　　　　　　　B. 胸部 X 线检查　　　　　　C. 内诊检查

D. 测宫底高度　　　　　　　E. 血 HCG

9. 某孕妇，25 岁，孕 1 产 0，妊娠 8 周，早孕反应出现较严重的呕吐。皮肤、黏膜苍白，毛发干燥无光泽，活动无力，易头晕。实验室检查：血红蛋白 70 g/L，血细胞比容 0.15，血清铁 6 mmol/L。下列孕期健康宣教内容，错误的是

A. 给予心理支持，减少心理应激

B. 重点评估胎儿宫内生长发育状况

C. 如果服用铁剂时胃肠道反应较轻，则不需同服维生素 C

D. 重点监测胎心率变化

E. 应列为高危妊娠，加强母儿监护

答案与解析

1. B。**解析：** 输卵管壶腹部为正常情况下的受精部位。

2. C。**解析：** 采用排除法。该妇女停经 8 周，处于孕早期，可能有早孕反应如恶心。胎动感于妊娠 16 周末方出现。妊娠纹和尿频在妊娠中期方出现。晕厥可见于多种情况。

3. D。**解析：** 尿妊娠试验可用免疫学方法测定受检者尿液中 HCG（绒毛膜促性腺激素）的含量，协助早期妊娠的诊断。

4. A。**解析：** 诊断早期妊娠快速、准确的方法是 B 超检查。

5. D。**解析：** 妊娠环最早在妊娠第 5 周，亦就是月经过期一周，在 B 型超声波显像屏上就可显示出子宫内有圆形的光环，环内的暗区为羊水，其中还可见有节律的胎心搏动。

6. B。**解析：** 胎头在腹部右侧，胎臀在腹部左侧。提示横产位肩先露的可能性大。

7. A。**解析：** 妊娠初 3 个月及末 3 个月由于膀胱受扩大子宫压迫，会出现尿频，若无任何感染征象，可给予孕妇合理解释，不必处理（A 正确）。妊娠期若出现便秘，不可随便使用大便软化剂或缓泻剂（B 错误）。需要补充铁剂的孕妇，应在餐后服用，以减轻其对胃肠道的刺激（C 错误）。早孕反应明显的孕妇应避免空腹，少量多餐（D 错误），以保证孕期营养。妊娠期间若白带过多，嘱孕妇保持外阴部清洁，每日清洗外阴或经常洗澡，以避免分泌物刺激外阴部，但严禁阴道冲洗，以免发生盆腔感染（E 错误）。

8. D。**解析：** 常规产检内容包括全身体检和产科检查。全身体检与一般内科检查相同，尤其须注意孕妇的心脏及肝脏情况、脊柱及骨骼有无异常。孕晚期的产科检查项目主要包括：腹部四步触诊法，分别查清宫底、子宫大小与形态（是否与孕周相符）、胎产式、胎方位、胎先露及先露入盆情况；听取胎心音并监测一分钟的胎心率，注意胎心听诊最响亮的部分、是否规律及有无杂音；用皮尺测量耻骨联合上缘至宫底的高度及过脐测量

腹围或最大腹围测量，并记录；相关实验室血生化检查。本题干中，孕妇36周，属于孕晚期，此期随着胎儿体重增加的不同、胎头下降时期不一，故而宫底高度变异较大；因此必查项目是"测宫底高度"以判断子宫大小与妊娠周期是否相符，增长过速与过缓均可能为异常。

9. C。**解析**：本病例中，该孕妇血红蛋白 $<100\ g/L$、血细胞比容 <0.30 或红细胞计数 $<3.5\times10^{12}/L$、血清铁降低，则可诊断为妊娠期缺铁性贫血。因此，应建议该孕妇摄取高铁、高蛋白质及高维生素 C 食物，纠正偏食、挑食等不良习惯。多食富含铁的食物，如瘦肉、家禽、动物肝脏及绿叶蔬菜等。铁剂的补充应首选口服制剂，补充铁剂的同时服维生素 C 及稀盐酸可促进机体对于铁的吸收。

第二章　分娩期妇女的护理

1. 枕左前位胎头入盆衔接时的径线是
　　A. 枕下前囟径　　　　B. 枕额径　　　　C. 双颞径
　　D. 双顶径　　　　　　E. 枕额径

（2～3题共用备选答案）
　　A. 衔接　　　　　　　B. 下降　　　　　C. 俯屈
　　D. 内旋转　　　　　　E. 复位

2. 能使枕额径转变为枕下前囟径的动作是
3. 使胎头的矢状缝和中骨盆平面及出口前后径一致的动作是

（4～5题共用备选答案）
　　A. 从胎儿娩出到胎盘娩出　　　　B. 从宫颈口开全到胎儿娩出
　　C. 从有规律性宫缩到宫口开全　　D. 从有规律性宫缩到胎儿娩出
　　E. 从有规律性宫缩到胎盘娩出

4. 第一产程指
5. 第二产程指

6. 决定能否经阴道分娩的重要观察项目是
　　A. 规律宫缩　　　　　B. 宫口扩张程度　　C. 胎头下降程度
　　D. 胎心　　　　　　　E. 胎膜早破

7. 自我监测胎儿安危最适宜的方法是
　　A. 定期查尿妊娠试验　B. 胎动计数　　　　C. 尿雌三醇测定
　　D. 胎心电子监护　　　E. 自测宫高和腹围

答案与解析

1. B。**解析**：胎头双顶径进入骨盆入口平面，胎头颅骨最低点接近或达到坐骨棘水平，胎头沿骨盆轴下降并前进，胎头以枕额径进入骨盆腔并降至骨盆底时，胎头枕部遇肛提肌阻力,胎头衔接时的枕横径转变为枕下前囟径,即完成俯屈。因此,本题选择 B 项。

答案: B

2~3. C、D。**解析:**(1)俯屈的目的是使枕额径转变为枕下前囟径,利于跨出中骨盆平面。(2)内旋转使胎头的矢状缝和中骨盆平面及出口前后径一致,这是为了适应中骨盆平面及出口前后径大于横径。

4~5. C、B。**解析:** 第一产程(宫颈扩张期):从有规律性宫缩至宫口开全(10 cm),初产妇需 11~12 小时;经产妇需 6~8 小时。第二产程(胎儿娩出期):从宫颈口开全到胎儿娩出,初产妇需 1~2 小时;经产妇需几分钟至 1 小时。第三产程(胎盘娩出期):从胎儿娩出到胎盘娩出,需 5~15 分钟,一般不超过 30 分钟。

6. C。**解析:** 胎头下降程度是决定胎儿能否经阴道分娩的重要观察指标。通过阴道检查或肛门检查,能够明确胎头颅骨最低点的位置,并能协助判断胎方位。

7. B。**解析:** 自数胎动是最简单的自我监测胎儿安危方法,12 小时内胎动 <10 次属异常。

第三章　胎儿宫内窘迫及新生儿窒息的护理

1. 初产妇,孕 1 产 0,25 岁。骨盆外测量正常,临产 10 小时。肛查:宫口开大 9 cm,胎先露 S^{2+},宫缩时出现胎心下降达 110 次/分,宫缩后不能迅速恢复。正确的处理是

　　A. 不予干涉,等待自然分娩　　B. 催产素静滴加强宫缩　　　C. 立即产钳助娩

　　D. 立即剖宫产　　　　　　　　E. 给予温肥皂水灌肠,刺激宫缩

2. 初产妇,25 岁,妊娠 39 周,阴道流液 1 小时入院。产检:无宫缩,胎心 170 次/分,宫口未开,臀先露,羊水Ⅱ度粪染。进一步的处理是

　　A. 自然分娩　　　　　　　　　B. 预防感染　　　　　　　　　C. 产钳助产

　　D. 立即剖宫产　　　　　　　　E. 静滴缩宫素引产

答案与解析

1. D。**解析:** 胎心下降,宫缩后不能迅速恢复,提示晚期减速,需立即处理,胎先露 S^{2+},应选择剖宫产。

2. D。**解析:** 产妇处于妊娠晚期,阴道流液 1 小时,提示胎膜早破,结合胎心 170 次/分,羊水Ⅱ度粪染,考虑胎儿出现宫内窘迫。此时孕妇胎膜已破,宫口未开,为了防止出现胎儿窒息而致死亡或宫内感染,应立即结束分娩。胎先露为臀先露,因此选择剖宫产。

第四章　妊娠期并发症妇女的护理

1. 某孕妇,停经 40 天,下腹部阵发性腹痛及阴道流血 1 天,量多伴有血块。妇科检查:子宫稍大,宫口有胚胎组织堵塞。最有效的紧急止血措施是

　　A. 腹部压迫,排出胚胎组织　　B. 刮宫术　　　　　　　　　C. 输血

　　D. 注射止血药　　　　　　　　E. 纱布填塞阴道,压迫止血

2. 难免流产一旦确诊，应采取的正确措施是
   A. 卧床休息，减少刺激　　　B. 应用危害小的镇静剂　　C. 清除宫腔残留组织
   D. 促使胚胎及胎盘组织完全排出　E. 及时进行凝血功能检查

3. 患者，女，停经9周，少量阴道流血3天，无腹痛，子宫大小符合孕月，宫口未开。B
   超检查：宫内妊娠，可见胎心搏动。入院后主要的治疗原则是
   A. 保胎治疗　　　　　　　　B. 尽快清宫　　　　　　　C. 止血、补血
   D. 间断吸氧　　　　　　　　E. 预防感染

4. 简单可靠的诊断异位妊娠破裂的方法是
   A. 查血 HCG　　　　　　　　B. 宫腔镜检查　　　　　　C. 腹腔镜检查
   D. 盆腔检查　　　　　　　　E. 阴道后穹窿穿刺

5. 输卵管妊娠辅助检查，最简单常用的是
   A. 腹腔镜　　　　　　　　　B. 宫腔镜　　　　　　　　C. B 超
   D. CT　　　　　　　　　　　E. X 线

6. 初孕妇，28 岁，妊娠 38 周。检查：心率 96 次/分，血压 160/102 mmHg，无自觉症状，
   骨盆正常，宫口未开。对该孕妇的处理，正确的是
   A. 使用硝普钠降压　　　　　B. 立即进行剖宫产　　　　C. 滴注催产素引产
   D. 使用硫酸镁降压　　　　　E. 鼓励家属多探视

7. 治疗重度子痫前期，首选的药物是
   A. 硫酸镁　　　　　　　　　B. 异丙嗪　　　　　　　　C. 氯丙嗪
   D. 苯巴比妥　　　　　　　　E. 异戊巴比妥

8. 控制子痫状态的首选药物是
   A. 冬眠 I 号　　　　　　　　B. 硫酸镁　　　　　　　　C. 肼酞嗪
   D. 20% 甘露醇　　　　　　　E. 氢氯噻嗪（双氢克尿噻）

9. 诊断前置胎盘最可靠而安全的方法是
   A. X 线腹部平片　　　　　　B. 肛查　　　　　　　　　C. B 超检查
   D. 阴道内诊　　　　　　　　E. 听诊下腹部可闻及胎盘杂音

10. 患者，女，G_3P_0，孕 37 周。阴道出血 3 天，无腹痛，出血量似月经量。为明确出血原
    因，入院后应立即进行的检查是
    A. 肛门检查　　　　　　　　B. 阴道内诊检查　　　　　C. B 超检查
    D. 多普勒超声　　　　　　　E. 基础体温测定

11. 胎盘早剥的治疗原则是
    A. 保胎至足月　　　　　　　B. 催产素静滴引产　　　　C. 及时终止妊娠
    D. 评估胎儿以决定分娩方式　E. 期待疗法

12. 患者，女，30 岁，妊娠 35 周，有心脏病史，日常活动即感到胸闷、憋气。该孕妇的治
    疗措施不正确的是

A. 严密监护　　　　　　　B. 卧床休息　　　　　　　C. 宜行剖宫产结束妊娠

D. 产后应用广谱抗生素2周　E. 产后回乳

13. 双胎妊娠在分娩期时，第一个胎儿娩出后由于子宫突然缩小，容易发生

A. 前置胎盘　　　　　　　B. 胎盘早剥　　　　　　　C. 胎膜早破

D. 胎儿畸形　　　　　　　E. 产程缩短

（14～15题共用备选答案）

A. 板状腹　　　　　　　　B. 恶心、呕吐　　　　　　C. 肛门坠胀感

D. 突然发生持续性腹痛　　E. 突感一侧下腹部撕裂样疼痛

14. 输卵管妊娠突然破裂时，首先出现的症状是

15. 胎盘早剥的主要症状是

答案与解析

1. B。**解析**：孕妇停经，下腹痛及阴道流血，且宫口有胚胎组织堵塞（"题眼"），提示患者为不全流产。不全流产的病人应进行吸宫术或钳刮术以清除宫腔内残留组织，迅速止血并控制感染。

2. D。**解析**：难免流产一旦确诊，应尽早使胚胎及胎盘组织完全排出。

3. A。**解析**：患者停经9周，阴道少量流血3天，子宫大小符合孕月，宫口未开，考虑患者为先兆流产。B超显示胎儿存活，提示患者可以继续妊娠，主要治疗为卧床休息，禁止性生活，减少刺激，保胎治疗等。流产病人的临床表现及处理原则如下表：

类型	子宫大小	下腹痛	宫颈口	妊娠产物	处理原则
先兆流产	与妊娠周数相符	无或轻	闭	未排出	保胎
难免流产	与妊娠周数相符或略小	加剧	扩张	尚未排出	尽早使胚胎及胎盘完全排出
不全流产	小于妊娠周数	减轻	扩张	部分排出	吸宫术或钳刮术
完全流产	子宫复旧，正常或略大	消失	闭	完全排出	不需处理
稽留流产	小于妊娠周数	轻或无	闭	无	凝血功能检查并尽早使胚胎及胎盘完全排出

4. E。**解析**：异位妊娠破裂时阴道后穹窿饱满，穿刺出2～3 ml以上暗红不凝血为阳性，穿刺出草黄色或脓性液体可除外异位妊娠的诊断。

5. C。**解析**：B超是输卵管妊娠时最简单常用的检查方法。

6. D。**解析**：依据题干所述，孕妇有妊娠期高血压疾病，需用硫酸镁降压解痉。

7. A。**解析**：硫酸镁用药指征：①控制子痫抽搐及防止再抽搐；②预防重度子痫前期发展成为子痫；③子痫前期孕妇在临产前用药以预防抽搐。

8. B。**解析**：目前治疗子痫前期和子痫的首选解痉药物是硫酸镁。

9. C。**解析**：诊断前置胎盘最可靠而安全的方法是B超，B超检查可清楚看到子宫壁、胎

头、宫颈和胎盘的位置，并且可以反复检查。

10. C。**解析：**无腹痛性出血，考虑为前置胎盘，应做 B 超检查。B 超检查可清楚显示子宫壁、胎盘、胎先露部及宫颈的位置，并根据胎盘下缘与宫颈内口的关系，确定前置胎盘类型。

11. C。**解析：**胎盘早剥的治疗原则：纠正休克，及时终止妊娠。

12. D。**解析：**心脏病史孕妇日常活动即感到胸闷、憋气，可判断该孕妇心功能Ⅲ级。心功能Ⅲ～Ⅳ级的孕妇不宜妊娠，凡不宜妊娠却已怀孕者，应在妊娠 12 周前行人工流产术；妊娠超过 12 周者应密切监护，产后应用抗生素 1 周。

13. B。**解析：**双胎妊娠在分娩期时，第一个胎儿娩出后由于宫腔容积突然缩小，致使胎盘附着面也随之缩小，成为胎盘早剥的病理基础，因此易导致胎盘早剥（B 正确）。前置胎盘是妊娠 28 周后，胎盘附着于子宫下段，甚至胎盘下缘达到或覆盖宫颈内口，其位置低于胎先露部。胎膜早破是妊娠后期阴道流液（羊膜破裂导致羊水流出），易发生早产、脐带脱垂，导致胎儿脐带绕颈而引发窒息。胎儿畸形是由于胎儿在子宫内发生的结构或染色体异常。产程缩短见于急产等。

14～15. E、D。**解析：**（1）输卵管妊娠突然破裂时，首先出现的症状是腹痛，常为输卵管妊娠患者就诊的主要原因，未发生流产或破裂前，常为一侧下腹部隐痛或酸胀感。流产或破裂时，常突感一侧下腹部撕裂样疼痛，随后疼痛遍及全腹，甚至放射到会阴部；当血液积聚于直肠子宫陷凹处，可出现肛门坠胀感。（2）胎盘早剥的临床特点是妊娠晚期突然发生的腹部持续性疼痛，伴或不伴有阴道流血。

第五章　妊娠期合并症妇女的护理

1. 38 岁某孕妇，妊娠 11 周，休息时仍感到胸闷、气急。查脉搏 120 次/分，呼吸 22 次/分，心界向左侧扩大，心尖区有 2 级收缩期杂音，性质粗糙，肺底有湿啰音。处理应是
   A. 立即终止妊娠　　　　B. 控制心衰后终止妊娠　　　C. 加强产前监护
   D. 控制心衰后继续妊娠　　　　E. 限制钠盐摄入

2. 风心病孕妇，32 岁，妊娠 37 周。因有规律宫缩入院。检查：心率 130 次/分，心功能Ⅱ级；骨盆、胎位正常，宫口开大 4cm，先露于坐骨棘下 1cm。对该孕妇的处理，正确的是
   A. 立即进行剖宫产以尽快终止妊娠　　　B. 在第二产程鼓励产妇屏气用力
   C. 胎儿娩出后用麦角新碱以防止出血　　　D. 在宫口开全之前可静注缩宫素
   E. 产褥期需使用抗生素预防感染

答案与解析

1. B。**解析：**孕妇脉率、呼吸快，心界向左侧扩大，心尖区有 2 级收缩期杂音，性质粗糙，提示孕妇心功能不全，休息时仍感到胸闷、气急，可判断为心功能Ⅳ级。孕妇目前妊娠 11 周，凡不宜妊娠却已怀孕者，应在妊娠 12 周前行人工流产术。考虑到孕妇目前心功

能Ⅳ级，可在控制心衰后终止妊娠。

2. E。**解析**：孕妇妊娠晚期，合并心脏病，心功能Ⅱ级，进入第一产程活跃期。心功能Ⅰ～Ⅱ级，胎儿不大，胎位正常，子宫颈条件良好者，在严密监护下可经阴道分娩（A错误）；第二产程时需助产以尽快结束分娩，减轻孕妇心脏负荷，宫口开全后行产钳术后胎头吸引术（B错误）；胎儿娩出后为防止产后出血过多，可静脉注射或宫内注射缩宫素（D错误），但禁用麦角新碱（C错误）。产褥期预防性使用抗生素及恢复心功能的药物，避免心力衰竭的发生（E正确）。

第六章　异常分娩的护理

（1～2题共用备选答案）

　　A. 给予镇静剂　　　　　　　B. 行剖宫产术　　　　　　　C. 立即人工破膜

　　D. 静脉滴注缩宫素　　　　　E. 等待产程自然进展

1. 不协调性宫缩乏力的首要处理措施为

2. 明显头盆不称的处理措施为

答案与解析

1～2. A、B。**解析**：（1）不协调性宫缩乏力的处理：使产妇充分休息，恢复子宫收缩的极性和对称性，给予适当的镇静剂（哌替啶），再适时选择结束分娩的方式和时机。（2）有明显头盆不称，在产程处理时，应按医嘱做好剖宫产术的术前准备与护理。对轻度头盆不称，在严密监护下可以试产。

第七章　分娩期并发症妇女的护理

1. 妊娠34周发生胎膜早破，胎心140次/分，应立即采取的措施是
　　A. 卧床休息，抬高臀部　　　B. 经腹羊膜腔输液　　　　　C. 给予地塞米松
　　D. 应用抗生素　　　　　　　E. 终止妊娠

2. 经产妇，34岁，妊娠足月临产，滞产，胎儿及胎盘娩出后，出现间歇性阴道流血，量较多，血液凝固。检查：子宫宫体柔软。进一步的处理原则是
　　A. 加强宫缩　　　　　　　　B. 防治感染　　　　　　　　C. 补充凝血因子
　　D. 清除残留胎盘　　　　　　E. 缝合软产道裂伤

3. 预防产后出血的措施，不正确的是
　　A. 密切观察宫缩情况　　　　B. 适时做会阴侧切术　　　　C. 胎儿娩出前注射缩宫素
　　D. 产后留置产房观察2小时　E. 督促产妇及时排空膀胱

4. 某孕妇，34岁，孕29周，G_1P_0，因"胎动感觉不清"1周入院。经人工破膜、催产素静滴后娩出一死婴，即开始出现大量阴道出血，经人工剥离胎盘及使用宫缩剂后仍无效果，出血不止，无凝血块。其出血原因可能是

A. 软产道损伤　　　　　　B. 胎盘残留　　　　　　C. 产后宫缩乏力

D. 子宫腔内感染　　　　　E. 凝血功能障碍

5. 产后出血导致失血性休克时的补血原则是

A. 补充同等失血量　　　　B. 补充 1/2 失血量　　　　C. 补充 1/3 失血量

D. 补充 3 倍失血量　　　　E. 补充 2 倍失血量

6. 不属于羊水栓塞的处理是

A. 持续低流量给氧　　　　　　　　　　B. 取半卧位

C. 遵医嘱立即静注地塞米松 20～40mg　　D. 如发生在第一产程，立即剖宫产结束分娩

E. 如正在滴注催产素，应立即停止

7. 有关羊水栓塞的处理，错误的是

A. 纠正呼吸、循环衰竭　　B. 拮抗变态反应　　　　C. 抗生素预防感染

D. 防止凝血功能障碍　　　E. 等待自然分娩

8. 患者，女，30 岁，孕 39^{+6} 周时临产，第一产程破膜后宫缩仍乏力，遵医嘱给予催产素 2.5U + 5% GS 500 ml 静脉滴注；于第二产程患者突然出现烦躁不安、气促、呼吸困难、发绀，医生考虑是羊水栓塞。此时最佳处理是

A. 行鼻导管给氧　　　　　　B. 停止滴注催产素　　　　C. 剖宫产结束分娩

D. 安抚患者，稳定情绪　　　E. 向家属解释患者病情

9. 产妇，28 岁，胎膜早破，自然分娩后第 3 天。查体：体温 39 ℃，下腹疼痛，恶露血性、浑浊并有臭味，宫底平脐，宫体压痛。白细胞计数 17 × 10^9/L，中性粒细胞百分比 80%。最主要的处理原则是

A. 心理护理　　　　　　　　B. 加强营养　　　　　　　C. 控制感染

D. 高热护理　　　　　　　　E. 严密观察

答案与解析

1. A。**解析：** 胎心未变化，先露部未衔接者应绝对卧床休息，抬高臀部，避免不必要的肛诊与阴道检查。

2. A。**解析：** 产妇胎盘娩出后发生阴道出血，量较多，血液凝固且子宫官体柔软（"题眼"），提示发生产后出血的原因为子宫收缩乏力，因此进一步的处理原则为加强宫缩。

3. C。**解析：** 采用排除法。密切观察宫缩情况有助于及时发现病情变化（A 排除）；适时适度做会阴侧切可避免产道撕裂而造成产后出血（B 排除）；肌注或静脉滴注缩宫素的时机为胎肩娩出后（C 错误）。产后 2 小时内留置产房观察，因为 80% 的产后出血是发生在这一时期（D 排除）。督促产妇及时排空膀胱，以免影响宫缩而致产后出血（E 排除）

4. E。**解析：** 根据患者出血不止，无血凝块，其出血原因可能是凝血功能障碍。

5. A。**解析：** 产后出血导致失血性休克时的补血原则是出多少、补多少。

6. A。**解析：** 羊水栓塞的产妇呼吸困难较重，应加压给氧，必要时行气管插管或气管切开（A 错误）。半卧位有利于呼吸及重要脏器的供血（B 排除）。地塞米松可拮抗变态反应

（C 排除）。若发生在第一产程，应立即行剖宫产结束分娩以去除病因（D 排除）；若发生在第二产程，可根据情况经阴道助产结束分娩；若发生羊水栓塞时如正在滴注缩宫素，应立即停止（E 排除）。

7. E。**解析：** 本题考查羊水栓塞的处理：（1）最初阶段：①供氧：立即取半卧位，加压给氧，必要时行气管插管或气管切开；②拮抗变态反应：糖皮质激素；③解痉：阿托品、罂粟碱；④纠正心力衰竭、消除肺水肿：毛花苷丙、呋塞米；⑤抗休克、纠正酸中毒：低分子右旋糖酐、5% 碳酸氢钠。（2）DIC 阶段：早期抗凝，补充凝血因子，应用肝素；晚期抗纤溶亢进的同时也补充凝血因子，防止大出血。（3）少尿或无尿阶段：及时应用利尿药，预防与治疗肾衰竭。（4）产科处理：原则上应在产妇呼吸与循环功能得到明显改善，并已纠正凝血功能障碍后处理分娩（E 错误），并非等待自然分娩，否则将很危险。

8. C。**解析：** 分娩过程中患者发生羊水栓塞，应紧急实施剖宫产终止妊娠。

9. C。**解析：** 产妇有胎膜早破史（诱因），自然分娩后第 3 天出现高热及子宫感染炎症性表现，白细胞计数增高，考虑为产褥感染。因此最主要的处理原则是针对病原，控制感染。

第八章 产后并发症妇女的护理

1. 蜕膜残留致晚期产后出血，宫腔刮出物病理检查不包括的组织是
   A. 绒毛 　　　　　　　B. 坏死蜕膜 　　　　　　C. 纤维素
   D. 玻璃样变的蜕膜细胞 　　E. 红细胞

（2～3 题共用题干）
　　某女性，25 岁，工作压力大，婚后意外怀孕，该孕妇整个孕期精神紧张、烦躁不安，于妊娠 35 周因胎儿宫内窘迫手术产一女婴，产后第 2 天丈夫因公出差，其开始精神不振，常常失眠，于是向心理医生求助，心理医生诊断为产后抑郁。

2. 产后抑郁一般发生在
   A. 产后 3～4 天 　　　　B. 产后 1 周 　　　　　C. 产后 2 周
   D. 产后 3 周 　　　　　　E. 产后 4 周

3. 该产妇发生产后抑郁的心理因素不包括
   A. 社交能力不良 　　　　B. 手术分娩 　　　　　C. 情绪不稳定
   D. 对承担母亲角色的不适应　E. 缺少家庭支持

4. 晚期产后出血是指分娩多长时间后，在产褥期内发生的子宫大量出血
   A. 2 小时 　　　　　　　B. 8 小时 　　　　　　C. 12 小时
   D. 16 小时 　　　　　　　E. 24 小时

答案与解析

1. A。**解析：** 蜕膜残留子宫腔刮出物病理检查可见坏死蜕膜，混以纤维素、玻璃样变的蜕

膜细胞和红细胞，但不见绒毛。

2. C。**解析**：产后抑郁一般发生在产后 2 周内，主要是伴随激素水平的下降，产妇心理上特别脆弱，加上外界因素的刺激，容易发生产后抑郁

3. B。**解析**：手术分娩不是导致产后抑郁的心理因素，其余选项所述都属于心理因素。

4. E。**解析**：晚期产后出血是指分娩 24 小时后，在产褥期内发生的子宫大量出血。以产后 1 ~ 2 周发病最常见。

第九章　妇科护理病历

有关妇科双合诊检查，错误的是

A. 先排空膀胱　　　　　　B. 取膀胱截石位　　　　　　C. 适于所有妇科病人

D. 消毒用具，防止交叉感染　　E. 是妇科最常用检查方法

答案与解析

C。**解析**：采用排除法。双合诊是妇科检查中最重要的项目。检查者一手示指和中指涂擦润滑剂后放入阴道内，另一手放在腹部配合检查。检查时患者取膀胱截石位。未婚妇女一般仅限于直肠 – 腹部内诊，禁做双合诊和阴道窥器检查（C 错误），此外阴道闭锁或月经期妇女也不宜做双合诊检查。

第十章　女性生殖系统炎症病人的护理

1. 患者，女，31 岁，白带增多伴瘙痒 3 天，为黄绿色稀薄泡沫样，悬滴法查到滴虫。护士在指导患者自我护理、用药方法及切断传染途径的同时，还应告知在月经干净后复查滴虫连续几次呈阴性为治愈标准

A. 2 次　　　　　　　　B. 3 次　　　　　　　　C. 4 次

D. 5 次　　　　　　　　E. 6 次

2. 慢性宫颈炎的治疗，不合适的方法是

A. 电熨治疗　　　　　　B. 冷冻治疗　　　　　　C. 激光治疗

D. 局部用药　　　　　　E. 全身应用大剂量的抗生素

3. 急性盆腔炎的主要治疗手段是

A. 物理疗法　　　　　　B. 手术治疗　　　　　　C. 卧床休息

D. 抗生素治疗　　　　　E. 活血化瘀和清热解毒

4. 关于女性生殖系统感染的防御机制，正确的叙述是

A. 阴道 pH 在 4.5 ~ 5.5 之间　　B. 外阴与阴道毗邻　　　　C. 输卵管的细长解剖结构

D. 外阴皮肤为柱状上皮　　　　E. 子宫颈黏液栓的形成

答案与解析

1. B。**解析**：滴虫性阴道炎需要连续治疗 3 个周期，治愈标准为月经干净后复查滴虫连续 3

次为阴性

2. **E。解析：** 慢性宫颈炎以局部治疗为主。物理治疗是宫颈糜烂最常用的有效治疗方法，治疗方法有激光、冷冻、微波疗法等；宫颈糜烂面小、炎症浸润较浅者可局部用药；宫颈息肉可手术摘除。慢性宫颈炎一般不选择抗生素，急性宫颈炎可应用抗生素。

3. **D。解析：** 急性盆腔炎的主要治疗手段是抗生素治疗。

4. **E。解析：** 女性生殖系统自然防御功能的特点包括：（1）两侧大阴唇自然合拢遮掩阴道口、尿道口。（2）由于盆底肌的作用，阴道口闭合，阴道前、后壁紧贴，可防止外界污染入侵。但经产妇阴道壁松弛，阴道腔增大，易致感染。（3）阴道上皮在卵巢分泌的雌激素作用下，增生变厚，从而增强抵抗病原体侵入的能力。（4）子宫颈阴道部表面覆以复层鳞状上皮，具有较强的抗感染能力。子宫颈分泌的黏液形成"黏液栓"，堵塞子宫颈管，且子宫颈内口平时紧闭，病原体不易侵入。（5）生育年龄妇女子宫内膜周期性剥脱，及时消除子宫内感染与炎症。（6）输卵管黏膜上皮细胞的纤毛向子宫腔方向摆动及输卵管的节律性蠕动，都有利于阻止病原体侵入。故 C、D 项错误，E 项正确。阴道在正常状态下处于一种酸性环境（pH 在 3.8~4.4 之间），A 错误。"外阴与阴道毗邻"是女性生殖系统易受感染的因素，B 错误。

第十一章　月经失调病人的护理

1. 测定有无排卵简单易行的方法是
   - A. B 超检查
   - B. 妊娠试验
   - C. 黄体酮试验
   - D. 基础体温测定
   - E. 女性激素测定

2. 患者，女，48 岁，主诉经期延长。平常月经规律，近 4 个月来月经期长达 10 天，且出血量多，妇科检查未见异常，诊断为功血。此种情况最佳的止血方法是
   - A. 止血药
   - B. 雌激素
   - C. 雄激素
   - D. 刮宫术及送病理检查
   - E. 中草药

3. 青春期功血患者遵医嘱首选的治疗是
   - A. 止血
   - B. 调整周期
   - C. 促进排卵
   - D. 减少经量
   - E. 防止内膜病变

4. 25 岁妇女，已婚，原发性痛经史，1 年内不考虑生育，其原发性痛经的治疗用药最好是
   - A. 口服镇静药
   - B. 口服镇痛药
   - C. 口服避孕药
   - D. 口服前列腺素合成酶抑制剂
   - E. 注射麻醉药

5. 青春期功血的治疗原则是
   - A. 缩短月经周期
   - B. 调整垂体与性腺功能
   - C. 减少月经量，调整周期
   - D. 止血、调整周期、促进排卵
   - E. 减少月经量，防止子宫内膜病变

6. 排卵性功血的治疗原则是

    A. 防止子宫内膜病变   B. 恢复黄体功能   C. 积极止血

    D. 调整月经周期   E. 促排卵

答案与解析

1. D。**解析**：基础体温测定是测定有无排卵简单易行的方法。有排卵者的基础体温曲线呈双相型；无排卵者的基础体温始终处于较低水平，呈单相型。

2. D。**解析**：48 岁中年女性，经期延长，提示无排卵性功能失调性子宫出血，应刮宫止血，同时送病理活检以排除癌变。

3. A。**解析**：青春期功血患者多为无排卵性功血，治疗以止血、调整周期、促进排卵为目的，其中首要的治疗为止血，首选雌激素。在止血后，需采取措施控制月经周期，促进排卵。

4. C。**解析**：患者原发性痛经，且 1 年内不考虑生育，最好的治疗用药是口服避孕药。原发性痛经主要与月经时子宫内膜合成和释放前列腺素增加有关。口服避孕药可抑制子宫内膜生长，减少月经血中前列腺素含量，缓解疼痛。

5. D。**解析**：青春期功血的病人以止血、调整周期、促进排卵为治疗原则与目的（D 正确）。绝经过渡期则以止血、调整周期、减少月经量、防止子宫内膜病变为主。

6. B。**解析**：排卵性功血的治疗原则应以恢复患者的黄体功能为治愈目标。排卵性功血多发生在生育年龄的妇女，也有时出现在围绝经期。可分为黄体功能不全和黄体萎缩不全两种。黄体功能不全为黄体发育不良，分泌功能欠佳，使孕酮分泌量不足，临床表现为月经频发、周期缩短、经前出血和月经量过多；黄体萎缩不全所致排卵性功血，黄体多发育良好，可因黄体未能及时全面萎缩而持续过久，临床表现为月经期延长、月经淋漓不净、月经期基础体温仍为高相而不下降或下降缓慢。无排卵性功血的青春期及生育期病人以止血、调整月经周期、促排卵为治疗原则；绝经过渡期以止血、调整周期、减少月经量、防止子宫内膜病变为主。

第十二章　妊娠滋养细胞疾病病人的护理

（1~2 题共用备选答案）

    A. 清宫术   B. 引产   C. 药物流产

    D. 手术切除子宫   E. 化疗

1. 一旦发现葡萄胎，应尽快行

2. 侵蚀性葡萄胎治疗以何种方式为主

答案与解析

1~2. A、E。**解析**：葡萄胎一经确诊，应立即给予清除。施行清宫术清除葡萄胎时应注意预防出血过多、子宫穿孔及盆腔感染。侵蚀性葡萄胎治疗以化疗为主，手术为辅。

可单药治疗或联合化疗。化疗需持续到症状、体征消失；每周测定一次 HCG，连续 3 次在正常范围者再巩固 2~3 个疗程。

第十三章　妇科腹部手术病人的护理

1. 阴道脱落细胞可来源的部位不包括
   A. 腹腔　　　　　　　　　B. 输卵管　　　　　　　　　C. 盆腔
   D. 子宫腔　　　　　　　　E. 卵巢

2. 患病年龄分布呈双峰状的妇科肿瘤是
   A. 子宫肌瘤　　　　　　　B. 子宫颈癌　　　　　　　　C. 子宫内膜癌
   D. 卵巢恶性肿瘤　　　　　E. 子宫内膜异位症

3. 患者，女，48 岁，接触性出血 1 个月。检查：宫颈重度糜烂。要排除宫颈癌，首先应进行的检查是
   A. B 超检查　　　　　　　B. 阴道镜检查　　　　　　　C. 分段诊断性刮宫
   D. 子宫颈活体组织检查　　E. 子宫颈刮片细胞学检查

4. 女性，42 岁，因接触性出血就诊，检查结果为重度宫颈糜烂。要排除宫颈癌，首选的检查是
   A. 子宫颈刮片细胞学检查　B. 子宫颈活检　　　　　　　C. 子宫颈黏液检查
   D. 阴道镜检查　　　　　　E. 分段诊断性刮宫

5. 患者，女，65 岁，阴道分泌物增多伴出血 3 个月，经宫颈病理等检查，临床诊断为宫颈鳞状细胞癌 Ⅰa 期，应行
   A. 全身化学治疗　　　　　B. 手术治疗　　　　　　　　C. 宫颈物理治疗
   D. 宫颈局部用药　　　　　E. 肿瘤细胞减灭术

6. 患者，女，55 岁，因下腹及腰骶部疼痛不适，近 2 个月伴白带量增多就诊。妇科检查：宫颈中度糜烂，接触性出血。正确的处理应是
   A. 物理治疗　　　　　　　B. 药物治疗　　　　　　　　C. 宫颈锥切术
   D. 暂时观察，定期随访　　E. 排除宫颈癌后再行治疗

7. 子宫肌瘤小，无症状或已接近绝经期的病人应
   A. 随访观察　　　　　　　B. 全子宫切除术　　　　　　C. 放疗
   D. 化疗　　　　　　　　　E. 全子宫及双附件切除术

8. 患者，女，52 岁，单位体检发现子宫肌瘤。妇科检查：子宫小于 2 个月妊娠大小。患者无不适主诉。考虑最佳的处理方法是
   A. 药物治疗　　　　　　　B. 定期随访　　　　　　　　C. 子宫肌瘤切除术
   D. 子宫次全切除术　　　　E. 全子宫切除术

9. 关于子宫肌瘤的治疗方法，不正确的是
   A. 近绝经期如症状不明显，可定期观察　　B. 肌瘤生长迅速者需手术

C. 妊娠期肌瘤红色变性可暂不手术　　　D. 青年妇女尚未生育者不可做手术

E. 黏膜下有蒂肌瘤行阴道内摘除

答案与解析

1. C。**解析**：阴道脱落细胞主要来自阴道上段和子宫颈阴道部，也可来源于子宫腔（D 排除）、输卵管（B 排除）、卵巢（E 排除）及腹腔（A 排除）。

2. B。**解析**：患者年龄分布呈双峰状的妇科肿瘤为子宫颈癌，好发于 30～35 岁和 50～55 岁女性。

3. E。**解析**：子宫颈刮片细胞学检查是普查宫颈癌最常用的方法，也是目前发现宫颈癌前病变和早期宫颈癌的主要方法。

4. A。**解析**：宫颈糜烂与宫颈癌都可能出现接触性出血的临床表现，因此，需在病人宫颈鳞–柱状上皮交界处取材，做宫颈刮片的细胞学检查。

5. B。**解析**：患者宫颈鳞状细胞癌Ⅰa 期，对于Ⅰa～Ⅱa 期病人，无严重内、外科合并症，无手术禁忌证者，根据病情选择不同术式，多主张采用宫颈癌根治术及盆腔淋巴结清除术。Ⅱb 期以上或不能耐受手术的早期宫颈癌患者应行放射治疗或同步放、化疗。

6. E。**解析**：患者宫颈接触性出血，白带量增多且宫颈中度糜烂，提示可能为宫颈癌。因此在治疗前应先确定是否为宫颈癌。

7. A。**解析**：肌瘤小且无症状者，尤其是接近围绝经期的病人一般不需治疗，每 3～6 个月随访 1 次；若肌瘤增大或症状加重者，应考虑进行治疗。

8. B。**解析**：围绝经期子宫肌瘤患者若子宫小于 2 个月妊娠大小，患者无不适，可定期随访；绝经后伴随雌激素水平的下降，子宫及子宫肌瘤会萎缩。

9. D。**解析**：子宫肌瘤的治疗原则是根据病人年龄、临床症状、肌瘤大小、生育要求而选择治疗方案。肌瘤小且无症状者，尤其是接近围绝经期的病人一般不需治疗，每 3～6 个月随访 1 次；若肌瘤增大或症状加重者，应考虑进行治疗。诊断明确的肌瘤，子宫增大小于 2 个月妊娠大小，症状不明显或较轻，尤其是近绝经年龄或全身情况不能手术的病人，可考虑药物对症治疗。35 岁以下希望保留生育功能的病人，采用肌瘤切除术，保留子宫（D 错误，为本题正确答案）。肌瘤较大，症状明显，治疗效果不佳，无生育要求者采用子宫切除术。子宫肌瘤红色变性属于肌瘤变性的一种，不属于肌瘤恶性变，所以一般主张保守治疗，尤其在妊娠期，暂不手术；临床大多应用抗生素预防感染，使用硫酸镁等宫缩抑制剂保胎治疗。

第十四章　外阴、阴道手术病人的护理

1. 患者，女，60 岁，外阴菜花样肿物，经病理检查为外阴鳞状细胞癌Ⅰ期，未见转移征象。该患者的治疗首选

A. 手术治疗   B. 化学药物治疗   C. 放射治疗

D. 手术＋放射治疗   E. 手术＋化疗

2. 正常会阴侧切切口拆线时间为产后

A. 1～2 天   B. 2～3 天   C. 3～5 天

D. 5～6 天   E. 7 天

答案与解析

1. A。**解析：** 目前对于外阴癌的治疗以手术为主，对癌灶组织分化较差和中晚期病例可辅以放射治疗或药物化疗。

2. C。**解析：** 正常会阴侧切切口缝线在产后 3～5 天拆线；伤口感染者，应提前拆线引流，并定时换药，加强监护。

第十五章 不孕症妇女的护理

1. 女方生殖器官不孕病因的检查中，下列最有诊断价值的项目是

A. 超声检查   B. 内分泌检查   C. 子宫输卵管碘油造影

D. 宫腔镜－腹腔镜联合检查   E. 腹腔镜检查

（2～3 题共用题干）

某病人，30 岁，发育良好，婚后 2 年未孕，经检查基础体温呈双相，子宫内膜病理为分泌期改变。男方精液常规检查为正常。

2. 该病人需要做的进一步检查是

A. 输卵管通畅检查   B. 女性激素测定   C. 阴道镜检查

D. 腹腔镜检查   E. B 超监测卵泡发育

3. 如上述检查发现有异常，应采用的治疗方案是

A. 异常部位活检并送病理   B. 氯米芬促排卵   C. 抗炎治疗

D. 输卵管通液治疗   E. 服己烯雌酚

答案与解析

1. C。**解析：** 结合选项，最有诊断价值的是子宫输卵管碘油造影，可判断输卵管是否通畅，且输卵管因素占女性不孕因素的 1/3。

2. A。**解析：** 不孕夫妇检查男方正常，考虑为女方的问题。但女方基础体温呈双相，子宫内膜病理为分泌期改变，提示排卵无障碍，则考虑为输卵管、子宫、子宫颈或阴道因素。由于女性不孕最常见的因素为输卵管因素，因此首先需要进行的是输卵管通畅检查。

3. D。**解析：** 输卵管通畅检查有异常时，应采用的治疗方案是输卵管通液治疗。

第十六章 计划生育妇女的护理

1. 育龄健康妇女服用短效口服避孕药物的副作用不包括

A. 类早孕反应   B. 月经改变   C. 体重增加

D. 色素沉着   E. 腰酸、腹胀

2. 患者，女，48 岁，2 年来月经周期不规则，持续时间长，经量增加。咨询避孕措施，应指导其选用

A. 阴茎套   B. 长效避孕针   C. 宫内节育器

D. 安全期避孕   E. 短效口服避孕药

（3~5 题共用备选答案）

A. 吸宫不全   B. 术后感染   C. 子宫穿孔

D. 羊水栓塞   E. 人工流产综合征

3. 人工流产术中，受术者出现面色苍白、出汗、心率缓慢，应考虑为

4. 人工流产术中，受术者感到下腹撕裂样疼痛，术者探测宫腔有"无底"感，应考虑为

5. 人工流产术后 2 周仍有较多阴道流血，应考虑为

答案与解析

1. E。**解析**：腰酸、腹胀是宫内节育器的常见副作用。A、B、C、D 选项属于短效口服避孕药物的副作用。

2. A。**解析**：中年女性患者（>45 岁），因此短效口服避孕药及长效避孕针禁用。患者月经持续时间长，经量增加，因此宫内节育器为禁忌。患者月经周期不规则，因此不建议选择安全期避孕。因此应指导患者选用阴茎套避孕。

3~5. E、C、A。**解析**：本题考查人工流产术的并发症。①子宫穿孔：受术者感到下腹撕裂样疼痛，术者探测宫腔有"无底"感。②人工流产综合征：受术者在术时或术后出现心动过缓、血压下降、面色苍白、出汗、胸闷甚至发生晕厥和抽搐。③吸宫不全：表现为术后阴道流血超过 10 日，血量过多，或流血暂停后又有多量出血者。④漏吸：指已确诊为宫内妊娠，但术时未吸到胚胎组织。⑤术中出血：术中有大量血性液体流出。⑥术后感染：临床表现为体温升高、下腹疼痛、白带浑浊或不规则阴道流血。⑦栓塞：临床表现肺动脉高压致心力衰竭，休克及呼吸衰竭。

牛刀小试

A1 型题

1. 对不孕症进行诊断性刮宫的时间为

A. 月经来潮 24 小时内   B. 月经来潮 48 小时内   C. 月经来潮 12 小时内

D. 月经末期   E. 排卵期

2. 双胎妊娠的并发症不包括

A. 容易并发妊娠期高血压疾病   B. 容易发生前置胎盘   C. 容易发生产后出血

D. 容易合并羊水过多   E. 容易发生过期妊娠

3. 慢性宫颈炎的典型临床症状为

A. 白带增多　　　　　B. 外阴瘙痒　　　　　C. 外阴疼痛

D. 外阴灼热感　　　　E. 外阴湿疹

4. 人工破膜的适应证，下述正确的是

A. 初产妇宫口开大 5cm 以后不宜行人工破膜

B. 经产妇宫口开大 2cm 时，行人工破膜

C. 初产妇宫口近开全时行人工破膜

D. 有急产史者，一般在宫口开大 3cm 内行人工破膜

E. 有协调性宫缩乏力倾向者，可行人工破膜

5. 葡萄胎患者避孕方法宜选用

A. 宫内节育器　　　　B. 药物避孕　　　　　C. 阴茎套

D. 安全期避孕　　　　E. 免疫避孕法

6. 人工流产钳刮术适用于

A. 孕 7 周以内　　　　B. 孕 10 周以内　　　　C. 孕 11~14 周

D. 孕 14~15 周　　　　E. 孕 15~16 周

7. 经腹输卵管结扎术时机选择正确的是

A. 非孕妇女最好是月经结束后 3~4 天　　B. 哺乳期随时

C. 自然流产后即刻　　　　　　　　　　D. 闭经妇女

E. 分娩后 24 小时后

8. 关于重度妊娠期高血压疾病的治疗原则，下列不正确的是

A. 解痉、镇静，防止抽搐　　　　B. 在解痉基础上扩容

C. 适时终止妊娠　　　　　　　　D. 严格限制钠盐的摄入量，防止水肿加重

E. 扩容剂的选择，胶体溶液优于晶体溶液

9. 葡萄胎清宫术不易一次吸刮干净，一般再次刮宫的时间是

A. 1 周后　　　　　　B. 2 周后　　　　　　C. 3 周后

D. 4 周后　　　　　　E. 5 周后

10. 初产妇，27 岁，妊娠 36⁺³ 周，外伤导致重型胎盘早剥，现处于休克状态，宫口开大 4cm，最佳的处理方法是

A. 抗休克治疗　　　　B. 阴道助产　　　　　C. 抗休克同时给予抗凝药

D. 剖宫产　　　　　　E. 静脉滴注缩宫素

11. 臀位阴道分娩，脐部娩出后，胎头娩出时间最长不能超过

A. 4 分钟　　　　　　B. 8 分钟　　　　　　C. 12 分钟

D. 15 分钟　　　　　E. 20 分钟

12. 产妇临产后，助产士应每 2~4 小时嘱其排尿一次，其目的是避免

A. 膀胱充盈影响宫口扩张　　　　B. 膀胱充盈影响宫缩

C. 下降的胎头压迫膀胱　　　　　D. 充盈的膀胱过早地引起屏气

E. 过度充盈使膀胱受损

13. 在妇科护理病历有关婚育史的描述中，"1－0－2－1"表示
    A. 足月产 2 次，早产 1 次，流产 1 次，现无子女存活
    B. 足月产 2 次，早产 1 次，无流产，现 2 个子女存活
    C. 足月产 2 次，早产 1 次，怀孕 1 次，现无子女存活
    D. 足月产 1 次，无早产，流产 2 次，现 1 个子女存活
    E. 宫内孕 2 次，异位妊娠 1 次，无早产，现 1 个子女存活

14. 外阴阴道假丝酵母菌病患者的外阴阴道体征为
    A. 散在的出血斑点
    B. 无痛性、红色硬结，圆形，直径 1~2 cm，表面呈浅溃疡
    C. 小阴唇内侧及阴道黏膜上附着有白色膜状物，擦除后露出红肿黏膜面
    D. 小阴唇及阴道粘连
    E. 阴道分泌物呈黄色水样

15. 葡萄胎患者主要随诊
    A. 测血或尿 HCG 的变化　　B. 阴道脱落细胞涂片检查　　C. B 超检查
    D. CT 检查脑转移情况　　E. 阴道出血情况

16. 侵蚀性葡萄胎最常见的转移部位是
    A. 肺　　B. 阴道　　C. 子宫旁
    D. 脑　　E. 骨骼

17. 药物流产适用于妊娠
    A. 6 周内　　B. 7 周内　　C. 8 周内
    D. 9 周内　　E. 10 周内

18. 关于经腹输卵管结扎术，术后护理措施错误的是
    A. 观察阴道出血情况　　B. 观察有无腹痛　　C. 每天更换伤口敷料
    D. 术后 3 天拆线　　E. 术后休息 2 周，禁性生活 2 周

19. 输卵管通液术注入的药液为
    A. 蒸馏水　　B. 生理盐水　　C. 5% 葡萄糖溶液
    D. 10% 葡萄糖溶液　　E. 2% 普鲁卡因

20. 最常发生异位妊娠破裂的是
    A. 宫颈妊娠　　B. 输卵管峡部妊娠　　C. 输卵管壶腹部妊娠
    D. 卵巢妊娠　　E. 宫角妊娠

21. 会阴侧切术的角度一般为
    A. 30°　　B. 35°　　C. 40°
    D. 45°　　E. 45°~60°

22. 子宫内膜癌临床特征性表现是
    A. 腰骶部疼痛　　B. 下腹部胀痛　　C. 阴道分泌物稠厚
    D. 月经期紊乱　　E. 绝经后阴道出血

117

23. 人工剥离胎盘术后，对于宫缩不良者，最快的止血方法是

    A. 注射抗生素　　　　　　　B. 按摩子宫并注射宫缩剂　　　C. 结扎血管

    D. 清宫术　　　　　　　　　E. 给予止血药物

24. 剖宫产术后多长时间内禁止性生活

    A. 3 周　　　　　　　　　　B. 4 周　　　　　　　　　　C. 5 周

    D. 6 周　　　　　　　　　　E. 7 周

A2 型题

25. 患者，女，33 岁，妊娠 31 周，少量阴道流血，以往曾有 3 次早产史。主要处理应是

    A. 抑制宫缩，促进胎儿肺成熟　　　　　B. 左侧卧位

    C. 促进宫缩　　　　　　　　　　　　　D. 顺其自然

    E. 氧气吸入，给予止血剂

26. 患者，女，29 岁，风湿性心脏病、二尖瓣狭窄病史 2 年，平时不用药，登三楼无明显不适。孕 5 个月起活动时常有轻度心慌、气促。现孕 38 周，因心悸、咳嗽、夜间不能平卧，心功能Ⅲ级而急诊入院。在制定治疗计划时，最佳的方案是

    A. 积极控制心衰后终止妊娠

    B. 积极控制心衰，同时行剖宫产术

    C. 积极控制心衰，同时行引产术

    D. 适量应用抗生素后继续妊娠

    E. 纠正心功能，等待自然临产

27. 重症肝炎者妊娠末期，经过积极治疗 24 小时后应采取的处置方式是

    A. 剖宫产结束妊娠　　　　　B. 保胎至自然分娩　　　　　C. 助产分娩

    D. 使用缩宫素催产　　　　　E. 胎头吸引术

28. 患者，女，66 岁，患有Ⅱ度子宫脱垂合并阴道前后壁膨出。行阴式子宫全切术加阴道前后壁修补术，术后护理措施正确的是

    A. 术后 3 天可以盆浴

    B. 保持外阴部的清洁、干燥

    C. 术后进普通饮食

    D. 术后安置于平卧位 1 天，次日起取半卧位

    E. 1 个月后可参加正常劳动

29. 患者，女，59 岁，绝经 2 年后阴道出血，无任何不适。妇科检查：宫颈糜烂、充血，子宫略大，附件（−）。阴道脱落细胞学检查为巴氏Ⅰ级。为进一步确诊，应选的检查是

    A. 血 CA125 测定　　　　　　B. 腹腔镜　　　　　　　　　C. 分段诊刮术

    D. 阴道镜　　　　　　　　　E. 阴道后穹窿穿刺术

30. 患者，女性，26 岁，孕妇，$G_2 P_0$，妊娠 35 周。血压 160/105 mmHg，下肢水肿

（＋＋），尿蛋白（＋）。经应用硫酸镁治疗后，血压逐渐下降。检查：孕妇反应迟钝，呼吸 12 次/分，膝反射消失。首选的治疗药物是

A. 地西泮   B. 哌替啶   C. 盐酸氯丙嗪

D. 盐酸异丙嗪   E. 葡萄糖酸钙

31. 患者，女性，35 岁，继发不孕 4 年，月经后 3 天突然寒战、高热、下腹疼痛，体温 39.9 ℃。妇科检查：宫颈充血，有脓性分泌物，子宫稍增大并伴压痛，双侧附件增厚并伴压痛。下列诊断可能性最大的是

A. 子宫内膜异位症   B. 急性阑尾炎   C. 急性盆腔炎

D. 急性宫颈炎   E. 输卵管积脓

32. 患者，女性，37 岁，主诉近半年来同房时有接触性出血；阴道流水较多，像米汤样，颜色有时白、有时红，伴有腥臭味。具有这些典型症状的疾病是

A. 子宫肌瘤   B. 子宫颈癌   C. 子宫内膜癌

D. 卵巢肿瘤   E. 子宫内膜异位症

33. 患者，女性，36 岁，近年来月经为 9～10 天/30～35 天，经量多，基础体温呈双相型，但下降缓慢。为明确诊断需要施行刮宫术，手术时间应安排在

A. 月经来潮前 1 周   B. 月经来潮 12 小时内   C. 月经来潮 24 小时内

D. 月经第 3 天   E. 月经第 5 天

34. 患者，女性，28 岁，宫内妊娠 40 周，下腹胀痛 7 小时，加剧 1 小时，阴道流水 3 小时而入院。阴道口可见胎儿一手娩出，听胎心 165 次/分，脐水平部可扪及一凹陷，压痛（＋），肛查宫口开大 4 cm。此时最恰当的处理是

A. 等待自然分娩   B. 将胎手回缩后行内侧转术

C. 产钳助产   D. 立即行剖宫产术

E. 行胎头吸引术结束分娩

B 型题

（35～36 题共用备选答案）

A. 月经周期正常，但经期延长   B. 月经间隔时间正常，经期流血时间长

C. 月经周期、经期、月经量都不正常   D. 突然大量出血，并发痛经

E. 月经周期无规律

35. 子宫内膜不规则脱落的月经特征是

36. 无排卵型功血的月经特征是

（37～39 题共用备选答案）

A. 漏吸   B. 子宫穿孔   C. 吸宫不全

D. 术后感染   E. 人工流产综合征

37. 人流术中，受术者突感剧烈下腹痛，考虑为

38. 吸宫时出现面色苍白、出冷汗、心率慢、血压下降，考虑为

39. 术后腹痛、发热，子宫及附件区压痛，考虑为

(40~42 题共用备选答案)

    A. 增多的淡黄色白带　　　B. 凝乳块状白带　　　C. 脓样白带

    D. 淘米水样白带，伴恶臭　　E. 灰黄色泡沫状稀薄白带

40. 外阴阴道假丝酵母菌病的特征是

41. 滴虫性阴道炎的特征是

42. 老年性阴道炎的特征是

(43~44 题共用备选答案)

    A. 葡萄胎清宫术后半年之内　B. 足月分娩之后　　　C. 妊娠期间

    D. 葡萄胎清宫术后 1 年之内　E. 妊娠初期

43. 侵蚀性葡萄胎可发生于

44. 绒毛膜癌可发生于

(45~47 题共用备选答案)

    A. 4 小时　　　　　　　　B. 12 小时　　　　　　C. 48 小时

    D. 24 小时　　　　　　　E. 6 小时

45. 外阴癌手术后伤口加压包扎需

46. 妇科手术后采取半坐卧位需

47. 妇科手术后恢复正常肠蠕动需

答案与解析

1. C。**解析：** 不孕症进行诊刮时，应选择月经来临前或月经来潮 12 小时内，以便判断有无排卵。

2. E。**解析：** 双胎妊娠一般会出现早产。

3. A。**解析：** 慢性子宫颈炎主要症状为阴道分泌物增多。

4. E。**解析：** 协调性宫缩乏力者宫口开大 3 cm 后，应行人工破膜。

5. C。**解析：** 葡萄胎患者避孕方法宜首选阴茎套，一般不选用宫内节育器，以免造成子宫穿孔或混淆子宫出血的原因；含有雌激素的避孕药可能促进滋养细胞生长，因此不选择。

6. C。**解析：** 孕 7 周以内适用于药物流产；孕 10 周以内适用于人工流产负压吸引术，孕 11~14 周需用钳刮术终止妊娠。

7. A。**解析：** 经腹输卵管结扎术时机选择：非孕妇女最好是月经结束后 3~4 天；自然流产者月经复潮后，分娩后 24 小时内，剖宫产同时；哺乳期或闭经妇女应排除早孕后再行手术。

8. D。**解析：** 妊娠期高血压疾病患者食盐不必严格控制，但全身水肿的孕妇应限制食盐入量，每日限盐 5 g 左右。

9. A。**解析：** 葡萄胎患者子宫大于 12 孕周或一次刮净有困难时，可于 1 周后行第二次刮

官。每次刮宫的刮出物必须送病理学检查。

10. D。**解析：**纠正休克、及时终止妊娠是处理胎盘早剥的原则。病人入院时，情况危重，现处于休克状态，应积极补充血容量，及时输入新鲜血液，尽快改善病人状况。胎盘早剥一旦确诊，必须及时根据病情采取剖宫产或经阴道分娩以尽快终止妊娠。

11. B。**解析：**臀位助产：当胎臀自然娩出至脐部后，胎肩及后出胎头由接产者协助娩出。脐部娩出后，应在 2～3 分钟娩出胎头，最长不能超过 8 分钟。后出胎头协助娩出用单叶产钳效果佳。臀牵引术对胎儿损伤大，目前已禁止使用。

12. B。**解析：**产妇临产后须注意膀胱充盈情况，保持大、小便通畅，指导产妇应每 2～4 小时排尿一次，避免膀胱过度充盈影响子宫收缩及胎先露的下降；产妇膀胱充盈但无法排尿时应给予导尿。

13. D。**解析：**如"足月产 1 次，无早产，流产 2 次，现存子女 1 人"，可简写为"1－0－2－1"或用"孕 3 产 1"表示。

14. C。**解析：**外阴阴道假丝酵母菌病患者小阴唇内侧、阴道黏膜红肿并附着白色块状薄膜，容易剥离，其下为糜烂及溃疡。

15. A。**解析：**葡萄胎清宫术后必须每周查血或尿 HCG 1 次，直到阴性；以后每个月查 1 次，半年以后每 6 个月查 1 次；总计至少随访 2 年。

16. A。**解析：**侵蚀性葡萄胎最常见的转移部位是肺，其次是阴道、子宫旁，脑转移较少见。

17. B。**解析：**药物流产适用于妊娠 7 周内者。

18. E。**解析：**经腹输卵管结扎术病人术后密切观察体温、脉搏及有无腹痛等；保持伤口敷料干燥、清洁，以免感染；无并发症者术后 3 天拆线；鼓励早日下床活动，术后休息 3～4 周，禁止性生活 1 个月。

19. B。**解析：**输卵管通液术准备注射用生理盐水 20 ml，庆大霉素、地塞米松各 1 支。

20. B。**解析：**输卵管妊娠流产多见于妊娠 8～12 周的输卵管壶腹部妊娠。输卵管妊娠破裂多见于妊娠 6 周左右的输卵管峡部妊娠。

21. E。**解析：**术者将左手示、中指伸入胎头先露和阴道侧壁之间，以保护胎儿并指示切口位置，右手持剪刀自会阴后联合向左下方与正中线呈 45°～60°，在宫缩时剪开会阴全层，切口长 3～5 cm，局部压迫或结扎止血。

22. E。**解析：**子宫内膜癌阴道流血表现为不规则阴道流血，量一般不多。绝经后出现阴道流血为其典型症状；未绝经者表现为月经量增多、月经期延长或 2 次月经间期出血。

23. B。**解析：**人工剥离胎盘术后，密切观察子宫收缩和阴道流血情况，对宫缩不良者应及时按摩子宫并注射宫缩剂。

24. D。**解析：**剖宫产术后 6 周内禁止性生活，术后 42 日复查。

25. A。**解析：**本例患者先兆早产，既往多次早产史，目前应抑制宫缩，用激素促进胎儿肺成熟，尽量延长孕周。

26. B。**解析：**心功能Ⅲ级的妊娠 12 周后初产妇应施行剖宫产以尽快终止妊娠，已有心衰时应控制心衰同时施行手术。

27. A。解析：重症肝炎者妊娠末期，经过积极治疗 24 小时后，宜以剖宫产结束妊娠。分娩期应备新鲜血液，缩短第二产程，并注意防止肝炎病毒母婴传播及产后出血。产褥期应用对肝脏损害较小的广谱抗生素，预防产褥感染。

28. B。解析：术后每日用流动的清水进行外阴冲洗，禁止使用酸性或碱性等刺激性药液；阴式子宫全切术后，禁盆浴 3 个月，术后当日禁饮食；术后休息 3 个月，不能从事重体力劳动。

29. C。解析：子宫异常出血怀疑恶变者，应行分段诊刮术。

30. E。解析：患者硫酸镁中毒，应用葡萄糖酸钙拮抗。10% 葡萄糖酸钙 10 ml 缓慢静脉推注，宜在 3 分钟以上推完，必要时可每小时重复一次，但 24 小时内不超过 8 次。

31. C。解析：依据题干所述症状和体征，判断患者为急性盆腔炎，须尽快给予抗生素治疗。

32. B。解析：接触性出血，阴道排液增多，如米汤样，这些是宫颈癌的典型症状。

33. E。解析：本例患者基础体温呈双相型，但下降缓慢，提示黄体萎缩不全，应在月经期第 5～6 日刮宫，能见到呈分泌反应的子宫内膜即可诊断。子宫内膜病理表现为混合型，新的增生期内膜和残留的分泌期内膜及出血、坏死组织同时存在。

34. D。解析：阴道口可见胎儿一手娩出提示肩先露，脐水平部可扪及一凹陷提示病理性缩复环，考虑先兆子宫破裂，因此应立即行剖宫产术。

35～36. A、C。解析：（1）子宫内膜不规则脱落者表现为月经周期正常，但因子宫内膜不规则脱落，导致经期延长，常可达 9～10 天。（2）无排卵型功血的月经特征是：月经周期紊乱，经期长短不一，出血量时多时少。

37～39. B、E、D。解析：（1）人流术中，受术者突感剧烈下腹痛，提示子宫穿孔，需立即停止手术，给予缩宫素和抗生素，并严密观察受术者的生命体征，有无阴道流血及腹腔内出血征象。必要时行剖腹探查术。（2）人工流产综合征是由于子宫体、宫颈受机械性刺激造成迷走神经兴奋，引起冠状动脉痉挛、心脏传导功能障碍所致。（3）术后感染多因吸宫不全或流产后过早恢复性生活导致，病人需卧床休息，采用全身性支持疗法，积极抗感染。

40～42. B、E、A。解析：阴道炎分类、临床特征及治疗：

阴道炎类型	病因	白带特点	治疗
滴虫性阴道炎	阴道毛滴虫	稀薄泡沫状	0.5% 醋酸或 1% 乳酸溶液阴道灌洗；性伴侣治疗
外阴阴道假丝酵母菌病	白色假丝酵母菌	干酪样或豆渣样或凝乳块状	2%～4% 碳酸氢钠阴道灌洗或坐浴；性伴侣治疗
老年性阴道炎	雌激素水平降低，乳酸杆菌减少，阴道 pH 上升	分泌物稀薄，呈淡黄色	0.5% 醋酸或 1% 乳酸溶液阴道灌洗；雌激素替代疗法
细菌性阴道炎	育龄妇女最常见，阴道内菌群失调	臭味或鱼腥味	甲硝唑连续治疗 7 天；性伴侣治疗

43～44. A、B。**解析**：侵蚀性葡萄胎病人均有葡萄胎的病史，一般发生在葡萄胎清宫术后6个月以内。绒毛膜癌继发于葡萄胎发病1年以上者，也常发生于流产或足月产后。

45～47. D、B、C。**解析**：（1）外阴癌手术后外阴及腹股沟伤口加压包扎24小时，放置沙袋4～8小时，注意观察伤口敷料有无渗血。保持局部清洁，每日用碘伏溶液擦洗2次。（2）妇科手术后采取半坐卧位12小时可以减轻切口张力，使感染局限。（3）妇科手术通常术后48小时可恢复正常肠蠕动，一经排气，腹胀可减轻。

 **儿科护理学**

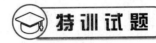

第一章　新生儿和患病新生儿的护理

1. 某新生儿，出生1分钟Apgar评分为3分，首要的抢救措施是

    A. 人工呼吸　　　　　　　B. 胸外按压　　　　　　　C. 清理呼吸道

    D. 5%碳酸氢钠脐静脉注入　E. 保暖

2. 新生儿窒息的复苏步骤不包括

    A. 清理呼吸道、建立呼吸　B. 维持正常循环　　　　　C. 药物治疗

    D. 评价　　　　　　　　　E. 预防感染

3. 新生儿缺氧缺血性脑病脑水肿严重时应选用

    A. 25%葡萄糖　　　　　　B. 10%氯化钠　　　　　　C. 呋塞米

    D. 地塞米松　　　　　　　E. 20%甘露醇

4. 足月儿，出生后9天黄疸加重，体温不升，拒奶，呕吐，精神萎靡，前囟平，面色发灰。心、肺检查未见异常，脐带已脱落，脐窝有少许脓性分泌物，肝肋下2cm、质软，脾肋下1cm。为明确诊断，最有意义的检查是

    A. 血型　　　　　　　　　B. 血常规　　　　　　　　C. 尿常规

    D. 血培养　　　　　　　　E. 血清胆红素

5. 诊断新生儿肺透明膜病较有意义的检查是

    A. 血胆红素测定　　　　　B. 胃液振荡试验　　　　　C. 血常规检查

    D. 肝功能检查　　　　　　E. 血液培养

6. 新生儿胎粪吸入性肺炎X线显示的征象是

    A. 两肺大片状阴影　　　　B. 肺门哑铃状阴影　　　　C. 两肺密布钙化点

    D. 两肺肺气肿　　　　　　E. 两肺肺不张

7. 诊断新生儿败血症最有意义的检查是

    A. 血胆红素测定　　　　　B. 胃液振荡试验　　　　　C. 血常规检查

    D. 肝功能检查　　　　　　E. 血液培养

8. 患儿，女，出生后2天，体温38.1℃，吃奶好，精神萎靡。血常规：白细胞计数25×10^9/L。诊断为新生儿败血症。对于该患儿的治疗，正确的是

A. 做血培养，等待结果，然后选用有效抗生素

B. 选用一种抗生素，避免发生菌群失调

C. 血培养阴性，病情好转即可停药

D. 血培养阳性，疗程至少需要5~7天

E. 若患儿出现并发症，则需治疗3周以上

9. 新生儿寒冷损伤综合征复温的原则是

A. 迅速复温   B. 先快后慢   C. 先慢后快

D. 逐步复温   E. 4~8h内体温恢复正常

答案与解析

1. **C。解析：** 新生儿Apgar评分为3分，为重度窒息，需及时复苏。"ABCDE"复苏方案——"A"：清理呼吸道；"B"：建立呼吸，增加通气；"C"：维持正常循环，保证足够心排出量；"D"：药物治疗；"E"：评价。以前三项最重要，其中"清理呼吸道"（"A"）是根本，"建立呼吸"（"B"）是关键，"维持正常循环"（"C"）贯穿于整个复苏过程。结合本题选项，正确答案是C项。

2. **E。解析：** 同第1题。

3. **E。解析：** 新生儿缺氧缺血性脑病脑水肿时可用呋塞米静脉推注，严重者用20%甘露醇，故本题选择E项，注意排除干扰项C。

4. **D。解析：** 足月儿出生9天后黄疸加重，结合患儿体温不升、肝脾肿大、脐窝有少许脓性分泌物（"题眼"）等表现，可判断为新生儿败血症导致黄疸，因此最有意义的检查是血培养。

5. **B。解析：** 诊断新生儿肺透明膜病的检查有羊水检查、胃液振荡试验、肺部X线检查。

6. **D。解析：** 新生儿胎粪吸入性肺炎X线显示两侧肺纹理增粗伴有肺气肿。

7. **E。解析：** 新生儿败血症是指病原体侵入新生儿血液循环造成的全身感染中毒性反应，最有意义的检查是血液培养。

8. **E。解析：** 怀疑败血症的新生儿，不必等血培养结果即应尽早使用抗生素。病原菌未明确前可结合当地菌种流行病学特点和耐药菌株情况选择两种抗生素进行经验性联合抗感染治疗；病原菌明确后根据药敏试验结果选择用药。血培养阴性，抗生素治疗后病情好转者应继续治疗5~7天；血培养阳性，疗程至少需要10~14天；有并发症者需治疗3周以上。

9. **D。解析：** 新生儿寒冷损伤综合征复温的原则是循序渐进，逐步复温。一般于12~24h内体温恢复正常。

第二章 营养性疾病患儿的护理

1. 早期确定营养不良的重要检查是

A. 生长激素水平测定   B. 血清球蛋白浓度测定   C. 血清胆固醇浓度测定

D. 血清胆碱酯酶活性测定 　　　 E. 胰岛素样生长因子－1水平测定

2. 小儿肥胖症主要的治疗手段是

　　A. 不控制食物总量的摄入 　　　　　　B. 培养良好的饮食习惯

　　C. 控制饮食，进行有效的运动 　　　　D. 解除患儿的心理负担

　　E. 多吃饱腹感明显的食物以控制摄食总量

3. 小儿肥胖症减轻体重的重要手段是

　　A. 少量多餐 　　　　　　　　B. 运动疗法 　　　　　　　　C. 心理治疗

　　D. 药物治疗 　　　　　　　　E. 高蛋白饮食

（4~5题共用题干）

　　某新生儿家长向护士咨询如何服用维生素D预防佝偻病，护士为新生儿家长进行健康指导。

4. 小儿开始服用维生素D的时间是

　　A. 出生后立即 　　　　　　　B. 出生后2周 　　　　　　　C. 出生后2月

　　D. 出生后4月 　　　　　　　E. 出生后半年

5. 每日服用维生素D的剂量是

　　A. 100IU 　　　　　　　　　B. 200IU 　　　　　　　　　C. 300IU

　　D. 400IU 　　　　　　　　　E. 1000IU

6. 维生素D缺乏性手足搐搦症患儿使用钙剂时，静脉推注时间应

　　A. 小于10分钟 　　　　　　　B. 大于10分钟 　　　　　　　C. 小于5分钟

　　D. 大于5分钟 　　　　　　　E. 大于3分钟

7. 维生素D缺乏性手足抽搐症发作时，急救处理首选

　　A. 葡萄糖酸钙静脉滴注 　　　B. 甘露醇快速静脉滴注 　　　C. 维生素D_3肌内注射

　　D. 高浓度氧面罩吸入 　　　　E. 地西泮肌内注射

8. 患儿，女，7个月，因"反复发作性抽搐2天"就诊。足月顺产，人工喂养，户外活动少。最可能的诊断是

　　A. 维生素D缺乏性佝偻病 　　B. 原发性癫痫 　　　　　　　C. 缺氧缺血性脑病

　　D. 颅内感染 　　　　　　　　E. 维生素D缺乏性手足搐搦症

答案与解析

1. E。**解析：**早期确定营养不良的重要检查是胰岛素样生长因子－1水平测定。胰岛素样生长因子－1的改变出现在身高（长）、体重等体格发育指标异常前，且不受肝功能的影响，是早期确定营养不良的较好指标。血清蛋白浓度降低是营养不良患者辅助检查中最突出的表现，但由于其半衰期较长，因此不够灵敏。

2. C。**解析：**小儿肥胖症主要采取控制饮食、加强运动的治疗原则。

3. B。**解析：**运动疗法是减轻肥胖者体重的重要手段。

4. B。**解析：**足月儿预防维生素D缺乏性佝偻病应于出生后2周开始补充。早产儿、低出

生体重儿、双胎儿于出生后1周开始补充。

5. D。**解析：** 足月儿预防维生素D缺乏性佝偻病应补充维生素D 400IU/d直至2岁。早产儿、低出生体重儿、双胎儿补充维生素D 800IU/d，3个月后改为上述预防量。

6. B。**解析：** 维生素D缺乏性手足搐搦症患儿使用钙剂时，常用10%葡萄糖酸钙5～10ml，以10%葡萄糖溶液稀释1～3倍后缓慢静脉推注（10分钟以上）或静脉滴注，惊厥反复发作时可每日注射2～3次。

7. E。**解析：** 维生素D缺乏性手足抽搐症发作时，应迅速控制惊厥或喉痉挛，可用苯巴比妥、水合氯醛或地西泮迅速控制症状，保持呼吸道通畅，必要时行气管插管。随后遵医嘱给予10%葡萄糖酸钙缓慢静脉推注或滴注。

8. E。**解析：** 本病例中，患儿出现手足抽搐，人工喂养，而且户外活动少，缺乏阳光照射，考虑为"维生素D缺乏性手足搐搦症"（E正确）。维生素D缺乏性佝偻病患儿主要表现为不同程度的骨骼畸形等，不伴有抽搐（A排除）。原发性癫痫指除遗传因素外不具有潜在神经系统器质性病因的癫痫（B排除）。新生儿缺氧缺血性脑病是围生期新生儿因缺氧引起的脑部病变，常见于各种原因导致的胎儿宫内窘迫，如脐带绕颈、羊水异常等；也常见于分娩过程及出生后的窒息缺氧。本病例中患儿足月顺产，排除C选项。颅内感染指某种感染病原体引起的颅内炎症，颅内的脑实质、脑膜及脑血管等均可被感染（D排除）。

第三章　消化系统疾病患儿的护理

1. 有关鹅口疮的治疗，错误的是

　　A. 2%碳酸氢钠溶液清洗口腔　　B. 积极治疗原发病　　　　　C. 局部涂龙胆紫

　　D. 加大抗生素剂量　　　　　　　E. 局部涂制霉菌素

2. 患儿，3个月，腹泻2日，呈黄绿色稀便，有奶瓣和泡沫，为纠正轻度脱水，应选择

　　A. 少量多次饮温开水　　　　　　B. 少量多次给予糖水　　　　C. 静脉补充林格液

　　D. 少量多次喂服ORS液　　　　　E. 静脉补充10%葡萄糖溶液

3. ORS（口服补液盐）液的成分中电解质含量最多的是

　　A. 氯化钠　　　　　　　　　　　B. 氯化钾　　　　　　　　　　C. 氯化钙

　　D. 葡萄糖　　　　　　　　　　　E. 碳酸氢钠

（4～6题共用题干）

　　女婴，8个月，水样便3天，10余次/日，呕吐3～4次/日，尿量少。查体：体重8kg，眼窝凹陷，皮肤弹性差，四肢尚暖，血钠125mmol/L。

4. 该患儿最可能的护理诊断是

　　A. 轻度低渗性脱水　　　　　　　B. 重度低渗性脱水　　　　　　C. 中度低渗性脱水

　　D. 中度等渗性脱水　　　　　　　E. 轻度等渗性脱水

5. 第一天补液总量是

    A. 80～100ml/kg   B. 150～180ml/kg   C. 100～120ml/kg

    D. 120～150ml/kg   E. 60～80ml/kg

6. 第一天补充液体的种类是

    A. 2/3 张含钠液   B. 1/4 张含钠液   C. 1/2 张含钠液

    D. 1/3 张含钠液   E. 等张含钠液

7. 小儿腹泻致重度低渗性脱水，伴有周围循环衰竭，第一天补液，首先用哪种液体

    A. 2∶1 含钠液   B. 2∶3∶1 含钠液   C. 3∶2∶1 含钠液

    D. 4∶3∶2 含钠液   E. 2∶6∶1 含钠液

（8～10 题共用题干）

    女婴，10 个月，腹泻伴呕吐 5 天。大便 10 余次/日，呈蛋花汤样，呕吐 2～3 次/日，尿量减少。查体：体重 8kg，眼窝凹陷，皮肤弹性差，四肢尚暖。实验室检查：血钠 155mmol/L，粪便镜检 WBC 0～2 个/HP。

8. 患儿可能的护理诊断是

    A. 轮状病毒肠炎   B. 金黄色葡萄球菌肠炎   C. 空肠弯曲菌肠炎

    D. 抗生素相关性腹泻   E. 真菌性肠炎

9. 该患儿腹泻致脱水的程度与性质是

    A. 重度低渗性脱水   B. 中度等渗性脱水   C. 中度高渗性脱水

    D. 轻度低渗性脱水   E. 轻度等渗性脱水

10. 第一天补液所采用的液体种类是

    A. 1/4 张含钠液   B. 1/3 张含钠液   C. 1/2 张含钠液

    D. 2/3 张含钠液   E. 等张含钠液

11. 营养不良伴腹泻的补液，正确的是

    A. 电解质浓度不宜过高   B. 应尽量口服

    C. 补液总量计算后，减少总量的 1/3   D. 无明显损失，短期不补钾

    E. 输液速度要快

12. 患儿，男，34 个月，看护其的奶奶现患活动性肺结核。该患儿目前无临床症状，未接种过卡介苗，结核菌素试验阳性。按照小儿结核病预防的原则，正确的处理措施是

    A. 隔离   B. 密切随访观察   C. 重新做结核菌素试验

    D. 可用异烟肼预防性服药   E. 不用做任何处理

13. 判断腹泻患儿脱水性质的主要检查是

    A. 血清钙   B. 血清钾   C. 血清钠

    D. 血清镁   E. CO_2 结合力

（14～15 题共用备选答案）

    A. 1 周以内   B. 2 周以内   C. 2 周至 2 个月

D. 2个月以上　　　　　E. 半年以上

14. 迁延性腹泻的病程为

15. 慢性腹泻的病程为

答案与解析

1. D。**解析**：鹅口疮为白色念珠菌感染所致，治疗时应积极治疗原发病（B排除）、对症治疗（保持口腔清洁、局部涂药）、控制感染、注意水分及营养的补充。鹅口疮可用2%碳酸氢钠溶液清洗，以饭后1小时清洗为宜（A排除）；可局部涂抹10万~20万U/ml制霉菌素-鱼肝油混合液或龙胆紫（C、E排除）。鹅口疮一般不需口服抗真菌药，可口服微生态制剂，纠正肠道菌群失调，抑制真菌生长，若加大抗生素剂量会导致菌群失调而加重病情（D错误）。

2. D。**解析**：结合患儿临床表现，考虑为小儿轻型腹泻导致的轻度脱水，此时应选择口服补液，宜选择补充溶液张力为2/3的ORS液，超过24小时未饮用完应弃去。小儿腹泻补液方案如下表：

补液方式	适应证	治疗原则
口服补液	轻、中度脱水，无明显呕吐者	口服补液盐（ORS）溶液张力为2/3，总渗透压为245mmol/L；超过24小时未饮用完应弃去
静脉补液	中度以上脱水，呕吐或腹胀明显者	先快后慢、先浓后淡、先盐后糖、见尿补钾

3. A。**解析**：ORS的配方为：氯化钠3.5g，碳酸氢钠2.5g，氯化钾1.5g，葡萄糖20g。故选A。注意葡萄糖化学式为$C_6H_{12}O_6$，无张力，不属于电解质。

4. C。**解析**：根据题干所述"尿量少，眼窝凹陷，皮肤弹性差，四肢尚暖"可知为中度脱水，"血钠125mmol/L"可知为低渗性脱水。

5. D。**解析**：中度脱水第一天补液量为120~150ml/kg。

6. A。**解析**：低渗性脱水补高张溶液，结合选项，只有选项A是高张溶液。

7. A。**解析**：伴有周围循环衰竭的重度低渗性脱水首选2∶1含钠液。

8. A。**解析**：根据题干所述"大便10余次/日，呈蛋花汤样"可知为轮状病毒肠炎。

9. C。**解析**：根据题干所述"尿量减少，眼窝凹陷，皮肤弹性差，四肢尚暖；血钠155mmol/L"可知为中度高渗性脱水。

10. B。**解析**：高渗性脱水补低张溶液，即1/3张含钠液。

11. C。**解析**：由于皮下脂肪少，在估计脱水程度时多易估计偏高，故补液总量按体重计算后，应减少总量的1/3为宜，用2/3张含钠液补充。

12. D。**解析**：对于结核菌素试验阳性且与病人密切接触、结核菌素试验新近转为阳性的儿童可服用异烟肼进行抗结核药物预防。

13. C。**解析**：根据水、电解质丢失的比例不同而造成等渗性脱水、低渗性脱水和高渗性脱水。其中钠是细胞外液的主要阳离子，对维持细胞外液的渗透压和容量发挥重要作用。

故判断患儿脱水性质的主要检查是血清钠浓度测定，血清钠高于 145 mmol/L 为高渗性脱水、在正常范围（135～145 mmol/L）为等渗性脱水、低于 135 mmol/L 为低渗性脱水。

14～15. C、D。**解析**：根据病程，腹泻可分为急性腹泻（病程在 2 周以内）、迁延性腹泻（病程在 2 周至 2 个月）和慢性腹泻（病程在 2 个月以上）。

第四章　呼吸系统疾病患儿的护理

1. 支气管肺炎区别于支气管炎的关键是
   A. 咳嗽、气促　　　　　　　B. 发热、频咳　　　　　　　C. 呼吸音减弱
   D. 白细胞增高　　　　　　　E. 两肺细湿啰音

2. 肺炎患儿静脉给予抗生素，用药时间应持续至体温正常后
   A. 1～2 天　　　　　　　　　B. 3～4 天　　　　　　　　　C. 3～5 天
   D. 5～7 天　　　　　　　　　E. 8～10 天

3. 患儿，女，6 个月，高热，中毒症状明显，呻吟，双肺有中、细湿啰音，诊断为支气管肺炎，其抗生素应用须持续至体温正常后
   A. 1～2 天　　　　　　　　　B. 3～4 天　　　　　　　　　C. 5～7 天
   D. 8～10 天　　　　　　　　 E. 11～14 天

答案与解析

1. E。**解析**：支气管肺炎以肺组织的炎症为主，支气管炎为支气管黏膜的急性炎症，因此区别的关键是有无两肺细湿啰音。

2. D。**解析**：小儿肺炎抗生素用药时间应持续至体温正常后 5～7 日，临床症状消失后 3 日。小儿肺炎控制感染应根据不同病原体选用敏感抗生素，使用原则为早期、联合、足量、足疗程。

3. C。**解析**：支气管肺炎患儿抗生素用药时间应持续至体温正常后 5～7 日，临床症状消失后 3 日。

第五章　血液系统疾病患儿的护理

1. 缺铁性贫血患儿应用铁剂治疗，最先出现的血液改变是
   A. 血红蛋白增加　　　　　　B. 皮肤苍白消失　　　　　　C. 网织红细胞增加
   D. 头晕、乏力症状消失　　　E. 肝、脾恢复正常大小

2. 患儿，女，4 岁，面色苍白。辅助检查示：Hb85g/L，血清铁蛋白减少。诊断为小细胞低色素性贫血。对该患儿应用铁剂治疗时，错误的做法是
   A. 应从小剂量开始，逐渐增加到全量　　　B. 为减少对胃的刺激，应在两餐之间服用
   C. 为促进铁的吸收，可与果汁同服　　　　D. 为促进铁的吸收，可与牛奶同服

E. 为防止牙齿被染黑，服药后应漱口

3. 缺铁性贫血患儿血液检查特点是

A. 红细胞数减少较血红蛋白降低明显　　B. 网织红细胞减少

C. 血清铁蛋白增多　　D. 血清总铁结合力下降

E. 红细胞中央淡染区扩大

答案与解析

1. C。**解析：** 应用铁剂治疗最先出现的血液改变是网织红细胞增加，用药 2 ~ 3 日后，网织红细胞开始上升，5 ~ 7 日达高峰；1 ~ 2 周后血红蛋白逐渐上升。

2. D。**解析：** 患儿诊断为小细胞低色素性贫血，即营养性缺铁性贫血，应用铁剂治疗。铁剂治疗的注意事项：①在两餐之间或餐后服用（B 排除）。②可与维生素 C、果汁等同服，促进铁吸收（C 排除）。③牛奶、茶、蛋类、抗酸药物等可抑制铁的吸收，应避免与含铁食物或药物同服（D 错误）。④用吸管服药，服药后漱口，以防牙齿被染黑（E 排除）。⑤口服铁剂可致胃肠道反应，宜从小剂量开始，逐渐增加到全量（A 排除）。⑥药物应妥善存放，以免误服过量而致中毒。⑦注射铁剂宜予深部肌内注射，抽药和给药必须使用不同的针头。

3. E。**解析：** 缺铁性贫血患儿的血液检查特点如下。①血常规与血涂片：血红蛋白降低较红细胞数减少明显，呈小细胞低色素性贫血。血涂片可见红细胞大小不等，以小细胞为多，中央淡染区扩大（E 正确）。网织红细胞正常或轻度增高。白细胞、血小板多正常。②骨髓象：红细胞系统增生活跃，以中、晚幼红细胞增生为主，各期红细胞均较小，细胞质发育落后于细胞核。粒细胞系和巨核细胞系一般无明显异常。③铁代谢检查：血清铁降低，总铁结合力升高，血清铁蛋白降低；血清铁蛋白检查可准确反映体内贮存铁情况，能作为缺铁的敏感性测定依据。

第六章　泌尿系统疾病患儿的护理

患儿，男，8 岁，因眼睑水肿伴有头痛、头晕入院。尿蛋白（＋＋），血压 130/90mmHg。初诊为：急性肾小球肾炎。下列处理最重要的是

A. 无盐饮食　　B. 低蛋白饮食　　C. 利尿、消肿、降压

D. 记出入液量　　E. 肌注青霉素

答案与解析

C。**解析：** 急性肾小球肾炎患儿的治疗主要是休息和对症治疗，包括利尿、消肿、降压。

第七章　神经系统疾病患儿的护理

1. 患者，男，7 个月，发热、咳嗽 5 天，呕吐 2 天，抽搐 1 天。嗜睡，前囟饱满，双肺少

许细湿啰音，克氏征（－）、布氏征（－）。血白细胞计数 $17 \times 10^9/L$，中性粒细胞百分比 0.66，淋巴细胞 0.34；脑脊液浑浊，白细胞数 $1000 \times 10^6/L$，中性粒细胞为多，蛋白质 2g/L，糖 2.3mmol/L，氯化物 105mmol/L。最可能的诊断是

A. 化脓性脑膜炎 B. 病毒性脑膜炎 C. 结核性脑膜炎

D. 中毒性脑病 E. 脑性瘫痪

2. 治疗肺炎链球菌所致小儿化脓性脑膜炎，病原菌明确后，使用敏感性抗生素的时间至少是

A. 7～10 天 B. 10～14 天 C. 2～3 周

D. 4～5 周 E. 5～6 周

（3～5 题共用题十）

患儿，男，6 个月，吐奶、拒食、嗜睡 2 天。查体：面色青灰，前囟紧张，脐部少许脓性分泌物。

3. 该患儿最可能的医疗诊断是

A. 病毒性脑炎 B. 化脓性脑膜炎 C. 脑脓肿

D. 颅内出血 E. 脐炎

4. 为确诊最重要的检查是

A. 血常规 B. 尿常规 C. 脑脊液检查

D. 脑 CT E. 脐分泌物培养

5. 该检查后患儿的护理措施哪项错误

A. 术后 2 小时可抱起喂奶 B. 密切观察生命体征 C. 去枕平卧 6 小时

D. 观察局部有无出血现象 E. 如颅压增高，可按医嘱使用脱水剂

6. 患儿，女，3 个月，因发热、惊厥 1 天入院。查体：克氏征、布氏征阳性。腰穿脑脊液外观透明，白细胞计数 $50 \times 10^6/L$，以淋巴细胞为主；潘氏试验（－），糖 4.5mmol/L，氯化物 120mmol/L。最可能的病因是

A. 病毒性脑膜炎 B. 结核性脑膜炎 C. 化脓性脑膜炎

D. 流行性乙型脑炎 E. 急性感染性多发性神经根神经炎

7. 脑瘫患儿康复治疗的重点是

A. 呼吸功能维持 B. 皮肤护理 C. 营养支持

D. 预防感染 E. 功能训练

8. 患儿，男，5 岁，幼儿园老师反映上课时不停摇椅，多跑动，不专心，不能完成手工作业，但智力正常。最可能的诊断是

A. 脑性瘫痪 B. 注意缺陷多动障碍 C. 多发性神经根神经炎

D. 癫痫失神发作 E. 大脑发育不全

9. 关于急性颅内压增高患儿的临床表现，正确的叙述是

A. 晨起头痛较轻 B. 婴儿发病早期头痛明显

C. 早期表现为血压降低，继而脉率增快 D. 晨起呕吐不明显

E. 上视丘受压可产生"落日眼"征

10. 关于注意缺陷多动障碍的叙述，不正确的是
    A. 临床主要症状为注意力缺陷和活动过度
    B. 可能是一种多基因的遗传性疾病
    C. 大多伴有语言发育迟缓和智力低下
    D. 6 岁以下及青春期以后原则上不用药
    E. 患儿情绪不稳、任性冲动

答案与解析

1. A。**解析**：患儿前囟饱满，脑脊液浑浊，白细胞数 1000×10^6/L，中性粒细胞为多，可考虑为化脓性脑膜炎。

2. B。**解析**：对肺炎链球菌和流感嗜血杆菌脑膜炎，其抗生素疗程应是 10～14 天；脑膜炎双球菌者 7～10 天；金黄色葡萄球菌和革兰阴性杆菌脑膜炎应予 21 天以上。

3. B。**解析**：患儿脐部少许脓性分泌物，提示有脐部感染，出现前囟紧张、嗜睡等神经系统症状，考虑最可能为化脓性脑膜炎，病原菌侵入途径为脐部感染。

4. C。**解析**：确诊化脓性脑膜炎最重要的检查是脑脊液检查。脑脊液检查特点为：压力增高，外观浑浊似米汤样；白细胞总数显著增多（高达 1000×10^6/L），分类以中性粒细胞为主；糖含量常有明显降低，蛋白质显著增高。

5. A。**解析**：采用排除法。脑脊液检查术后为防止发生头痛甚至脑疝等不良反应，应去枕平卧 6 小时（A 错误）。其他选项均正确。

6. A。**解析**：患儿脑脊液外观透明，白细胞轻度升高，1/3 淋巴细胞为主，氯化物和糖正常，结合患儿其他表现及体格检查，可判断患儿最可能为病毒性脑膜炎。

7. E。**解析**：脑瘫患儿康复治疗的重点是功能训练。

8. B。**解析**：结合患儿的表现，可诊断为注意缺陷多动障碍。

9. E。**解析**：急性颅内压增高临床表现主要是头痛、呕吐、意识障碍、惊厥、生命体征改变等。头痛一般晨起较重，哭闹、用力时可加重（A 错误）。婴儿因囟门未闭，对颅内压有一定的缓冲作用，故早期头痛不明显，仅见前囟紧张或隆起（B 错误）。呕吐是因呕吐中枢受刺激所致，晨起明显（D 错误）。早期表现为血压升高，继而脉率减慢（C 错误）。颅内高压时上视丘受压可产生上视受累，即"落日眼"征（E 正确）。

10. C。**解析**：注意缺陷多动障碍是以多动、注意力不集中、有攻击行为、参与事件能力差，但语言与智力基本正常为其特点的一组神经精神系统综合征（C 错误，为本题正确答案），患儿情绪不稳、任性冲动（E 排除）。发病原因尚不清楚，可能是一种多基因的遗传性疾病（B 排除）；同时可能与产前、产时、产后的轻度脑损伤有关。临床主要症状为注意力缺陷和活动过度（A 排除），两者多同时存在。治疗原则是除心理治疗和教育疏导外，有效治疗药物为中枢神经兴奋剂，如哌甲酯（利他林）、苯丙胺、匹莫林；用药从小剂量开始，白天早餐后一次性顿服，节假日停药，6 岁以下及青春期以后原则上不用药（D 排除）。

第八章 结缔组织疾病患儿的护理

1. 对风湿性心脏病患者进行健康指导的关键点是
   A. 加强体育锻炼
   B. 积极防治链球菌感染
   C. 育龄期女性患者妊娠前应咨询医生
   D. 低盐饮食
   E. 绝对卧床休息

2. 控制小儿风湿热复发首选的药物是
   A. 红霉素
   B. 氯霉素
   C. 链霉素
   D. 阿司匹林
   E. 长效青霉素

3. 患者，女性，36岁，反复发作皮肤瘀点、瘀斑伴月经量过多3个月来院就诊。查体：轻度贫血貌，周身皮肤可见散在瘀点，余无异常。鉴别特发性血小板减少性紫癜和过敏性紫癜的最有效检查是
   A. 束臂试验
   B. 骨髓象分析
   C. 凝血时间测定
   D. 细胞化学染色
   E. 血小板计数和形态分析

4. 患儿，女，6岁，因"无明显诱因出现下肢、臀部对称性皮肤紫癜，伴恶心、呕吐1周"就诊。查毛细血管脆性试验阳性，外周血白细胞计数、血小板计数、出血和凝血时间正常，骨髓检查正常。最可能的诊断是
   A. 过敏性紫癜
   B. 血友病
   C. 弥散性血管内凝血（DIC）
   D. 风湿性关节炎
   E. 特发性血小板减少性紫癜

（5~6题共用题干）
   11岁男童，因"双下肢皮肤出现紫红色出血点"来院就诊，经检查确诊为过敏性紫癜。

5. 目前该患儿双下肢及臀部出现大量紫癜，此时护士除应采取措施保护患儿皮肤外，还应当注意预防
   A. 心脏损害
   B. 体温过高
   C. 口唇干裂
   D. 消化道出血
   E. 淋巴结肿大

6. 近日该患儿主诉腹痛、恶心，同时发现大便变黑，其应当采取
   A. 禁食
   B. 半流食
   C. 无渣流食
   D. 低盐饮食
   E. 低蛋白饮食

7. 皮肤黏膜淋巴结综合征治疗时首选药物是
   A. 青霉素
   B. 阿司匹林
   C. 丙种球蛋白
   D. 双嘧达莫
   E. 辅酶A

8. 风湿热的主要表现不包括
   A. 心脏炎
   B. 环形红斑
   C. 舞蹈病
   D. 关节畸形
   E. 多发性关节炎

答案与解析

1. B。**解析**：风湿性心脏病的发病与 A 组乙型溶血性链球菌有密切关系，积极防治链球菌感染是预防本病的关键。

2. E。**解析**：控制小儿风湿热复发首选的药物是长效青霉素（苄星青霉素），每个月肌注 1 次，疗程至少 5 年，一般用至 25 岁或更久；有风湿性心脏病者宜做终身药物预防。

3. E。**解析**：特发性血小板减少性紫癜和过敏性紫癜都有出血性表现，但发生机制不同，鉴别二者最有效的检查是血小板计数和形态分析。特发性血小板减少性紫癜病人体内有血小板抗体的存在，导致血小板减少；过敏性紫癜是由于机体对某些致敏物质发生变态反应，引起广泛性小血管炎症改变，血管壁通透性增高，导致渗出性出血和血肿，不涉及血小板的减少。

4. A。**解析**：患儿出现下肢、臀部对称性皮肤紫癜，伴恶心、呕吐，查毛细血管脆性试验阳性，外周血白细胞计数、血小板计数、出血和凝血时间正常，骨髓检查正常。最可能的诊断是过敏性紫癜。

5. D。**解析**：患儿为过敏性紫癜，在护理过程中应注意预防出血，过敏性紫癜主要受损部位包括皮肤、消化道、关节和肾。结合选项，本题选择 D 项。

6. C。**解析**：结合患儿大便变黑及过敏性紫癜的诊断，考虑患儿出现了消化道出血，此时应限制饮食，给予无渣流食。当出血量多时方考虑禁食。

7. B。**解析**：皮肤黏膜淋巴结综合征（川崎病）治疗时，阿司匹林为首选药物。

8. D。**解析**：风湿热是一种与 A 组乙型溶血性链球菌感染有关的全身性结缔组织非化脓性疾病，可累及心脏、关节、中枢神经系统和皮下组织，但以心脏和关节最为明显。临床表现为心脏炎（A 排除）、环形红斑（B 排除）、结节性或多形性红斑、游走性和多发性关节炎（E 排除）、舞蹈病（C 排除）和皮下结节。病变可呈急性或慢性反复发作，可遗留心脏瓣膜病变而形成慢性风湿性心瓣膜病。风湿热不伴有关节畸形，因此 D 选项错误，为本题正确答案。类风湿关节炎常有关节损伤及畸形。

第九章　常见传染病患儿的护理

1. 麻疹的隔离期是
   A. 隔离至出疹后 5 天　　　B. 隔离至出疹后 10 天　　　C. 隔离至疹退后 5 天
   D. 隔离至疹退后 10 天　　　E. 隔离至疹退后 14 天

2. 下列疾病出疹时，不宜物理降温的是
   A. 麻疹　　　　　　　　　B. 风疹　　　　　　　　　C. 幼儿急疹
   D. 猩红热　　　　　　　　E. 药物疹

3. 水痘患儿注射丙种球蛋白的主要作用是
   A. 缩短病程　　　　　　　B. 防止继发感染　　　　　C. 预防后遗症

D. 防止复发　　　　　　　　　E. 防止并发症

4. 猩红热患儿进行病原学检查时，在治疗前多用

A. 大便培养　　　　　　　B. 尿培养　　　　　　　C. 咽拭子培养

D. 血培养　　　　　　　　E. 皮肤渗出物培养

5. 确诊中毒型细菌性痢疾最有价值的检查是

A. 粪便镜检　　　　　　　B. 血白细胞计数　　　　　C. 粪便细菌培养

D. 咽拭子细菌培养　　　　E. 血清特异性抗体检查

6. 患者，男，32 岁，于午饭后突然发热 38.3℃，腹痛，随即排便，大便呈脓样，有里急后重。诊断为菌痢。大便化验结果可用于确诊本病的是

A. 红细胞满视野　　　　　　　　B. 白细胞 >15 个/高倍镜视野

C. 柏油样便　　　　　　　　　　D. 米泔水样便

E. 鲜血便

7. 患儿，4 岁，高热 8 小时、呕吐 4 次、惊厥 2 次于 8 月中旬入院。查体：T 40℃，BP 46/18mmHg，昏睡，皮肤呈花纹状，肢端冷，面色苍白，腮腺不大，心、肺、腹检查未见异常，腱反射亢进。为明确诊断，最有意义的检查是

A. 脑脊液检查　　　　　　　B. 血气分析　　　　　　　C. 血常规及培养

D. 大便常规及培养　　　　　E. 血涂片找疟原虫

8. 水痘的皮疹特点是

A. 皮肤弥漫性红疹

B. 疹间无正常皮肤

C. 皮疹按"斑疹—丘疹—疱疹—结痂"的顺序演变，且多种皮损类型可同时并存

D. 出血性皮疹

E. 糠皮样脱屑

答案与解析

1. A。**解析**：对麻疹患儿一般采取呼吸道隔离至出疹后 5 天，有并发症者延长至出疹后 10 天；接触患者的易感儿隔离观察 21 天，并给予被动免疫。

2. A。**解析**：出疹时不宜物理降温的是麻疹。麻疹出疹期不宜用药物或物理方法强行降温，尤其是酒精擦浴、冷敷等物理降温，以免使皮肤、黏膜毛细血管收缩，从而影响透疹。

3. A。**解析**：水痘患儿注射丙种球蛋白以加强被动免疫，从而能够减轻症状和缩短病程。

4. C。**解析**：治疗前取咽拭子或其他病灶分泌物培养，可得到乙型溶血性链球菌。

5. C。**解析**：中毒型细菌性痢疾最有价值的检查是粪便细菌培养，若分离出痢疾杆菌即可确诊。

6. B。**解析**：菌痢患者若镜检有大量脓（白）细胞（≥15 个/高倍镜视野）、少量红细胞，即可做出临床诊断。

7. D。**解析**：根据患儿高热、呕吐及低血压、花纹状皮肤等周围循环衰竭表现及患儿年龄

及入院月份，考虑患儿为中毒型细菌性痢疾（休克型），因此最有意义的检查是便常规及培养，分离出痢疾杆菌即可确诊。

8. C。**解析：**水痘患儿发热第一日就可出疹，皮疹按"斑疹—丘疹—疱疹—结痂"的顺序演变，且多种皮损类型可同时并存（C正确）；连续分批出现，同一部位可见不同性状的皮疹。皮疹呈向心性分布，躯干部皮疹最多、四肢皮疹较少、手掌和足底更少。皮疹的数目多少不一，一般皮疹越多，全身症状越重。水痘内容物由清亮变为浑浊，疱壁菲薄而易破，瘙痒感重，愈后多不遗留瘢痕。"全身弥漫性鲜红色皮疹、疹间无正常皮肤和糠皮样脱屑"可见于猩红热。

第十章　小儿结核病的护理

1. 患儿，女，3岁，出生时曾接种卡介苗，最近PPD试验局部皮肤红肿，硬结直径为21mm。下列情况可能性较大的是

    A. 卡介苗接种后反应　　　B. 曾经有结核感染　　　C. 有活动性结核

    D. 皮肤局部感染　　　　　E. 皮肤激惹反应

2. 结核菌素试验强阳性（＋＋＋）的表现是

    A. 平均直径在0～5mm　　　　　　B. 红硬，平均直径在5～9mm

    C. 红硬，平均直径在10～19mm　　D. 红硬，平均直径＞20mm

    E. 除硬结外，还有水疱、坏死或淋巴管炎

3. 关于抗结核药物的治疗原则，不正确的叙述是

    A. 早期治疗　　　　　B. 剂量适宜　　　　　C. 联合用药

    D. 酌情停药　　　　　E. 规律用药

4. 患儿，2岁，近1个月低热、咳嗽、夜间多汗、消瘦，X线胸片可见"哑铃状"双极阴影，结核菌素试验（＋＋＋），未接种过卡介苗。最可能的诊断是

    A. 结核性胸膜炎　　　B. 纤维空洞型肺结核　　　C. 原发型肺结核

    D. 干酪性肺结核　　　E. 粟粒型肺结核

（5～6题共用题干）

    患者，女，2岁，发热、盗汗，食欲不振、消瘦、无力来诊。胸部X线片见两侧肺野有分布均匀、大小一致的粟粒状阴影，结核菌素试验阳性。

5. 该患儿正确的诊断是

    A. 浸润型肺结核　　　B. 急性粟粒型肺结核　　　C. 支气管淋巴结核

    D. 原发型肺结核　　　E. 结核性胸膜炎

6. 该患儿抗结核治疗的时间至少应是

    A. 6个月　　　　　B. 9个月　　　　　C. 1年

    D. 1年半　　　　　E. 2年

7. 结核性脑膜炎脑脊液的典型改变是

    A. 外观透明或呈米汤样　　　　　　B. 白细胞总数升高不明显

    C. 白细胞分类以中性粒细胞为主　　D. 糖和氯化物同时降低

    E. 蛋白质轻度升高

8. 患儿，女，6 岁，不规则中等度发热、乏力、食欲减退 1 个月余。查体：消瘦，体温 38℃；肝肋下 3cm，脾肋下 2cm。X 线胸片：双肺广泛分布"粟粒大小"结节状阴影，伴右肺门阴影扩大。最可能的诊断是

    A. 粟粒型肺结核　　　　　　　　　B. 原发型肺结核

    C. 小叶性干酪性肺炎　　　　　　　D. 粟粒型肺结核 + 干酪性肺炎

    E. 原发型肺结核 + 粟粒型肺结核

答案与解析

1. C。**解析**：患儿 PPD 试验硬结直径为 21mm，呈强阳性，表示有活动性结核。

2. D。**解析**：结核菌素试验经 72 小时测皮肤硬结直径：＜5mm 为阴性（－）；5～9mm 为阳性（＋）；10～19mm 为中度阳性（＋＋）；＞20mm 为强阳性（＋＋＋）；局部除硬结外，还可见水疱、破溃、淋巴管炎及双圈反应等为极强阳性（＋＋＋＋）。

3. D。**解析**：结核病的用药原则：早期、联合、适量、规律、全程。不可随意停药。

4. C。**解析**：由年龄、流行病学史、症状及 X 线胸片"哑铃状"双极阴影可知该患儿最可能的诊断是原发型肺结核。

5. B。**解析**：该患儿胸部 X 线片见两侧肺野有分布均匀、大小一致的粟粒状阴影，可诊断为急性粟粒型肺结核。

6. D。**解析**：抗结核治疗的总疗程应在 1 年半以上。

7. D。**解析**：结核性脑膜炎脑脊液的特点包括脑脊液压力增高，外观透明或呈毛玻璃样微浑浊；白细胞总数升高，分类以淋巴细胞为主；蛋白质升高；糖和氯化物两者同时降低是结脑的典型改变。

8. E。**解析**：本病例中，患儿双肺广泛分布"粟粒大小"结节状阴影（"题眼"），结合肝脾肿大、全身结核中毒症状，考虑为粟粒型肺结核；粟粒型肺结核胸部 X 线片呈大小一致、分布均匀的粟粒状阴影，密布于两侧肺野。原发型肺结核的原发综合征病变由三部分组成：肺部原发病灶、肿大的肺门淋巴结和两者相连的发炎淋巴管，X 线片呈典型的哑铃状"双极影"；本病例的 X 线胸片在粟粒型肺结核基础上伴"右肺门阴影扩大"。综上所述，考虑为粟粒型肺结核 + 原发型肺结核。

第十一章　常见急症患儿的护理

1. 患儿，男，4 个月，反复抽搐 3 天，抽搐期间神志不清，伴高热、烦躁，临床诊断为化脓性脑膜炎。惊厥发作期间首选药物为

A. 苯巴比妥   B. 水合氯醛   C. 地西泮

D. 20% 甘露醇   E. 复方氯丙嗪

2. 新生儿控制惊厥的首选药物为

A. 苯巴比妥   B. 水合氯醛   C. 苯妥英钠

D. 地西泮   E. 氯丙嗪

3. 男，12 岁，镜下血尿伴蛋白尿 3 年。辅助检查：尿 RBC 20 ~ 25 个/HP，为异形红细胞，尿蛋白定量 1.5g/d；血肌酐 90μmol/L。B 超示双肾大小正常。为明确诊断，需要进一步采取的检查是

A. 肾活检   B. 尿培养   C. 肾盂造影

D. ANCA   E. 腹部 X 线平片

（4 ~ 5 题共用备选答案）

A. 胸骨下段   B. 胸骨中段   C. 胸骨上段

D. 胸骨中上段   E. 胸骨中下段

4. 对成人行胸外心脏按压的部位是

5. 对小儿行胸外心脏按压的部位是

6. 婴幼儿心脏按压的频率为

A. 60 次/分   B. 80 次/分   C. 100 次/分

D. 120 次/分   E. 150 次/分

7. 患儿。男，1 岁，因"高热惊厥"入院，治疗 1 周痊愈出院。出院前对其家长进行健康教育的重点是

A. 合理的喂养方法   B. 体格锻炼的方法   C. 惊厥预防及急救措施

D. 预防接种的时间   E. 门诊复查的时间

答案与解析

1. C。**解析：** 控制小儿惊厥首选地西泮静脉注射。

2. A。**解析：** 苯巴比妥是新生儿控制惊厥的首选药物。

3. A。**解析：** 根据临床表现提示肾小球肾炎，肾活检可帮助诊断和预后。

4 ~ 5. A、B。**解析：**（1）对成人行胸外心脏按压的部位是胸骨下段，双乳头与前正中线交界处。（2）对小儿行胸外心脏按压的部位在两侧肋弓交点处的胸骨下切迹上两横指上方，或婴儿乳头连线与胸骨交点下一横指处，为胸骨中段。

6. C。**解析：** 婴幼儿胸外按压频率为至少 100 次/分。

7. C。**解析：** 本病例中，高热惊厥患儿即将出院，考虑此类患儿日后发热有可能再次出现惊厥发作，因此在出院前的健康教育重点是预防和急救措施。应告知家长物理降温的重要性及正确方法，讲解惊厥发作时的急救措施；对癫痫患儿应嘱咐家长遵医嘱按时给患儿服药，不能随便停药，以免诱发惊厥，并嘱咐患儿避免到危险的地方及易受伤的环境中，以免发作时出现危险。

牛刀小试

A1 型题

1. 对血友病 A 患儿进行止血治疗时首选输注

    A. 新鲜冰冻血浆   B. 白蛋白   C. 凝血因子Ⅷ浓缩剂

    D. 凝血酶原复合物   E. 血小板

2. 以下哪项不属于单纯性肾病的临床表现

    A. 肉眼血尿   B. 水肿   C. 大量蛋白尿

    D. 低蛋白血症   E. 高脂血症

3. 法洛四联症 X 线检查征象有

    A. 肺门血管呈"残根状"   B. 可见肺门"舞蹈"征   C. 心影呈"靴型"

    D. 显示左房增大   E. 显示左室增大

4. 营养性缺铁性贫血，服用铁剂停药的时间应是

    A. 血红蛋白含量恢复正常   B. 血红蛋白含量恢复正常后1周

    C. 血红蛋白含量恢复正常后2周   D. 血红蛋白含量恢复正常后1个月

    E. 血红蛋白含量恢复正常后2个月

5. 急性肾炎伴高血压脑病时应立即

    A. 肌注苯巴比妥   B. 静注呋塞米   C. 肌注利血平（利舍平）

    D. 静滴硝普钠   E. 静滴20%甘露醇

6. 治疗肾病综合征的首选药物是

    A. 免疫抑制剂   B. 抗生素   C. 利尿剂

    D. 肾上腺皮质激素   E. 镇静剂

7. 诊断尿路感染的主要依据是

    A. 尿常规   B. 尿涂片找细菌   C. 尿培养

    D. 肾盂造影   E. B 超

8. 结核性脑膜炎晚期最主要的临床表现是

    A. 谵妄、烦躁   B. 昏睡、昏迷   C. 剧烈头痛、呕吐

    D. 频繁惊厥   E. 脑膜刺激征阳性

9. 猩红热患者取咽拭子可见

    A. 多核巨细胞   B. 乙型溶血性链球菌   C. 葡萄球菌

    D. 白色念珠菌   E. 埃可病毒

10. 4 个月小儿未接种过卡介苗，结核菌素试验呈阳性表示

    A. 受过结核感染，但不一定有活动病灶   B. 体内有新发结核病灶

    C. 免疫力强，不会感染结核   D. 未受过结核感染

    E. 结核变态反应初期

11. 水痘的传染期包括

    A. 潜伏期至结痂   B. 出疹至结痂脱落为止

    C. 出疹前 1~2 天至皮疹全部结痂为止   D. 前驱期至结痂脱落

    E. 出疹前 1~2 天至结痂脱落为止

12. 患有颅内压增高症的婴儿，其呕吐特点为

    A. 溢奶   B. 恶心伴呕吐   C. 间断性呛奶

    D. 持续性溢奶   E. 喷射状吐奶

13. 婴儿期患儿持续发绀最可能的病因是

    A. 房间隔缺损   B. 室间隔缺损   C. 二尖瓣狭窄

    D. 法洛四联症   E. 三尖瓣狭窄

14. 抢救酮症酸中毒患儿要建立 2 条静脉通路，一条为纠正脱水和酸中毒以快速输液用；另一条为滴入胰岛素用，其滴入方法要求

    A. 小剂量，快速滴入   B. 中等剂量，快速滴入   C. 小剂量，均匀滴入

    D. 大剂量，均匀滴入   E. 大剂量，缓慢滴入

15. 属于右向左分流型先天性心脏病的是

    A. 动脉导管未闭   B. 右位心   C. 肺动脉狭窄

    D. 房间隔缺损   E. 法洛四联症

16. 婴儿，女，3 个月，体重 5kg，人工喂养，每日需 8% 含糖牛奶的量是

    A. 400ml   B. 550ml   C. 650ml

    D. 750ml   E. 850ml

A2 型题

17. 早产儿，日龄 3 天，出生 1 分钟 Apgar 评分 4 分，今晨抽搐 2 次，哭声尖，阵发青紫，拒乳，前囟饱满。脑脊液化验呈均匀血性，蛋白质含量明显增高；查血糖 2.2mmol/L，血白细胞计数 13×10^9/L，中性粒细胞百分比 60%。最可能的诊断是

    A. 新生儿低钙血症   B. 新生儿低血糖症   C. 新生儿颅内出血

    D. 新生儿缺氧缺血性脑病   E. 新生儿化脓性脑膜炎

18. 新生儿，日龄 6 天，反应差，拒奶，口吐白沫，呼吸浅促，口唇发绀。肺部听诊：双肺呼吸音粗，未闻及干、湿啰音。血培养检查（＋）。诊断为肺炎链球菌肺炎，首选的抗生素应为

    A. 青霉素   B. 阿米卡星   C. 头孢吡肟

    D. 红霉素   E. 阿奇霉素

19. 患儿，女，4 岁，平日活动后气短，易患肺炎，发育落后于同龄儿，胸骨左缘第 2 肋间闻及连续性机器样杂音，股动脉有枪击音。考虑疾病是

    A. 动脉导管未闭   B. 室间隔缺损   C. 房间隔缺损

    D. 法洛四联症   E. 主动脉瓣关闭不全

20. 患儿，男，56天，34周早产，出生后用婴儿奶粉喂养，食欲佳。化验检查：血红蛋白 100g/L，红细胞计数 2.8×10^{12}/L，白细胞计数 7×10^9/L。该婴儿可能的诊断是

  A. 感染性贫血   B. 生理性贫血   C. 营养性缺铁性贫血

  D. 营养性巨幼细胞贫血   E. 再生障碍性贫血

21. 患儿，6岁，突然高热，惊厥发作1次，于7月20日入院。入院体温39.5℃，面色苍白，四肢厥冷，意识不清。粪检结果为脓细胞8~10个/高倍镜视野。考虑的诊断为

  A. 中毒型细菌性痢疾   B. 腮腺炎并发脑炎   C. 水痘并发脑炎

  D. 高热惊厥   E. 麻疹并发脑炎

22. 患儿，出生后11小时，出现呼吸困难，鼻翼扇动，呻吟。胸部X线片示：两肺呈毛玻璃样改变，支气管充气征（＋）。应考虑为

  A. 新生儿窒息   B. 新生儿肺炎   C. 新生儿肺透明膜病

  D. 新生儿湿肺   E. 新生儿呼吸暂停

23. 患儿，男，2岁，1岁起青紫逐渐加重，哭后更严重，有晕厥史。胸骨左缘有3级收缩期杂音，无震颤。心脏X线片呈"靴型"心影。应考虑为

  A. 房间隔缺损   B. 室间隔缺损   C. 动脉导管未闭

  D. 风心病二尖瓣狭窄   E. 法洛四联症

24. 患儿，7岁，浮肿4天，呕吐3次，伴头痛、眼花，血压24/13.3kPa，尿蛋白（＋），尿镜检红细胞20个/HP。可考虑为

  A. 急性肾炎   B. 急性肾炎伴持续性高血压   C. 急性肾炎伴肾功能不全

  D. 急性肾炎伴严重循环充血   E. 急性肾炎伴高血压脑病

B 型题

（25~26题共用备选答案）

  A. 严格控制钠、水的入量   B. 抗感染   C. 透析

  D. 用速效强心剂   E. 鼓励多饮水

25. 急性肾炎发生严重循环充血时的重要处理是

26. 泌尿系统感染时的重要处理是

（27~29题共用备选答案）

  A. 80~90ml/kg   B. 90~120ml/kg   C. 120~150ml/kg

  D. 150~180ml/kg   E. 180~210ml/kg

27. 轻度脱水第一天补液总量为

28. 中度脱水第一天补液总量为

29. 重度脱水第一天补液总量为

（30~31题共用备选答案）

  A. 维生素 B_{12} B. 叶酸   C. 维生素 C

  D. 维生素 B_6 E. 铁剂

30. 营养性巨幼细胞贫血有明显神经症状者必须给予

31. 营养性巨幼细胞贫血的恢复期应加用

(32～34 题共用备选答案)

    A. 全身散在斑丘疹

    B. 感染性休克、惊厥、呼吸衰竭

    C. 发热、结膜炎

    D. 发热、咽峡炎、草莓舌、全身弥漫性鲜红色皮疹

    E. 睡眠不安、磨牙、肛周皮肤瘙痒

32. 上述哪项为中毒型细菌性痢疾的临床特点

33. 上述哪项为猩红热的临床特点

34. 上述哪项为水痘的临床特点

答案与解析

1. C。**解析：**血友病是一组先天性凝血因子缺乏导致的出血性疾病，因此应首选输注凝血因子浓缩剂。

2. A。**解析：**仅有肾病综合征四大临床特征（大量蛋白尿、低蛋白血症、水肿、高脂血症）为单纯性肾病，在上述基础上有明显血尿、高血压、血清补体下降和不同程度的氮质血症为肾炎性肾病。

3. C。**解析：**法洛四联症 X 线检查征象有心影呈"靴型"，是由右心室肥大使心尖上翘和漏斗部狭窄使心腰凹陷所致。

4. E。**解析：**血红蛋白含量恢复正常后还需用药 2 个月，主要是为了补充贮存铁。

5. D。**解析：**急性肾炎伴高血压脑病时应立即静滴硝普钠降压，严密监测血压，酌情调整滴速，用药过程中药液应避光。

6. D。**解析：**肾上腺皮质激素为治疗肾病综合征的首选药物。

7. C。**解析：**尿细菌培养及菌落计数是诊断尿路感染的主要依据，通常认为中段尿培养尿内菌落数≥10^5cfu/ml 可确诊。

8. B。**解析：**结核性脑膜炎早期（前驱期）主要症状为小儿性格改变；中期（脑膜刺激期）出现明显脑膜刺激征，颈项强直，Kernig 征、Brudzinski 征阳性；晚期（昏迷期）由意识模糊、昏睡继而昏迷，部分患者阵挛性或强直性惊厥频繁发作，最终因颅内压急剧增高致脑疝引发呼吸中枢及心血管中枢麻痹而死亡。

9. B。**解析：**猩红热多见于链球菌感染。

10. B。**解析：**3 岁以下，尤其是 1 岁以内未接种过卡介苗，结核菌素试验呈阳性患儿表示体内有新发结核病灶；年龄越小，诊断结核可能性越大。

11. C。**解析：**水痘应隔离患者至全部皮疹结痂为止。

12. E。**解析：**患儿因颅内压增高致剧烈头痛、喷射性呕吐、嗜睡或烦躁不安、惊厥等。

13. D。**解析：**青紫（发绀）是法洛四联症最早、最主要的症状，呈持续性。

14. C。**解析**：小剂量胰岛素治疗方案[0.1U/(kg·h)]有简便、有效、安全等优点，较少引起脑水肿、低血糖、低血钾。其滴入方法要求小剂量，均匀滴入。

15. E。**解析**：右向左分流型先天性心脏病常见的有法洛四联症、完全性大动脉转位等，左向右分流型先天性心脏病常见的有房间隔缺损、室间隔缺损、动脉导管未闭。

16. B。**解析**：婴幼儿每天需要能量100~110kcal/kg，1ml 8%含糖牛奶可补充能量1kcal，本例患儿体重5kg，需要的能量约550kcal，因此需要补充550ml 8%含糖牛奶。

17. C。**解析**：早产儿，出生时有重度窒息史，先出现颅内高压的症状，结合脑脊液化验检查，应诊断为新生儿颅内出血。

18. A。**解析**：肺炎链球菌肺炎选用青霉素，大肠埃希菌肺炎可选用阿米卡星，金黄色葡萄球菌肺炎可选用甲氧西林，衣原体或支原体肺炎可选用红霉素。

19. A。**解析**：动脉导管未闭患儿动脉舒张压降低，脉压多大于40mmHg，因此会出现股动脉枪击音等周围血管征。

20. B。**解析**：婴儿出生后2~3个月时红细胞计数降至3×10^{12}/L，血红蛋白降至110g/L左右而出现轻度贫血，称为生理性贫血。

21. A。**解析**：中毒型细菌性痢疾于夏、秋季多发，2~7岁患儿突然高热，粪便镜检有大量脓细胞、红细胞并伴有感染中毒性休克者应怀疑本病。

22. C。**解析**：X线检查是目前确诊新生儿肺透明膜病的最佳手段，两肺呈普遍性的透过度降低，可见弥漫性均匀一致的细颗粒网状影（毛玻璃样改变）。

23. E。**解析**：早期出现青紫、X线片呈"靴型"心影，可判断患儿为法洛四联症。

24. E。**解析**：患儿浮肿，尿蛋白（+），尿镜检红细胞20个/HP，说明患儿有急性肾炎的症状；还有头痛、眼花、血压高等，符合高血压脑病的诊断。综上所述，考虑为急性肾炎伴高血压脑病。

25~26. A、B。**解析**：（1）急性肾炎发生严重循环充血皆因水钠潴留、血容量增加所致，故应严格控制钠、水的摄入量。（2）泌尿系统感染最重要的处理是抗感染，其次是鼓励患者多饮水以增加尿量，冲刷尿道减少细菌在尿道的停留时间。

27~29. B、C、D。**解析**：轻度脱水第一天补液总量：90~120ml/kg；中度脱水第一天补液总量：120~150ml/kg；重度脱水第一天补液总量：150~180ml/kg。

30~31. A、E。**解析**：营养性巨幼细胞贫血的治疗原则：有神经精神症状者，应以维生素B_{12}治疗为主；网织红细胞于服药2~4天后开始增加（治疗有效的指征）；一定先补维生素B_{12}、后补叶酸，因叶酸可以加重精神症状；同时口服维生素C，恢复期加服铁剂。

32~34. B、D、A。**解析**：中毒型细菌性痢疾表现为休克（休克型），惊厥（脑型），呼吸衰竭（肺型）；猩红热为全身弥漫性鲜红色皮疹；水痘按斑疹—丘疹—水疱—破溃—结痂—脱落的顺序演变，连续分批出现，同一部位可见不同性状的皮疹。

模拟试卷

模拟试卷一

A1/A2 型题

1. 前尿道结石的治疗，最常用的方法是
   - A. 多饮水、运动排石
   - B. 体外震波碎石
   - C. 尿道切开取石
   - D. 中药排石
   - E. 经尿道钩取或钳出结石

2. 上消化道出血的典型大便性状为
   - A. 脓样
   - B. 细条样
   - C. 米泔水样
   - D. 柏油样
   - E. 白陶土样

3. 不需做造影剂过敏试验的检查是
   - A. 静脉胆道造影
   - B. 静脉肾盂造影
   - C. 胃肠钡餐造影
   - D. 心血管造影
   - E. 支气管造影

4. 被动体位见于以下哪类病人
   - A. 哮喘
   - B. 瘫痪
   - C. 肺气肿
   - D. 下肢水肿
   - E. 肺淤血

5. 一般不会引发咯血的疾病是
   - A. 上消化道出血
   - B. 支气管扩张症
   - C. 肺癌
   - D. 左心衰竭
   - E. 肺结核

6. 胰腺癌最常用的辅助检查和随访项目是
   - A. 血、尿淀粉酶
   - B. 糖类抗原 19－9
   - C. 血清胆红素
   - D. 氨基转移酶
   - E. 血糖与尿糖值

7. 腹膜炎术后胃管拔除，开始进食的指征是
   - A. 腹痛减轻或消失
   - B. 血压平稳
   - C. 有饥饿感
   - D. 体温恢复正常
   - E. 肠鸣音恢复，肛门排气

8. 脾破裂的治疗方式是
   - A. 输血
   - B. 输液
   - C. 手术
   - D. 止血药物
   - E. 止痛剂

9. 大咯血所致窒息的处理首先应
   - A. 清除呼吸道内积血
   - B. 立即切开气管
   - C. 加压湿化吸氧

D. 用呼吸中枢兴奋剂　　　　E. 平卧，头偏向一侧

10. 当前控制哮喘患者气道抗炎最有效的药物是

　　A. β₂受体激动剂　　　　B. 茶碱类药物　　　　C. 糖皮质激素

　　D. 大环内酯类药物　　　　E. 头孢菌素类药物

11. 做冠状动脉造影术前，必须做好

　　A. 凝血试验　　　　　　B. 抗生素过敏试验　　　C. 造影剂过敏试验

　　D. 心电图检查　　　　　E. 血压检查

12. 双侧瞳孔不等大见于

　　A. 视神经萎缩　　　　　B. 吗啡中毒　　　　　C. 阿托品中毒

　　D. 颅内病变　　　　　　E. 有机磷农药中毒

13. 有关羊水栓塞的处理，错误的是

　　A. 纠正呼吸循环衰竭　　B. 抗过敏治疗　　　　C. 抗生素预防感染

　　D. 防止凝血功能障碍　　E. 等待自然分娩

14. 静脉补钾的先决条件是

　　A. 尿量在30ml/h以上　　B. 浓度在0.3%以上　　C. 速度在60滴/分以下

　　D. 总量在4～5g/d以下　　E. 最多不要超过6～8g/d

15. 颅内压增高明显的患者，应避免进行的检查是

　　A. 磁共振（MRI）　　　B. 数字减影血管造影（DSA）C. 头颅X线

　　D. 腰椎穿刺　　　　　　E. 电子计算机断层扫描（CT）

16. ORS（口服补液盐）液的成分中电解质含量最多的是

　　A. 葡萄糖　　　　　　　B. 碳酸氢钠　　　　　C. 氯化钾

　　D. 氯化钠　　　　　　　E. 氯化钙

17. 冠状动脉粥样硬化性心脏病外科治疗必须进行的辅助检查是

　　A. 心血管造影　　　　　B. 心脏CT　　　　　　C. 心导管检查

　　D. 心脏彩色B超　　　　E. 选择性冠状动脉造影

18. 输卵管妊娠辅助检查，最简单常用的是

　　A. CT　　　　　　　　　B. B超　　　　　　　　C. X线

　　D. 腹腔镜　　　　　　　E. 宫腔镜

19. 治疗强心苷类中毒引起的室性期前收缩宜选用的药物是

　　A. 普罗帕酮　　　　　　B. 普萘洛尔　　　　　C. 苯妥英钠

　　D. 维拉帕米　　　　　　E. 阿托品

20. 主动脉瓣狭窄终末期极少见到的并发症是

　　A. 心房颤动　　　　　　B. 左心衰竭　　　　　C. 右心衰竭

　　D. 感染性心内膜炎　　　E. 体循环栓塞

21. 血淀粉酶显著增高常见于

A. 胰腺炎   B. 消化性溃疡   C. 急性肝炎

D. 肝硬化   E. 心肌炎

22. 腹部触诊有腹壁柔韧感的是

    A. 急性胃穿孔   B. 肝硬化并发腹水   C. 结核性腹膜炎

    D. 急性胰腺炎   E. 急性胃扩张

23. 肾病综合征患者最常见的体征是

    A. 大量蛋白尿   B. 低蛋白血症   C. 水肿

    D. 高脂血症   E. 感染

24. 镜下血尿是指每高倍视野中红细胞至少

    A. 3 个   B. 4 个   C. 5 个

    D. 6 个   E. 7 个

25. 可对肿瘤进行定性诊断的检查方法是

    A. 癌胚抗原   B. MRI   C. 纤维内镜

    D. CT   E. 病理检查

26. 陈旧性肛裂的治疗原则为

    A. 在溃疡基底封闭注射   B. 手术切除   C. 局部理疗

    D. 热水坐浴   E. 早期使用抗菌药物

27. 肠源性氮质血症，血尿素氮值达到高峰的时间是

    A. 8~16 小时   B. 16~32 小时   C. 24~48 小时

    D. 12~24 小时   E. 20~40 小时

28. 共济失调型脑瘫病变主要部位是

    A. 下丘脑   B. 脑干   C. 小脑

    D. 大脑   E. 锥体束

29. 营养性巨幼细胞贫血特有的临床表现是

    A. 红细胞减少   B. 疲乏无力   C. 心率增快

    D. 食欲缺乏   E. 神经、精神症状

30. 诊断直肠癌最重要且简便易行的方法为

    A. 粪便隐血试验   B. 直肠指检   C. 内镜检查

    D. 腔内 B 超检查   E. 血清癌胚抗原测定

31. 属于一线抗结核药物的是

    A. 氨硫脲   B. 吡嗪酰胺   C. 卡那霉素

    D. 诺氟沙星   E. 对氨基水杨酸钠

32. 诊断早期胃癌最可靠的辅助检查是

    A. 超声胃镜检查   B. 纤维胃镜检查   C. 四环素荧光试验

    D. 胃脱落细胞检查   E. X 线气钡双重造影检查

33. 治疗梅毒的首选药物是
    A. 阿奇霉素　　　　　　　　B. 红霉素　　　　　　　　C. 青霉素
    D. 万古霉素　　　　　　　　E. 克林霉素

34. 问诊时避免使用的语言为
    A. 里急后重　　　　　　　　B. 大便带血　　　　　　　C. 咳嗽
    D. 头痛　　　　　　　　　　E. 心慌

35. 骨与关节结核的主要感染途径是
    A. 血液传播　　　　　　　　B. 淋巴传播　　　　　　　C. 接触感染
    D. 呼吸道传播　　　　　　　E. 邻近结核病灶蔓延

36. 缺铁性贫血患儿血液检查特点是
    A. 红细胞数量减少较血红蛋白降低明显
    B. 网织红细胞减少
    C. 血清铁蛋白增多
    D. 血清总铁结合力下降
    E. 红细胞中央淡染区扩大

37. 糖尿病微血管病变的典型改变是
    A. 肾小管间质病变　　　　　　　　B. 出现微血管瘤、视网膜出血与硬性渗出物
    C. 心脏微血管病变　　　　　　　　D. 弥漫性肾小球硬化病变
    E. 微血管基底膜增厚和微循环障碍

38. 现场抢救一氧化碳中毒者的首选措施是
    A. 给予吸氧　　　　　　　　B. 将其转移到空气新鲜处　　　　　　　C. 使其平卧
    D. 给予脱水治疗　　　　　　E. 开放气道

39. 类风湿关节炎最常累及的关节是
    A. 肩关节　　　　　　　　　B. 肘关节　　　　　　　　C. 髋关节
    D. 膝关节　　　　　　　　　E. 四肢小关节

40. 肝性脑病患者可以出现肝臭的时期是
    A. 昏迷期　　　　　　　　　B. 前驱期　　　　　　　　C. 昏迷前期
    D. 潜伏期　　　　　　　　　E. 昏睡期

41. 心室颤动首选的治疗措施是
    A. 非同步电复律　　　　　　B. 心内注射肾上腺素　　　　　　C. 胺碘酮静注
    D. 同步电复律　　　　　　　E. 静脉注射苯妥英钠

42. 体温每下降1℃可使氧耗率下降
    A. 5%～6%　　　　　　　　B. 3%～4%　　　　　　　　C. 4%～5%
    D. 7%～8%　　　　　　　　E. 6%～7%

43. 由于盆腔内邻近器官炎症经过直接蔓延导致盆腔炎性疾病的病原体主要是

A. 淋病奈瑟菌   B. 沙眼衣原体   C. 梅毒螺旋体

D. 大肠埃希菌   E. 结核杆菌

44. 乳腺癌淋巴转移的最常见部位是

A. 腋窝   B. 锁骨下   C. 锁骨上

D. 胸骨旁   E. 肝脏部位

45. 全身麻醉中最严重的并发症是

A. 心搏停止   B. 肺不张   C. 肺梗死

D. 低血压   E. 室性心律失常

46. 器械护士和巡回护士的共同责任是

A. 静脉输液   B. 管理器械台   C. 传递器械

D. 核对病人姓名   E. 清点器械、敷料

47. 临产诊断不包括

A. 胎先露下降   B. 见红   C. 进行性子宫颈管消失

D. 宫颈口扩张   E. 规律性子宫收缩

48. 阿托品对有机磷农药中毒症状没有疗效的是

A. 瞳孔缩小   B. 平滑肌痉挛   C. 多汗、流涎

D. 肌纤维颤动   E. 肺部湿啰音

49. 对 ARDS 患者的气道管理，错误的做法是

A. 加强气道湿化   B. 严格无菌操作   C. 吸痰前充分供氧

D. 每小时吸痰   E. 定时胸部理疗

50. 吸气性呼吸困难见于

A. 气胸   B. 肺气肿   C. 气管异物

D. 胸腔积液   E. 支气管哮喘

51. 亲体肝移植术前准备中，错误的是

A. 供受者血型相符   B. 需经过伦理鉴定

C. 供受者之间有血缘关系即可   D. 供体身体健康，符合捐献标准

E. 供者剩余肝脏重量/供者体重 >0.8%

52. 对开放性损伤进行清创术的时限，一般不得超过伤后的

A. 1~2 小时   B. 3~5 小时   C. 6~8 小时

D. 9~10 小时   E. 11~16 小时

53. 胰腺癌的影像学检查中，可以同时进行活检的是

A. B 超   B. CT   C. MRI

D. ERCP   E. PTC

54. 心力衰竭病人长期服用噻嗪类利尿剂最易出现的是

A. 低血钙   B. 低血糖   C. 高尿酸血症

D. 低血钾　　　　　　　　　E. 高血镁

55. 早期食管癌的病变范围是

A. 仅限于黏膜层　　　　　B. 侵入或浸透肌层　　　　C. 远处淋巴结转移

D. 肝转移　　　　　　　　E. 病变长度超过 5cm

56. 抗甲状腺药物治疗的不良反应中最危险的是

A. 肝功能受损　　　　　　B. 胃肠道反应　　　　　　C. 粒细胞缺乏

D. 白细胞减少　　　　　　E. 药疹

57. 治疗系统性红斑狼疮的首选药物是

A. 氯丙嗪　　　　　　　　B. 避孕药　　　　　　　　C. 泼尼松

D. 肼屈嗪　　　　　　　　E. 普鲁卡因胺

58. 患者，女，停经9周，少量阴道流血3天，无腹痛，子宫符合孕周，宫口未开。B超检查：宫内妊娠，可见胎心搏动。入院后主要的治疗原则是

A. 保胎治疗　　　　　　　B. 尽快清宫　　　　　　　C. 止血、补血

D. 间断吸氧　　　　　　　E. 预防感染

59. 患者，女，28岁，3天前出现肛周肿胀伴持续性跳痛。查体：局部红肿、触痛，质软，有波动感。首选的治疗方法是

A. 抗生素治疗　　　　　　B. 热水坐浴　　　　　　　C. 局部理疗

D. 局部涂止痛药　　　　　E. 手术切开排脓

60. 某孕妇，25岁。孕1产0，孕8周，早孕出现较严重的呕吐。皮肤黏膜苍白，毛发干燥无光泽，活动无力，易头晕。实验室检查：血红蛋白70g/L，红细胞比容0.15，血清铁60μmol/L。下列孕期健康宣教内容，错误的是

A. 给予心理支持，减少心理应激

B. 重点评估胎儿宫内生长发育状况

C. 如果服用铁剂时胃肠道反应较轻，则不需同服维生素C

D. 重点监测胎心率变化

E. 应列为高危妊娠，加强母儿监护

61. 患者，女，30岁，因不慎跌倒导致外阴裂伤，右侧大阴唇裂口长约3cm，活动性出血。下列处理措施错误的是

A. 建立静脉通道　　　　　B. 给予止血药物　　　　　C. 给予抗感染药物

D. 阴道填塞纱条止血　　　E. 给予止痛药物

62. 患儿，女，7个月，因"反复发作性抽搐2天"就诊。足月顺产，人工喂养，户外活动少。最可能的诊断是

A. 维生素D缺乏性佝偻病　B. 原发性癫痫　　　　　　C. 缺氧缺血性脑病

D. 颅内感染　　　　　　　E. 维生素D缺乏性手足搐搦症

63. 患儿，男，5岁，幼儿园老师反映其上课时不停摇椅、多跑动、不专心、不能完成手工

作业，但智力正常。最可能的诊断是

A. 脑性瘫痪　　　　　　　B. 注意缺陷多动障碍　　　　C. 多发性神经根神经炎

D. 癫痫小发作　　　　　　E. 大脑发育不全

64. 患儿，男，1岁，因高热惊厥入院，治疗1周痊愈出院。出院前对其家长进行健康教育的重点是

A. 合理的喂养方法　　　　B. 体格锻炼的方法　　　　　C. 惊厥预防及急救措施

D. 预防接种的时间　　　　E. 门诊复查的时间

65. 患者，男，50岁，肝硬化病史10年，半年前曾有上消化道出血史。1天前出现黑便，下列护理措施错误的是

A. 饮食温凉　　　　　　　　　　　B. 不进食粗糙、刺激性食物

C. 口服药物应研磨成粉冲服　　　　D. 一般不放置胃管

E. 避免咳嗽，常行屏气锻炼

66. 患者，男，67岁，尿频伴排尿困难5年余，无心肺疾病，BP 160/100mmHg，诊断为良性前列腺增生症，残余尿量200ml。合适的治疗方法是

A. α受体阻断剂　　　　　B. 经尿道前列腺电切术　　　C. 开放式前列腺切除术

D. 经尿道高温治疗　　　　E. 体外高强度聚焦超声

67. 患者，男，48岁，因胰腺癌接受胰十二指肠切除术。术后对患者进行饮食指导时，下列叙述正确的是

A. 严格限制盐的摄入　　　B. 应摄入低脂饮食　　　　　C. 需控制蛋白质摄入

D. 必须低糖饮食　　　　　E. 无饮食限制

68. 患者，男，31岁，头痛、乏力5个月，视物模糊5天。血压180/100mmHg。尿蛋白（＋＋），尿红细胞20个/HP。眼底视网膜动脉痉挛，黄斑部有渗出与出血，视神经乳头水肿。B超示双肾体积缩小。最可能的诊断是

A. 肾动脉狭窄　　　　　　B. 恶性高血压肾损害　　　　C. 急进性肾炎

D. 肾性高血压　　　　　　E. 原发性高血压肾损害

69. 患者，男，50岁，餐后上腹部烧灼痛2个月，黑便2日入院。对其诊断最有价值的辅助检查是

A. X线检查　　　　　　　B. 选择性动脉造影　　　　　C. 血常规检查

D. 胃镜检查　　　　　　　E. 胃液分析检查

70. 患者，女，G_1P_0，孕 34^{+5} 周，无任何诱因突感有较多液体自阴道流出。产科检查：无宫缩，胎先露高浮。考虑胎膜早破。护士指导患者绝对卧床，采取的最佳卧位是

A. 右侧卧位　　　　　　　B. 左侧卧位　　　　　　　　C. 俯卧位

D. 抬高臀部　　　　　　　E. 平卧位

71. 患者，男，42岁，排尿时常出现中断，变换体位后方可继续排尿，同时伴有膀胱刺激症状及终末血尿。应考虑为

A. 尿道结石　　　　　　　B. 肾结石　　　　　　　C. 输尿管结石

D. 膀胱结石　　　　　　　E. 膀胱肿瘤

72. 患者，男，28 岁，车祸伤后 1 小时。当时昏迷约 10 分神，来院后出现头痛、恶心，未呕吐。右鼻孔可见血性液体持续流出。此时的护理措施错误的是

A. 迅速建立静脉通道，密切观察生命体征变化

B. 用无菌棉球堵塞鼻腔，防止液体持续流出

C. 按照医嘱应用抗生素和破伤风抗毒素

D. 给予面罩氧气吸入

E. 患者取半卧位

73. 患儿，男，8 岁，左髋部疼痛、跛行，伴低热、盗汗、食欲不振 3 周。查体：体温 37.6℃，左髋部活动受限，Thomas 征（＋）。髋关节 X 线片见关节间隙略窄，边缘性骨破坏。下列处置不恰当的是

A. 抗结核药物治疗　　　　B. 固定制动　　　　　　C. 加强功能锻炼

D. 支持疗法　　　　　　　E. 局部注药

74. 患者，男，40 岁，肝硬化病史 2 年，高蛋白饮食后出现睡眠障碍、定向力减退、脑电图异常。下列治疗措施中不正确的是

A. 限制蛋白质饮食　　　　B. 硫酸镁导泻　　　　　C. 弱碱性溶液灌肠

D. 乳果糖口服　　　　　　E. 精氨酸滴注

75. 患儿，男，8 岁，发热食欲不振，8 小时后右耳周围肿痛，同学中有类似患儿。查体：肿痛以右耳垂为中心，局部皮肤发热，触之坚韧有弹性，有压痛，张口及咀嚼时加重。最可能的诊断是

A. 急性淋巴结炎　　　　　B. 急性上呼吸道感染　　C. 麻疹

D. 化脓性中耳炎　　　　　E. 流行性腮腺炎

76. 足月儿，产钳助产娩出，出生时全身皮肤苍白，呼吸微弱，心率 30 次/分，弹足底无反应，肌张力松弛。出生后首先应采取的措施是

A. 弹足底或刺激皮肤以引起啼哭　　　B. 面罩给氧

C. 清除口腔与鼻腔分泌物　　　　　　D. 注射 5% 碳酸氢钠和呼吸兴奋剂

E. 胸外心脏按压

77. 患者，男，68 岁，患心脏瓣膜病、房颤 20 年，服用地高辛 5 年。近 3 天突然出现恶心、呕吐，同时伴有心悸、头痛、头晕、视物模糊。心电图示室性早搏二联律。患者可能出现了

A. 强心苷类药物中毒　　　B. 低血压　　　　　　　C. 消化性溃疡

D. 高血压　　　　　　　　E. 心力衰竭

78. 患者，男，74 岁，因肺部感染出现咳嗽、咳痰入院。既往 COPD 病史 6 年。血气分析：PaO_2 50mmHg，$PaCO_2$ 55mmHg。最可能的入院诊断是

A. 支气管肺炎　　　　　　　B. 支气管哮喘　　　　　　　C. 支气管扩张

D. Ⅰ型呼吸衰竭　　　　　　E. Ⅱ型呼吸衰竭

79. 患者，女，50岁，频繁呕吐多日，不能饮食，出现脱水、低血钾。补液时家属心急，私自将补液速度加快，发生了高血钾，此时治疗应选用

A. 硫酸镁　　　　　　　　　B. 氯化铵　　　　　　　　　C. 2%碳酸氢钠

D. 乳酸钠　　　　　　　　　E. 葡萄糖酸钙

80. 经产妇，3年前自然分娩一男婴，体重3700g，无难产史。现孕40周，2小时前开始规律宫缩。检查：宫缩持续40~50秒，间歇期2~3分钟，胎心率100次/分，头先露，宫口开4cm。此时最恰当的处理是

A. 入待产室观察　　　　　　B. 温肥皂水灌肠　　　　　　C. 给予人工破膜

D. 静脉滴注缩宫素　　　　　E. 急送产房准备分娩

B 型题

(81~82 题共用备选答案)

A. 甲胎蛋白增高　　　　　　B. 癌胚抗原增高　　　　　　C. 淀粉酶增高

D. 碱性磷酸酶增高　　　　　E. 酸性磷酸酶增高

81. 对原发性肝癌诊断有价值的化验检查是

82. 对急性胰腺炎诊断有价值的化验检查是

(83~85 题共用备选答案)

A. 血尿　　　　　　　　　　B. 蛋白尿　　　　　　　　　C. 乳糜尿

D. 脓尿　　　　　　　　　　E. 少尿或无尿

83. 急性肾盂肾炎常见的尿液特点为

84. 慢性肾小球肾炎常见的尿液特点为

85. 慢性肾衰竭常见的尿液特点为

(86~88 题共用备选答案)

A. 吸宫不全　　　　　　　　B. 术后感染　　　　　　　　C. 子宫穿孔

D. 羊水栓塞　　　　　　　　E. 人工流产综合征

86. 人工流产术中，受术者出现面色苍白、出汗、心率缓慢，应考虑为

87. 人工流产术中，受术者感到下腹撕裂样疼痛，术者探测宫腔有"无底"感，应考虑为

88. 人工流产术后2周仍有较多阴道流血，应考虑为

(89~91 题共用备选答案)

A. 超过正常体重20%　　　　　　　B. 超过正常体重20%~29%

C. 超过正常体重30%~49%　　　　　D. 超过正常体重50%

E. 超过正常体重60%

89. 属于儿童轻度肥胖的为

90. 属于儿童中度肥胖的为

91. 属于儿童重度肥胖的为

(92 ~ 93 题共用备选答案)

　　A. 板状腹　　　　　　　B. 恶心、呕吐　　　　　C. 肛门坠胀感

　　D. 突然发生持续性腹痛　E. 突感一侧下腹部撕裂样疼痛

92. 输卵管妊娠突然破裂时，首先出现的症状是

93. 胎盘早剥的主要症状是

(94 ~ 96 题共用备选答案)

　　A. 肛裂　　　　　　　　B. 骨盆直肠间隙脓肿　　C. 肛门周围脓肿

　　D. 坐骨肛管间隙脓肿　　E. 肛瘘

94. 主要表现为疼痛、肿胀和局部压痛的是

95. 发病初期即出现寒战、发热等症状，局部可出现持续性胀痛的是

96. 常与前哨痔、乳头肥大同时存在的是

(97 ~ 98 题共用备选答案)

　　A. 环磷酰胺　　　　　　B. 柔红霉素　　　　　　C. 长春新碱

　　D. 甲氨蝶呤　　　　　　E. 链霉素

97. 心脏毒性最强的药物是

98. 能引起出血性膀胱炎的药物是

(99 ~ 100 题共用备选答案)

　　A. 1 周以内　　　　　　B. 2 周以内　　　　　　C. 2 周至 2 个月

　　D. 2 个月以上　　　　　E. 半年以上

99. 迁延性腹泻病程为

100. 慢性腹泻病程为

模拟试卷一答案与解析

1. E	2. D	3. C	4. B	5. A	6. B	7. E	8. C	9. A	10. C
11. C	12. D	13. E	14. A	15. D	16. D	17. E	18. B	19. C	20. C
21. A	22. C	23. C	24. A	25. E	26. B	27. C	28. C	29. E	30. B
31. B	32. B	33. C	34. A	35. A	36. B	37. E	38. B	39. E	40. A
41. A	42. A	43. D	44. A	45. A	46. E	47. B	48. D	49. D	50. C
51. C	52. C	53. D	54. D	55. A	56. C	57. C	58. A	59. E	60. C
61. D	62. E	63. B	64. C	65. B	66. B	67. D	68. B	69. D	70. D
71. D	72. B	73. C	74. C	75. E	76. C	77. A	78. E	79. E	80. E
81. A	82. C	83. D	84. B	85. E	86. E	87. C	88. A	89. B	90. C
91. D	92. E	93. D	94. C	95. B	96. A	97. B	98. A	99. C	100. D

1. **解析**：前尿道结石最常用的方法：在局部麻醉下，压迫结石近端尿道，注入无菌液状石蜡，轻轻向远端推挤、钩取和钳出或应用腔内器械碎石，尽量不做尿道切开取石。

2. **解析**：上消化道出血的典型大便性状为柏油样黑便。常见粪便性状及其对应临床意义如下表：

外观	临床意义
米泔水样便	霍乱（C 排除）
鲜血便	肠道下段出血（痔疮、肛裂）
柏油样便	上消化道出血（D 正确）
白陶土样便	阻塞性黄疸（E 排除）
细条样便	直肠癌（B 排除）
黏液脓血便	细菌性痢疾（A 排除）

3. **解析**：在造影过程中，造影剂多为碘制剂和泛影葡胺，个别病例可发生过敏现象，因此使用以上造影剂时应做过敏试验。选项中，胃肠钡餐造影的造影剂为硫酸钡，对人基本无毒性，可完全排出体外，不会引起过敏，因此无需进行过敏试验。

4. **解析**：根据卧位的自主性可分为主动、被动和被迫三种卧位。①主动卧位：病人在床上自己采用最舒适、最随意的卧位。适用于轻症病人（如 D）。②被动卧位：病人自身无能为力变换卧位，躺在被安置的卧位（如 B）。③被迫卧位：病人意识清晰，也有变换卧位的能力，因疾病或治疗的原因而被迫采取的卧位，如肺心病病人由于呼吸困难而被迫采取端坐卧位（如 A、C、E）。

5. **解析**：引发咯血的疾病包括支气管扩张症、肺癌、肺结核、左心衰竭致肺淤血（咳粉红色泡沫样痰）等。而上消化道出血时，表现为呕血。

6. **解析**：胰腺癌最常用的辅助检查和随访项目是 CA 19−9。胰腺癌患者的 CEA、胰胚抗原、糖类抗原 19−9（CA 19−9）等胰腺癌血清学肿瘤标记物可升高。

7. **解析**：腹膜炎手术属于胃肠道手术，胃肠道手术胃肠减压管一般在胃肠道功能恢复（肠鸣音恢复）、肛门排气后即可拔除，之后可开始进水、少量流食。

8. **解析**：脾破裂的主要治疗方式以手术为主，主要包括脾修补术、部分脾切除术和全脾切除术。

9. **解析**：大咯血所致窒息的处理首先应清除呼吸道内积血，保持呼吸道通畅，必要时方行气管插管或切开，A 正确、B 错误。大咯血并发窒息时立即置病人于头低足高位，轻拍背部以利血块排出，E 错误。气道通畅后再给予吸氧，必要时应用呼吸中枢兴奋剂，并非首选措施，C、D 错误。

10. **解析**：糖皮质激素是当前控制哮喘最有效的抗炎药。β_2 受体激动剂是控制哮喘发作症状的首选药。

11. **解析：**冠状动脉造影术需要用碘制剂作为造影剂，故必须做碘过敏试验，阴性者方可进行。

12. **解析：**双侧瞳孔不等大见于颅内病变（如脑疝）。瞳孔大小及病情变化如下表：

正常瞳孔	等大等圆，直径范围 2～5mm	
瞳孔散大	瞳孔直径大于 5mm	
	双侧瞳孔散大	颅内压增高、颅脑损伤、颠茄类药物中毒（如阿托品中毒）及濒死状态
	单侧瞳孔散大	同侧颅内病变（如颅内血肿、脑肿瘤等）所致的小脑幕疝晚期
瞳孔缩小	瞳孔直径小于 2mm；瞳孔直径小于 1mm 为针尖样瞳孔	
	双侧瞳孔缩小	有机磷、氯丙嗪、吗啡中毒，脑桥损伤
	单侧瞳孔缩小	同侧小脑幕切迹疝早期
形状异常	呈竖椭圆形、散大	青光眼
	呈不规则形	虹膜粘连

13. **解析：**本题考查羊水栓塞的处理。(1) 最初阶段：①供氧，立即取半卧位，加压给氧，必要时行气管插管或气管切开；②抗过敏，糖皮质激素；③解痉，阿托品、罂粟碱；④纠正心力衰竭、消除肺水肿，毛花苷丙、呋塞米；⑤抗休克、纠正酸中毒，低分子右旋糖酐、5% 碳酸氢钠。(2) DIC 阶段：应早期抗凝，补充凝血因子，应用肝素；晚期抗纤溶同时也补充凝血因子，防止大出血。(3) 少尿或无尿阶段：要及时应用利尿药，预防与治疗肾衰竭。(4) 产科处理：原则上应在产妇呼吸、循环功能得到明显改善并已纠正凝血功能障碍后及早终于妊娠，并非等待自然分娩，否则很危险（E 错误）。

14. **解析：**静脉补钾的先决条件为见尿补钾，尿量要在 30ml/h 以上。补钾的注意事项包括：见尿补钾；不宜过快，成人≤60 滴/分；禁止静推，以免心搏骤停；不宜过浓，0.15%～0.3% 浓度；总量限制，氯化钾 3～6g/d。

15. **解析：**颅内压增高明显的患者，应避免进行的检查是腰椎穿刺，以免造成枕骨大孔疝。

16. **解析：**ORS 液由氯化钠 2.6g、枸橼酸钠 2.9g、氯化钾 1.5g、葡萄糖 13.5g 加水至 1000ml 配制而成，因此电解质含量最多的为氯化钠。葡萄糖为非电解质，注意排除干扰选项。

17. **解析：**选择性冠状动脉造影不但可明确诊断冠心病，而且能够确定冠状动脉的狭窄部位、程度、范围和侧支循环的情况，是冠心病外科治疗的主要依据。

18. **解析：**B 超是输卵管妊娠时最简单常用的检查方法。

19. **解析：**强心苷类中毒引起的室性期前收缩应立即停药，并给予钾盐与苯妥英钠（或利多卡因）治疗。

20. **解析：**心脏瓣膜病的并发症包括充血性心力衰竭、心律失常、亚急性感染性心内膜炎、心源性栓塞等。主动脉瓣狭窄时，致使左心室后负荷加重，收缩期排血受阻，左心室发生代偿性扩张、肥大，导致左心室顺应性降低，引起左心室舒张末压升高，继而致左心房后负荷加重，晚期最终导致左心衰竭。因此，主动脉瓣狭窄终末期的心力衰竭以左心衰为主，极少见到右心衰。

21. **解析：** 血淀粉酶升高多见于胰腺疾病。血清淀粉酶在发病后 1~2 小时即开始增高，6~12 小时标本最有价值，至 24 小时达最高峰（为每升血液 500~3000 苏氏单位），4~5 天逐渐降至正常；而尿淀粉酶在发病后 12~24 小时开始增高，48 小时达高峰，维持 5~7 天。

22. **解析：** 腹壁柔韧感或揉面感是由于腹膜受到炎症或病变的直接刺激而增生、肥厚，使全腹紧张，在触诊时使腹壁呈现出类似揉面团的特殊柔韧感。因此，腹部柔韧感或揉面感只是腹膜受到轻度刺激或慢性炎症的一种表现，多见于结核性腹膜炎。急性胃穿孔、急性胰腺炎时腹部多有腹膜刺激征。

23. **解析：** 肾病综合征（NS）可由多种病因引起，以肾小球基底膜通透性增加为主要病理生理改变，表现为大量蛋白尿、低蛋白血症、高度水肿、高脂血症的一组临床症候群。其中最常见的体征是水肿。

24. **解析：** 新鲜尿离心沉渣后每高倍镜视野红细胞 >3 个，或尿沉渣 Addis 计数 12 小时排泄的红细胞数 >50 万，均可诊断为镜下血尿。尿液外观为洗肉水样、血样或有血凝块时，称为肉眼血尿，1L 尿含 1ml 血液即呈现肉眼血尿。

25. **解析：** 可对肿瘤进行定性诊断的检查方法是病理检查，包括细胞学检查和活体组织检查。纤维内镜通过取活体组织，再通过病理检查进行定性诊断。肿瘤标记物检测对肿瘤的判断仅能提供辅助参考作用。CT 与 MRI 能显示占位性肿块的部位、形态和大小，以推断有无肿瘤及其性质，但并非定性诊断。

26. **解析：** 陈旧性肛裂常需手术切除，术后创口不缝合，经坐浴、换药直至愈合。

27. **解析：** 肠源性氮质血症一般在上消化道大出血后数小时血尿素氮开始上升，24~48 小时可达高峰，一般不超过 14.3mmol/L（40mg/dl），3~4 日后降至正常。

28. **解析：** 共济失调型脑瘫病变主要部位是小脑。痉挛型脑瘫病变主要在锥体束，注意区分。

29. **解析：** 营养性巨幼细胞贫血是由于缺乏维生素 B_{12} 和（或）叶酸所引起的一种大细胞性贫血，主要临床特点是贫血、神经精神症状（特有表现）、红细胞的胞体变大，骨髓中出现巨幼细胞，用维生素 B_{12} 和（或）叶酸治疗有效。多见于 2 岁以下婴幼儿。

30. **解析：** 诊断直肠癌最重要且简便易行的方法是直肠指检，因直肠癌大多发生在直肠的中下段，75% 以上的直肠癌可于直肠指检时被触及（B 正确）。粪便隐血试验为大肠癌的初筛手段，阳性者再做进一步检查（A 错误）。内镜检查在直视下观察病变的部位及形态，同时可取活组织进行病理检查，但并非简便易行（C 错误）。腔内 B 超检查可检测癌肿浸润肠壁的深度及有无侵犯邻近脏器（D 错误）。血清癌胚抗原（CEA）测定主要用于预测直肠癌的预后和监测复发（E 错误）。

31. **解析：** 目前国内抗结核药物的分类：第一线，异烟肼、利福平、吡嗪酰胺（B 正确）、乙胺丁醇；第二线是链霉素、氨硫脲、卡那霉素、对氨基水杨酸钠、乙硫异烟胺、氟喹诺酮类等。

32. **解析：** 诊断早期胃癌最可靠的辅助检查是纤维胃镜，可直接观察病变部位，并做病理活检确定诊断。

33. **解析：** 梅毒的治疗首选青霉素，用药应足量，疗程应规则；性伴侣也应同时接受检查及治疗。临床治愈标准为各种损害消退，症状消失；血清学治愈标准为梅毒血清学试验转为阴性，脑脊液检查阴性。

34. **解析：** 结合选项，问诊时应避免使用的语言是"里急后重"。"里急后重"为医学专用术语，病人可能无法理解。

35. **解析：** 骨与关节结核绝大部分继发于肺结核，主要感染途径为血液传播，结核杆菌经血循环到达关节滑膜或骨。

36. **解析：** 缺铁性贫血血液检查特点：（1）血常规：血红蛋白降低较红细胞数量减少明显，呈小细胞低色素性贫血。血涂片可见红细胞大小不等，以小细胞为多，中央淡染区扩大（E 正确）。网织红细胞数量正常或轻度减少。白细胞、血小板多正常。（2）骨髓象：红细胞系统增生活跃，以中、晚幼红细胞增生为主，各期红细胞均较小，细胞质发育落后于细胞核。粒细胞系和巨核细胞系一般无明显异常。（3）铁代谢检查：血清铁 $500\mu g/L$；总铁结合力 $>4500\mu g/L$；血清铁蛋白 $<14\mu g/L$，血清铁蛋白检查可准确反映体内贮存铁情况，能作为缺铁依据。

37. **解析：** 糖尿病微血管病变的典型改变是微血管基底膜增厚和微循环障碍。糖尿病微血管病变是比较特异的，其主要特征是基底膜增厚并有透明样物质沉积、微循环有不同程度的异常。基底膜病变常与微循环异常相互影响，促使微血管病变的加重和发展。糖尿病微血管病变主要表现在视网膜、肾、心肌、神经组织及足趾。临床上常以糖尿病视网膜病变、糖尿病肾病和糖尿病神经系统病变为反映糖尿病微血管病变的主要场所。

38. **解析：** 一氧化碳中毒的处理措施包括：（1）立即将病人转移到空气新鲜处，松解衣服，注意保暖，保持呼吸道通畅。（2）纠正缺氧。轻、中度中毒病人可用面罩或鼻导管高流量吸氧，$8\sim10L/min$；严重中毒病人给予高压氧治疗，必要时使用呼吸机。（3）对症治疗：控制高热、防治脑水肿、促进脑细胞功能恢复、防治并发症及迟发性脑病等。

39. **解析：** 类风湿关节炎主要侵犯四肢小关节，尤其是手关节，其次是趾、膝、踝、肘、肩关节等。

40. **解析：** 肝腥（肝臭）味：可见于肝性脑病（肝性昏迷）昏迷期病人，肝功能损害严重的肝性脑病常有明显黄疸、出血倾向、肝臭，易并发各种感染。

41. **解析：** 心室颤动首选的治疗措施是非同步电复律。心房颤动患者急性期应首选同步直流电复律治疗。

42. **解析：** 体温每降低 $1\,℃$ 可使氧耗率下降 $5\%\sim6\%$。低温可降低脑代谢，减少氧耗量，使大脑对缺氧的耐受程度增强。

43. **解析：** 邻近器官的炎症如阑尾炎、腹膜炎等经过直接蔓延可致盆腔炎性疾病，病原体以大肠埃希菌为主。

44. **解析：** 乳腺癌淋巴转移的最常见部位是同侧腋窝。原发癌灶位于乳头、乳晕区及乳房外侧者，约80%发生腋窝淋巴结转移；位于乳房内侧者，约70%发生胸骨旁淋巴结转移。

45. **解析：** 全身麻醉的并发症包括：上呼吸道梗阻、高血压、室性心律失常、心脏骤停、术后恶心与呕吐等。其中，最严重的并发症是心搏停止，需要立即心肺复苏。

46. **解析：** 器械护士和巡回护士的共同责任是在术前和术中关闭体腔前和缝合切口前，共同准确清点各种器械、敷料、缝针等的数目，核实后登记。术毕器械护士再自行清点一次，以防遗留在手术区内。静脉输液与核对病人姓名是巡回护士的责任。传递器械、管理器械台是器械护士的责任。

47. **解析：** 临产诊断包括：有规律且逐渐增强的子宫收缩（E 排除），持续30秒或以上，间歇时间5~6分钟，同时伴有进行性子宫颈管消失（C 排除）、宫颈口扩张（D 排除）和胎先露部下降（A 排除）。见红为分娩先兆，正式临产前1~2日出现，不属于临产诊断。

48. **解析：** 阿托品治疗有机磷农药中毒有效的为毒蕈碱样症状，包括腺体分泌增加（C 排除）及平滑肌痉挛（B 排除），表现为头晕、头痛、多汗、流涎、恶心、呕吐、腹痛、腹泻、瞳孔缩小（A 排除）、视物模糊、支气管分泌物增多（E 排除）、呼吸困难，严重者出现肺水肿，主要是由于副交感神经末梢兴奋所致。肌纤维颤动属于烟碱样症状，用胆碱酯酶复活剂可以缓解（D 错误）。

49. **解析：** 本题考查 ARDS 患者的气道管理：应注意保持人工通气管的湿化，供气系统必须设有湿化气体装置（A 排除）。严格无菌操作（B 排除），预防感染，因感染会使已发生的 ARDS 病情加重。每日定时做好胸部物理治疗（E 排除），每2小时变动一次体位，加强拍背，指导患者咳嗽、深呼吸。吸痰前给氧可预防吸痰时缺氧（C 排除）。吸痰应在必要时进行，指征为频繁的咳嗽、肺部听诊有痰鸣音、呼吸机高气道压力报警等，而非每小时均抽吸（D 错误）。

50. **解析：** 吸气性呼吸困难多见于喉水肿、喉痉挛，与气管异物（C 正确）、气管受压或肿瘤等引起的上呼吸道狭窄甚或梗阻有关，以吸气困难为特点；重症者可出现"三凹征"，并常伴有干咳及高调的吸气性哮鸣音。呼气性呼吸困难多见于支气管哮喘（E 排除）、喘息型慢性支气管炎、慢性阻塞性肺气肿（B 排除）等。混合性呼吸困难多见于重症肺炎、重症肺结核、大量胸腔积液（D 排除）、气胸（A 排除）等。

51. **解析：** 肝移植是一项十分复杂的精细工作，术前需要进行严格的术前准备。肝移植术前准备中，为防止超急性排斥反应，移植前必须检查血型、交叉配合与细胞毒性试验、混合淋巴细胞培养、人类白细胞抗原（HLA 抗原）的血清学测定（HLA 配型）等。其他方面包括供体年龄应在50岁以下，移植器官功能正常，无心血管、肾和肝等疾病，并要求无全身性感染和局部化脓性疾病等。并非只有血缘关系即可，故 C 选项错误。

52. **解析：** 开放性损伤进行清创术，最好在伤后 6~8 小时内施行（C 正确），这是手术的最佳时机，否则增加感染的风险。若伤口污染轻或位于头面部的伤口，在早期应用有效抗生素的情况下，清创缝合时间可延长至伤后 12 小时或更迟。

53. **解析：** 胰腺癌的影像学检查：经内镜逆行性胰胆管造影术（ERCP）可直接观察十二指肠乳头部的病变，并能进行活检，造影可显示胆管或胰管的狭窄或扩张。B 超检查可以发现胰腺肿块、胆囊增大、胆管扩张，同时可观察有无肝脏及腹腔淋巴结肿大。X线钡餐检查可发现十二指肠肠曲扩大，局部黏膜皱襞异常、充盈缺损、不规则、僵直等。CT 与 MRI 能清楚显示肿瘤部位及其与毗邻器官的关系，对判断肿瘤能否切除有重要意义。经皮经肝胆管造影术（PTC）可显示胆道的变化。

54. **解析：** 噻嗪类利尿剂属于排钾利尿剂，长期服用最易出现低钾血症，如氢氯噻嗪；常用的排钾利尿药有氢氯噻嗪、呋塞米、布美他尼等；排钾利尿剂的主要不良反应是可引起低钾血症，应补充氯化钾或与保钾利尿剂同用。保钾利尿剂常用的有螺内酯、氨苯蝶啶；利尿作用弱，常与排钾利尿剂合用，加强利尿，减少排钾。

55. **解析：** 早期食管癌病变多数为原位癌，病变范围仅限于黏膜表面。中晚期时向黏膜下层扩散，再向上、下方及全层浸润，很容易穿过疏松的外膜侵入邻近器官。肿瘤转移主要经淋巴途径至相应的区域淋巴结，也可发生远处淋巴结转移；血行转移发生较晚。

56. **解析：** 抗甲状腺药物的不良反应主要是粒细胞减少及药疹，其中粒细胞缺乏最危险，为致命性，多于初治 2~3 个月及复治 1~2 周发生。

57. **解析：** 治疗系统性红斑狼疮的首选药是糖皮质激素，结合选项，泼尼松属于糖皮质激素，C 正确。非甾体抗炎药、抗疟药、免疫抑制剂也用于系统性红斑狼疮的治疗。

58. **解析：** 患者 B 超示妊娠，结合患者"少量阴道流血、宫口未开、子宫符合孕周"的表现，考虑为先兆流产，因此入院后主要的治疗原则为进行保胎治疗，可每日肌注黄体酮保胎，同时卧床休息，禁止性生活；减少宫缩刺激，必要时给予对胎儿危害小的镇静药。

59. **解析：** 题干中，患者肛周肿胀伴持续性跳痛，结合其他局部表现，考虑为直肠肛管周围脓肿。该病治疗原则是早期使用抗菌药物、局部理疗，促使炎症消退；如已经形成脓肿，应及时切开引流。本题中，患者肛周肿胀局部有波动感，提示已有脓肿形成，因此应及时手术切开引流。

60. **解析：** 此孕妇血红蛋白 $<100g/L$、红细胞比容 <0.30 或红细胞计数 $<3.5\times10^{12}/L$，则可诊断为妊娠期贫血。故妊娠期建议孕妇摄取高铁、高蛋白质及高维生素 C 食物，纠正偏食、挑食等不良习惯。多食富含铁的食物，如瘦肉、家禽、动物肝脏及绿叶蔬菜等。铁剂的补充应首选口服制剂，补充铁剂的同时服维生素 C 及稀盐酸可促进铁的吸收。

61. **解析：** 会阴创伤病人的非手术治疗原则为止痛、止血、抗感染、抗休克。阴道填塞纱条或外阴加压包扎常在外阴、阴道手术后方采用。

62. **解析：** 题干中，患儿人工喂养，而且户外活动少，缺乏阳光照射，出现手足抽搐，考虑为维生素 D 缺乏性手足搐搦症。维生素 D 缺乏性佝偻病患儿主要表现为不同程度的骨骼畸形等，不伴有抽搐。原发性癫痫指除遗传因素外不具有其他潜在病因的癫痫。新生儿缺氧缺血性脑病是围生期新生儿因缺氧引起的脑部病变，常见的原因有各种原因导致的胎儿宫内窘迫，如脐带绕颈、羊水异常等，也常见于分娩过程及出生后的窒息缺氧；题中患儿足月顺产。颅内感染指某种病原体引起的颅内炎症，颅内的脑实质、脑膜及血管等均可被感染。

63. **解析：** 题干中，患儿出现活动过度、注意力不集中、学习困难等表现，但智力正常，符合多动症的表现，首先考虑为注意缺陷多动障碍。注意缺陷多动障碍在我国称为多动症，是儿童期常见的一类心理行为障碍，表现为与年龄和发育水平不相称的注意力不集中和注意时间短暂、活动过度甚至易冲动，常伴有学习困难、品行障碍和适应不良。

64. **解析：** 题干中，高热惊厥患儿即将出院，此类患儿日后发热有可能再次出现惊厥，在出院前的健康教育重点是预防和急救措施。应告知家长物理降温的重要性及方法，讲解惊厥发作时的急救方法；对癫痫患儿应嘱咐家长遵医嘱按时给患儿服用抗癫痫药，不能随便停药，以免诱发惊厥，并嘱咐患儿避免到危险的地方及易受伤的环境中，以免发作时出现危险。

65. **解析：** 题干中，患者有肝硬化、上消化道出血病史；1 天前出现黑便，首先考虑为再次发生上消化道出血。对急性大出血患者应禁食；对少量出血，无呕吐、无明显活动性出血患者，可选用温凉、清淡无刺激性流食（A 排除）。止血后应给予患者营养丰富、易消化的半流食、软食，开始少量多餐，以后改为正常饮食；同时应嘱咐患者定时进餐，避免过饥、过饱，避免食用过冷、过热食物，避免粗糙、刺激性食物（B 排除）。劝患者戒烟、酒。口服药物应研磨成粉冲服（C 排除）；一般不放置胃管（D 排除），以免损伤消化道、加重出血。上消化道大量出血患者应保持呼吸道通畅，避免呕血时误吸引起窒息，"避免咳嗽和常行屏气锻炼"可能导致肺部感染或引起窒息（E 错误）。

66. **解析：** 患者为良性前列腺增生症，残余尿量超过 50ml，且无手术禁忌证，应选择手术治疗。手术治疗方式包括经尿道前列腺切除术（首选，B 正确）、耻骨上经膀胱前列腺切除术、耻骨后前列腺切除术。体外高强度聚焦超声和经尿道高温治疗适用于尿道梗阻较重而又不适宜手术者。

67. **解析：** 胰腺癌术后患者的饮食宜少量多餐（E 错误），予以高蛋白（C 错误）、适量高糖（D 错误）、低脂饮食（B 正确），补充脂溶性维生素。无需限制盐的摄入（A 错误）。

68. **解析：** 青年患者，血压显著升高，伴有头痛，且肾、眼损害突出，因此最可能的诊断是恶性高血压肾损害。恶性高血压病情进展迅速，可发生剧烈头痛，往往伴有恶心、呕吐、头晕、耳鸣等；视力迅速减退，眼底出血、渗出或视神经乳头水肿；肾功能急剧减退，持续性蛋白尿、血尿和管型尿，甚至发展至氮质血症或尿毒症。急进性肾炎起病迅速，短期内出现氮质血症；原发性高血压肾损害发病年龄一般较大，病程进展缓慢；肾动脉狭窄大多有舒张压中、重度升高，体检时在上腹部或背部肋脊角处可闻及血管杂音。

69. **解析：**中老年患者，餐后出现腹痛且伴有黑便，首先考虑胃溃疡，诊断胃溃疡最有价值的诊断为胃镜检查。胃镜检查可直接观察溃疡病变部位、大小、性质，对消化性溃疡有确诊价值。

70. **解析：**胎膜早破的患者应绝对卧床，抬高臀部。此卧位能减少羊水流出，防止脐带脱垂。

71. **解析：**患者排尿中断，变换体位后可继续排尿，结合膀胱刺激症状等表现，考虑为膀胱结石。膀胱结石的典型症状为排尿突然中断，并感疼痛，常放射至阴茎头部和远端尿道，变换体位又能继续排尿，常有终末血尿，合并感染可出现脓尿。尿道结石表现为排尿困难、点滴状排尿及尿痛，甚至造成急性尿潴留。上尿路结石主要表现是与活动有关的疼痛和血尿。膀胱肿瘤表现为全程无痛肉眼血尿。

72. **解析：**患者车祸后右鼻孔有血性液体持续流出，结合昏迷、头痛、恶心的表现，考虑为颅骨骨折致脑脊液漏。脑脊液漏护理过程中应禁忌鼻腔的堵塞、冲洗和滴药，严禁经鼻腔置胃管、吸痰及鼻导管给氧，以免造成颅内感染（B错误）。维持半卧位体位至停止脑脊液漏后3~5日，目的是借助重力作用使脑组织移向颅底，使脑膜逐渐形成粘连而封闭脑膜破口。患者颅骨骨折，为开放性损伤，应给予抗生素和破伤风抗毒素。

73. **解析：**患儿低热、盗汗（提示结核病），Thomas征阳性，结合左髋部疼痛、跛行的表现及X线片提示髋关节病变，考虑为髋关节结核。治疗方法：①全身治疗：休息（C错误）、支持疗法和抗结核药物治疗。②局部治疗：包括关节腔穿刺注入抗结核药物，皮牵引及髋人字石膏固定制动，必要时做关节融合术或全关节置换术、截骨矫形术等。

74. **解析：**患者肝硬化病史，高蛋白饮食后出现睡眠障碍、定向力减退、脑电异常等神经精神异常症状，考虑为高蛋白饮食诱发的肝性脑病。肝性脑病患者应限制蛋白质饮食，以减少氨的生成；应用硫酸镁导泻有利于清除肠内含氮物质；忌用弱碱性溶液灌肠，因其可使肠腔内呈碱性，使氨离子弥散入肠黏膜进入血循环至脑组织，使肝性昏迷加重（C不正确）。乳果糖在结肠中被细菌分解为乳酸和醋酸，使肠内呈酸性，从而减少氨的产生、吸收。精氨酸可促进尿素循环，从而降血氨。

75. **解析：**患儿出现一侧耳周围肿痛，肿痛以耳垂为中心，结合其局部皮肤发热、有压痛且在张口及咀嚼时疼痛加重等体征，密切接触者有类似患儿，首先考虑流行性腮腺炎。流行性腮腺炎为经飞沫传播的呼吸道传染病，部分患儿有低热、头痛、乏力、纳差等前驱症状，一般一侧腮腺先肿大，2~3日后累及对侧，或双侧同时肿大；肿大以耳垂为中心，向前、后、下发展，使下颌角边缘轮廓模糊，同时伴周围组织水肿、灼热、疼痛和感觉过敏，局部皮肤紧张发亮并具弹性，表面发热但不红。张口、咀嚼、特别是进酸性食物时胀痛加剧。腮腺管口早期可有红肿，但无分泌物。腮腺肿大在2~3日达高峰，持续5日左右逐渐消退。严重者下颌下腺、舌下腺、颈淋巴结可同时受累，还可出现脑膜脑炎、睾丸炎或卵巢炎、胰腺炎。

76. **解析**：题干中足月儿出生时全身皮肤苍白（0分），呼吸微弱（1分），心率30次/分（1分），弹足底无反应（0分），肌张力松弛（0分），提示新生儿重度窒息，此时首先应采取的措施是清除口腔与鼻腔分泌物，保持呼吸道通畅。新生儿窒息的处理步骤应按A（清理呼吸道）、B（建立人工呼吸，增加通气）、C（维持正常循环）、D（药物治疗）、E（评价）步骤进行复苏。

77. **解析**：患者服用地高辛后出现恶心、呕吐的胃肠道表现，还出现头痛、头晕、视物模糊的神经系统表现以及心悸、室性早搏二联律的心血管系统表现，首先考虑患者出现了强心苷类药物中毒。强心苷类药物的常见毒性反应包括：①胃肠道表现：食欲下降、恶心、呕吐等。②神经系统表现：头晕、头痛、视物模糊、黄视、绿视等。③心血管系统表现：是强心苷类药物较严重的毒性反应，常出现各种心律失常，以室性期前收缩二联律最为常见，尚有室上性心动过速伴房室传导阻滞、房室传导阻滞、窦性心动过缓等；长期心房颤动患者使用强心苷类后心律变得规则，心电图ST波出现鱼钩样改变，应注意有发生强心苷类中毒的危险。

78. **解析**：题干中，患者血气分析 $PaO_2 < 60mmHg$、$PaCO_2 > 50mmHg$，结合其COPD病史，提示患者为Ⅱ型呼吸衰竭。呼吸衰竭按动脉血气分析分类：①Ⅰ型呼吸衰竭，缺氧但无 CO_2 潴留，$PaO_2 < 60mmHg$。②Ⅱ型呼吸衰竭，系由肺泡通气不足所致的缺氧和 CO_2 潴留，$PaO_2 < 60mmHg$、$PaCO_2 > 50mmHg$，需增加肺泡通气量，必要时加氧疗来纠正。

79. **解析**：患者发生高血钾，结合患者呕吐多日，有水、电解质失衡的可能，治疗时应选用葡萄糖酸钙，排除干扰项"乳酸钠"和"碳酸氢钠"。高钾血症的处理措施：①禁钾：停止使用一切含钾药物，如青霉素钾盐，包括禁食水果、果汁、牛奶等含钾较多的食物。②抗钾：可应用10%葡萄糖酸钙溶液20～30ml（或5%氯化钙溶液）加等量5%葡萄糖溶液缓慢滴入，以钙离子对抗钾离子对心肌的抑制作用。③转钾：碱化细胞外液，以乳酸钠或碳酸氢钠溶液缓慢滴注，使钾转入细胞内，并可增加肾小管排钾；还可应用葡萄糖－胰岛素促进糖原合成，带钾入细胞内。④排钾：应用聚磺苯乙烯口服或灌肠，可以从消化道排出大量钾离子；透析疗法是最有效的方法，常用的有腹膜透析和血液透析。

80. **解析**：经产妇，初次分娩情况良好，2小时前开始规律宫缩，宫口已开4cm。初产妇宫口开全至10cm，经产妇宫口开大3～4cm且宫缩好时入待产室观察；但目前胎心率100次/分，考虑急性胎儿宫内窘迫，应立即送产房准备分娩。

81～82. **解析**：甲胎蛋白（AFP）对原发性肝癌诊断特异性很高。癌胚抗原主要用于预测直肠癌的预后和监测复发。血、尿淀粉酶测定对急性胰腺炎具有重要的诊断意义；急性胰腺炎病人胰淀粉酶溢出胰腺外，迅速吸收入血，由尿排出，故血、尿淀粉酶大幅增加，是诊断本病的重要化验检查，但病情的严重性与淀粉酶升高的程度并不一致，出血坏死型胰腺炎淀粉酶值可正常或低于正常。

83～85. **解析**：（1）泌尿系统感染可见尿中白细胞增多，每个高倍视野下超过5个

（>5 个/HP）白细胞称为脓尿；脓细胞管型对肾盂肾炎有诊断价值。（2）慢性肾小球肾炎必有的表现为蛋白尿，蛋白尿量常在 1～3g/d。（3）慢性肾衰竭的尿量变化是随着肾功能减弱，尿量渐趋减少；晚期出现尿毒症的无尿表现。

86～88. **解析：**本题考查人工流产并发症：①子宫穿孔：受术者感到下腹撕裂样疼痛，术者探测宫腔有"无底"感。②人工流产综合征：受术者在术时或术后出现心动过缓、心律不齐、血压下降、面色苍白、出汗、胸闷甚至发生晕厥和抽搐。③吸宫不全：表现为术后阴道流血超过 10 日，血量过多或流血暂停后又有多量出血者。④漏吸：指已确诊为宫内妊娠，但术时未吸到胚胎组织或胎盘绒毛。⑤术中出血：术中有大量血性液体流出。⑥术后感染：临床表现体温升高、下腹疼痛、白带浑浊或不规则阴道流血。⑦羊水栓塞：临床表现肺动脉高压循环、呼吸衰竭及休克。

89～91. **解析：**本题考查儿童肥胖症的分度：以同性别、同身高（长）正常小儿体重均值为标准，体重超过均值20%～29%者为轻度肥胖；超过 30%～49%者为中度肥胖；超过50%者为重度肥胖。

92～93. **解析：**（1）输卵管妊娠突然破裂时，首先出现的症状是腹痛，是输卵管妊娠患者就诊的主要原因。未发生流产或破裂前，常为一侧下腹部隐痛或酸胀感；发生流产或破裂时，常突感一侧下腹部撕裂样疼痛，随后疼痛遍及全腹，甚至放射到肩部；当血液积聚于直肠子宫陷凹处，可出现肛门坠胀感。（2）胎盘早剥的临床特点是妊娠晚期突然发生的腹部持续性疼痛，伴或不伴有阴道流血。

94～96. **解析：**（1）肛门周围脓肿：主要表现持续性跳痛，局部红肿、触痛，脓肿形成后有波动感；全身感染症状不明显。（2）坐骨肛管间隙脓肿：最初表现为患侧持续性胀痛，排便或行走时加重，可有直肠刺激症状或排尿困难；全身感染症状明显。（3）肛裂：排便时及排便后肛门部疼痛，局部检查可见肛管后正中或前正中部位有梭形裂口，或与"前哨痔"、肛肥大乳头同时存在（"肛裂三联征"）。此外，骨盆直肠间隙脓肿表现为全身感染症状更为明显；局部表现为直肠坠胀感和里急后重，常伴有排尿困难。肛瘘表现为肛门周围的外口经常流脓，肛周潮湿、瘙痒；有时外口暂时闭合，瘘管内脓液积聚，出现直肠肛管周围脓肿症状；当脓肿破溃再次排脓后，症状可缓解，如此反复发作。

97～98. **解析：**本题考查化疗药物及其不良反应。具有心脏毒性的化疗药包括柔红霉素、多柔比星、高三尖杉酯碱类药物，以上药物可引起心肌及心脏传导损害；用药时须缓慢滴注（<40 滴/分），用药后观察病人心率、心律及血压。能引起出血性膀胱炎的是环磷酰胺。长春新碱能引起末梢神经炎、手足麻木感。甲氨蝶呤可引起口腔黏膜溃疡、骨髓抑制。链霉素可引起听力障碍、眩晕、肾功能损害。

99～100. **解析：**根据病程，腹泻可分为急性腹泻（病程在 2 周以内）、迁延性腹泻（病程在 2 周至 2 个月）和慢性腹泻（病程在 2 个月以上）。

模拟试卷二

A1/A2 型题

1. 皮肤出现蜘蛛痣见于
   - A. 肺炎
   - B. 再生障碍性贫血
   - C. 缺铁性贫血
   - D. 严重肝硬化
   - E. 肾盂肾炎

2. 决定心脏病患者是否妊娠，最重要的依据是
   - A. 生育史
   - B. 家族史
   - C. 心脏病的种类
   - D. 心功能分级
   - E. 治疗情况

3. 心脏骤停患者最重要的诊断依据是
   - A. 无自主意识动作
   - B. 意识突然丧失
   - C. 颈动脉搏动消失
   - D. 血压下降
   - E. 两侧瞳孔不等大

4. 尿液呈酱油色主要见于
   - A. 阻塞性黄疸
   - B. 肾性肿瘤
   - C. 泌尿系感染
   - D. 急性溶血
   - E. 晚期丝虫病

5. 慢性呼吸衰竭患者出现的最早且最突出的症状是
   - A. 发绀
   - B. 呼吸困难
   - C. 神经精神症状
   - D. 其他器官损害
   - E. 心血管系统症状

6. 高血压急症首选的降压药物是
   - A. 呋塞米
   - B. 硝普钠
   - C. 硝酸甘油
   - D. 地尔硫草
   - E. 拉贝洛尔

7. 大便呈柏油样常见于
   - A. 痢疾
   - B. 上消化道出血
   - C. 直肠癌
   - D. 霍乱
   - E. 胰腺炎

8. 诊断慢性胃炎最可靠的方法是
   - A. 病史及临床表现
   - B. 胃肠钡餐造影
   - C. 幽门螺杆菌检测
   - D. 纤维胃镜检查
   - E. 胃液酸度分析

9. 慢性肾衰竭最早以哪个系统病变最为突出
   - A. 血液系统
   - B. 呼吸系统
   - C. 消化系统
   - D. 精神、神经系统
   - E. 循环系统

10. 有机磷农药中毒的诊断不包括
    - A. 特殊大蒜味
    - B. 胃肠钡餐检查
    - C. 有机磷农药接触史

D. 典型症状和体征　　　　E. 全血胆碱酯酶活力测定

11. 应立即收治 ICU 的是

A. 肾挫伤病人　　　　B. 冠心病病人　　　　C. 呼吸衰竭病人

D. 轻度脱水病人　　　　E. 阑尾切除术后病人

12. 肿瘤诊断有很多方法，属于定性诊断的检查是

A. X 光　　　　B. 超声波　　　　C. 放射性核素

D. 血管造影　　　　E. 病理

13. 过敏性紫癜主要累及的部位不包括

A. 皮肤　　　　B. 消化道　　　　C. 关节

D. 肾脏　　　　E. 心脏

14. 奇脉见于

A. 心包积液　　　　B. 胸腔积液　　　　C. 胸腔积气

D. 肺气肿　　　　E. 肺淤血

15. 胸廓饱满、前后径与横经约相等、肋间隙加宽，是属于

A. 扁平胸　　　　B. 桶状胸　　　　C. 胸廓膨隆

D. 鸡胸　　　　E. 漏斗桶

16. 肾移植供 - 受者淋巴细胞毒性试验要求

A. <50%　　　　B. <10% 或为阴性　　　　C. <30%

D. <40%　　　　E. <20%

17. 支气管肺炎的 X 线表现特点是

A. 粟粒状阴影　　　　B. 多发小脓肿　　　　C. 斑片状阴影

D. 网状结节样阴影　　　　E. 小玻璃片状阴影

18. 明确诊断二尖瓣狭窄的最可靠方法是

A. X 线检查　　　　B. 心电图　　　　C. 超声心动图检查

D. 介入检查　　　　E. 主动脉造影

19. 儿童肺结核的主要类型是

A. 支气管内膜结核　　　　B. 原发型肺结核　　　　C. 干酪性肺炎

D. 继发型肺结核　　　　E. 急性粟粒型肺结核

20. 烧伤现场施行急救的首要任务是

A. 防治感染　　　　B. 抢救生命　　　　C. 尽快转运

D. 保护创面　　　　E. 镇静止痛

21. 治疗食管癌的首选方法是

A. 化疗　　　　B. 中药治疗　　　　C. 放疗

D. 内镜治疗　　　　E. 手术治疗

22. 阴道脱落细胞中发现不典型细胞，但无恶性特征细胞，属良性改变。按照巴氏 5 级分

类法，诊断属于

A. Ⅰ级   B. Ⅴ级   C. Ⅲ级

D. Ⅳ级   E. Ⅱ级

23. 急性感染性多发性神经根神经炎患者脑脊液的典型改变是

A. 压力增高   B. 糖明显增多   C. 蛋白 – 细胞分离

D. 氯化物减少   E. 均匀血性

24. 肝炎患者眼结膜黄染的原因是

A. 血中胆固醇增高   B. 血中胆红素增高   C. 血中二氧化碳增高

D. 血中氧含量增高   E. 红细胞破坏增多

25. 营养性巨幼细胞贫血特有的临床表现是

A. 心率增快   B. 神经、精神症状   C. 红细胞减少

D. 疲乏无力   E. 食欲不振

26. 子宫脱垂非手术治疗用于

A. 合并阴道膨出   B. Ⅰ度   C. Ⅲ度

D. 合并直肠膨出   E. Ⅱ度

27. 产后督促产妇排尿的时间应为

A. 产后 4～6 小时   B. 产后 7～8 小时   C. 产后 1～2 小时

D. 产后 9～12 小时   E. 产后 2～3 小时

28. 关于股疝，不正确的是

A. 多见于 40 岁以上的妇女   B. 疝环为股管的上口   C. 容易发生嵌顿和绞窄

D. 非手术治疗即可   E. 疝块位置在耻骨结节下外侧、腹股沟韧带下方

29. 应用 β_2 受体激动剂控制哮喘发作时首选的给药方法是

A. 肌内注射法   B. 口服法   C. 舌下含服法

D. 静脉注射法   E. 吸入法

30. 治疗肾病综合征的首选药物是

A. 免疫抑制剂   B. 糖皮质激素   C. 抗生素

D. 镇静剂   E. 利尿剂

31. 血红蛋白尿见于

A. 尿道感染出血   B. 高热尿浓缩   C. 尿中胆红素增加

D. 输异型血溶血   E. 输液过多

32. 对小肠破裂病人应采取的治疗措施为

A. 胃肠减压   B. 应用广谱抗生素   C. 积极补充血容量

D. 休息与镇痛   E. 立即手术治疗

33. 革兰阴性杆菌感染的特点不包括

A. 间歇发热   B. 肢体湿冷   C. 低血压

D. 体温不升　　　　　　　　E. 形成转移性脓肿

34. 血肌酐增高应考虑的是
    A. 肺功能不全　　　　　　　B. 心功能不全　　　　　　　C. 肾功能不全
    D. 甲亢　　　　　　　　　　E. 类风湿关节炎

35. 血清白蛋白显著降低应考虑
    A. 肝硬化　　　　　　　　　B. 肺炎　　　　　　　　　　C. 支气管炎
    D. 哮喘　　　　　　　　　　E. 贫血

36. 可能引起脑性瘫痪的母体方面因素不包括
    A. 高血压　　　　　　　　　B. 糖尿病　　　　　　　　　C. 腹部外伤
    D. 接触放射线　　　　　　　E. 胆红素脑病

37. 大隐静脉曲张术后早期活动的主要目的是防止
    A. 患肢淤血　　　　　　　　B. 患肢僵直　　　　　　　　C. 术后复发
    D. 血栓形成　　　　　　　　E. 血管痉挛

38. 患儿，男，5 岁，单纯性肾病。首选药物是
    A. 抗生素　　　　　　　　　B. 利尿剂　　　　　　　　　C. 低分子右旋糖酐
    D. 泼尼松　　　　　　　　　E. 环磷酰胺

39. 幽门梗阻术前用温盐水洗胃的目的是
    A. 纠正脱水　　　　　　　　　　　B. 纠正低氯低钾性碱中毒
    C. 纠正营养不良　　　　　　　　　D. 减轻胃壁水肿和炎症
    E. 缓解梗阻症状

40. 对于腹内脏器损伤诊断阳性率可达 90% 的检查是
    A. 诊断性腹腔穿刺和腹腔灌洗术
    B. B 超检查
    C. X 线检查
    D. CT 检查
    E. 腹腔镜检查

41. 重型胎盘早剥，胎盘的剥离面积为
    A. 超过胎盘面积的 1/7　　　　　　B. 超过胎盘面积的 1/6
    C. 超过胎盘面积的 1/5　　　　　　D. 超过胎盘面积的 1/4
    E. 超过胎盘面积的 1/3

42. 外阴癌最常发生的部位是
    A. 阴阜　　　　　　　　　　B. 阴蒂　　　　　　　　　　C. 阴道
    D. 大阴唇　　　　　　　　　E. 小阴唇

43. 简单可靠的诊断异位妊娠破裂的方法是
    A. 查血 HCG　　　　　　　　B. 宫腔镜检查　　　　　　　C. 腹腔镜检查

D. 盆腔检查　　　　　　　　　E. 阴道后穹窿穿刺

44. 为避免手术后乳腺癌复发，应指导患者避免妊娠的期限是

　　A. 1 年　　　　　　　　　B. 2 年　　　　　　　　　C. 3 年

　　D. 4 年　　　　　　　　　E. 5 年

45. 对胃酸抑制作用最强的是

　　A. 硫糖铝　　　　　　　　B. 奥美拉唑　　　　　　　C. 氢氧化铝

　　D. 西咪替丁　　　　　　　E. 枸橼酸铋钾

46. 肝性脑病患者并发上消化道出血时，应避免输入的血液制品为

　　A. 库存血　　　　　　　　B. 新鲜血　　　　　　　　C. 白蛋白

　　D. 血浆　　　　　　　　　E. 血小板

47. 腹部空腔脏器中最容易损伤的是

　　A. 胆囊　　　　　　　　　B. 胃　　　　　　　　　　C. 小肠

　　D. 结肠　　　　　　　　　E. 大肠

48. 抗结核标准化疗方案的疗程一般为

　　A. 3～6 个月　　　　　　　B. 6～9 个月　　　　　　C. 9～12 个月

　　D. 12～18 个月　　　　　　E. 18～36 个月

49. 门腔静脉吻合术的主要目的是

　　A. 减少腹水形成　　　　　B. 降低门静脉压力　　　　C. 消除脾功能亢进

　　D. 改善肝功能　　　　　　E. 阻断侧支循环

50. 当患者出现脑疝时，不宜做的检查是

　　A. CT 检查　　　　　　　　B. 腰椎穿刺　　　　　　　C. MRI 检查

　　D. 脑血管造影　　　　　　E. 颅脑多普勒超声检查

51. 最严重的心律失常类型是

　　A. 窦性心律失常　　　　　B. 室性二联律　　　　　　C. 心房颤动

　　D. 心室颤动　　　　　　　E. 室性三联律

52. 冠心病外科治疗必须进行的辅助检查是

　　A. 心脏 CT　　　　　　　　B. 心血管造影　　　　　　C. 心导管检查

　　D. 超声心动图　　　　　　E. 选择性冠状动脉造影

53. 正常会阴侧切切口拆线时间为产后

　　A. 1～2 天　　　　　　　　B. 2～3 天　　　　　　　C. 3～5 天

　　D. 5～6 天　　　　　　　　E. 7 天

54. 高钾血症患者典型的心电图表现是

　　A. P 波高尖　　　　　　　B. T 波高尖　　　　　　　C. U 波突出

　　D. ST 段降低　　　　　　　E. P－R 间期缩短

55. 预测直肠癌预后及监测复发的免疫学检查是

A. 甲种胎儿球蛋白（AFP）测定　　　　B. 癌胚抗原（CEA）测定

C. 癌抗原 125（CA125）测定　　　　　D. 组织多肽抗原（TPA）测定

E. 癌抗原 50（CA50）测定

56. 自体游离皮片移植属于

A. 细胞移植　　　　　　　B. 组织移植　　　　　　　C. 器官移植

D. 同质移植　　　　　　　E. 同种移植

57. 患儿，女，10 岁，由背痛引起脓血症，现欲行血细菌培养，取血应在

A. 退热后　　　　　　　　B. 任何时间　　　　　　　C. 用过抗生素后

D. 出现新的转移脓肿时　　E. 寒战、高热时

58. 男性，45 岁，血尿半个月，每次均为初始血尿，出血部位在

A. 后尿道　　　　　　　　B. 膀胱三角　　　　　　　C. 肾脏

D. 前尿道　　　　　　　　E. 膀胱颈部

59. 类风湿关节炎中，因为侧副韧带从近端指间关节两侧滑脱及挛缩而导致的畸形是

A. 技工手　　　　　　　　B. 天鹅颈　　　　　　　　C. 望远镜手

D. 扳机手　　　　　　　　E. 纽扣花

60. 患者，男，34 岁，腰麻下行阑尾切除术，术后发生尿潴留，其主要原因是

A. 手术部位疼痛　　　　　B. 不习惯病室排尿　　　　C. 不习惯卧床排尿

D. 精神紧张　　　　　　　E. 麻醉反应

61. 轻度新生儿缺氧缺血性脑病症状逐渐减轻的时间为

A. 6 小时后　　　　　　　B. 48 小时后　　　　　　　C. 24 小时后

D. 18 小时后　　　　　　　E. 12 小时后

62. 患者，男，36 岁，突发高热、严重贫血及皮肤广泛瘀斑。最有助于确诊的检查是

A. 大便潜血　　　　　　　B. CT　　　　　　　　　　C. 尿化验

D. 骨髓象　　　　　　　　E. B 超

63. 患者，男，35 岁，下腹外伤，可疑膀胱破裂，简单有效的检查方法是

A. 耻骨上膀胱穿刺　　　　B. 下腹部 X 线平片　　　　C. 膀胱造影

D. 膀胱注水试验　　　　　E. 腹穿

64. 患者，女，52 岁，因心前区疼痛而行心电图检查，诊断为心绞痛。能最有效、最快速终止心绞痛发作的药物是

A. 解热镇痛剂　　　　　　B. 硝酸酯类制剂　　　　　C. 钙通道阻滞剂

D. β 受体阻断剂　　　　　E. 抑制血小板聚集药物

65. 患者，女，28 岁，因一氧化碳中毒送入院。护士观察病情时，应特别警惕的并发症是

A. 水、电解质紊乱　　　　B. 迟发性脑病　　　　　　C. 昏迷

D. 脑水肿　　　　　　　　E. 肺水肿

66. 患者，女，35 岁，因觉心悸到医院行心电图检查，心电图结果为窦性心律，心率 125

次/分，诊断为心律失常。此患者的心律失常类型是

　　A. 室性期前收缩　　　　B. 窦性心动过速　　　　C. 房性期前收缩

　　D. 窦性心律不齐　　　　E. 窦性心动过缓

67. 患者，男，20岁。闭合性腹部损伤2小时，腹痛，BP 80/60mmHg，P 125次/分，腹腔抽出不凝固血液。目前主要的处理原则是

　　A. 密切观察病情变化　　　B. 应用有效的抗生素　　　C. 禁食，持续胃肠减压

　　D. 抗休克同时剖腹探查　　E. 输血、输液抗休克

68. 类风湿关节炎患者进行关节功能锻炼的最佳时期是

　　A. 恢复期　　　　　　　　B. 急性期　　　　　　　　C. 症状前期

　　D. 活动期　　　　　　　　E. 晨僵期

69. 患者，女，35岁，右上腹阵发性绞痛伴恶心、呕吐5小时，Murphy征阳性，进一步检查应首选

　　A. 腹部CT　　　　　　　　B. 腹部B超　　　　　　　C. 腹部MRI

　　D. 腹部X线平片　　　　　E. 经皮肝穿刺造影

70. 下列局部麻醉药物中，属于酰胺类的是

　　A. 普鲁卡因　　　　　　　B. 可卡因　　　　　　　　C. 利多卡因

　　D. 丁卡因　　　　　　　　E. 氯普鲁卡因

71. 患者，男，48岁，腰椎间盘突出症病史2年，并逐渐加重，已严重影响生活及工作，且出现尿便障碍。其治疗方法应选择

　　A. 按摩　　　　　　　　　B. 理疗　　　　　　　　　C. 牵引

　　D. 用药　　　　　　　　　E. 手术

72. 患者，女，36岁，重型颅脑损伤行"血肿清除术"后20小时。患者清醒后，继而出现呕吐、意识障碍，GCS评分11分。急诊CT检查见右颞顶不规则阴影。该患者可能出现了

　　A. 颅内感染　　　　　　　B. 颅内急性脓肿　　　　　C. 颅内血肿

　　D. 皮下血肿　　　　　　　E. 帽状腱膜下血肿

73. 患者，女，40岁，因严重感染入院。查体：T 39.8℃，P 90次/分，R 25次/分，BP 116/80mmHg。血气分析：PaO_2 55mmHg，$PaCO_2$ 30mmHg。首先考虑为

　　A. 急性肾衰竭　　　　　　　　B. 急性呼吸窘迫综合征

　　C. 弥散性血管内凝血　　　　　D. 急性肝衰竭

　　E. 急性心力衰竭

74. 关于流行性腮腺炎，护理措施正确的是

　　A. 可以多进食饼干、薯片等调节食欲

　　B. 严禁温盐水漱口，防止疼痛加重

　　C. 多进食水果以补充维生素C

D. 肿痛处可用如意黄金散外敷

E. 肿痛处可热敷

75. 患者，男，20岁，车祸后呼吸窘迫，来医院急诊。查体：右胸部饱满，呼吸音消失，叩诊呈鼓音，右胸部有骨擦音、皮下气肿。首要的急救措施是

A. 剖胸探查　　　　　　B. 闭式胸腔引流　　　　　C. 镇静、吸氧、抗感染

D. 输血、输液抗休克　　E. 胸腔穿刺排气减压

76. 患者，女，停经42天，突发右下腹撕裂样疼痛1小时，伴肛门坠胀感。BP 80/40mmHg，全腹压痛、反跳痛且以右侧为著，移动性浊音阳性；宫颈举痛，后穹窿饱满伴触痛，子宫扪诊不满意，右附件区压痛明显。最简单可靠的诊断方法是

A. 尿妊娠试验　　　　　B. 阴道后穹窿穿刺　　　　C. 腹部B超检查

D. 腹腔镜检查　　　　　E. 诊断性刮宫

77. 患者，男，68岁，患心脏瓣膜病、房颤20年，服用地高辛5年。近3天突然出现恶心、呕吐，同时伴有心悸、头痛、头晕、视物模糊。心电图示室性早搏二联律。患者可能出现了

A. 消化性溃疡　　　　　B. 心力衰竭　　　　　　　C. 低血压

D. 高血压　　　　　　　E. 强心苷类药物中毒

78. 患者，女，21岁，发热，多处关节炎，面部有蝶形红斑。诊断为系统性红斑狼疮。特异性最高的检查结果是

A. 抗Sm抗体（+）　　　B. 类风湿因子（+）　　　C. 抗核抗体（+）

D. 血沉增快　　　　　　E. 红细胞花环形成

79. 患儿，男，4个月。人工喂养，睡眠时常烦躁哭闹，难以入眠。查体：体重6kg，体温37.9℃，有枕秃及颅骨软化。诊断为佝偻病。给予维生素D 30万IU，肌内注射后突发全身抽搐3次，每次20~60秒，发作停止后精神如常。查血清离子钙1.0mmol/L，血清总钙1.8mmol/L。该患儿发生抽搐的原因是

A. 酸中毒　　　　　　　B. 热性惊厥　　　　　　　C. 癫痫发作

D. 血清钙减少　　　　　E. 缺乏维生素D

80. 属于肿瘤二级预防的措施是

A. 环境保护　　　　　　B. 积极治疗癌前病变　　　C. 手术

D. 放疗　　　　　　　　E. 化疗

81. 初产妇，剖宫产术后10天，突然阴道大量流血4小时。入院时血压80/65mmHg，心率110次/分，血红蛋白60g/L。首要的处理原则是

A. 加强宫缩　　　　　　B. 预防感染　　　　　　　C. 抢救休克

D. 静脉输入缩宫素　　　E. 按摩子宫

B 型题

（82～83 题共用备选答案）

    A. 脓液   B. 带粪臭的血腥液体   C. 粪样液

    D. 清亮液体   E. 胆汁

82. 小肠穿孔患者的腹腔穿刺液为

83. 绞窄性肠梗阻患者的腹腔穿刺液为

（84～85 题共用备选答案）

    A. 输血   B. 脾切除   C. 雄激素

    D. 糖皮质激素   E. 免疫抑制剂

84. 特发性血小板减少性紫癜患者治疗首选

85. 重型再生障碍性贫血患者治疗首选

（86～87 题共用备选答案）

    A. 静脉肾盂造影   B. 肾动脉造影   C. X 线检查

    D. B 超检查   E. 膀胱镜检查

86. 诊断膀胱癌最直接、可靠的检查是

87. 用于早期诊断肾癌的常用检查是

（88～89 题共用备选答案）

    A. 宫颈刮片细胞学检查   B. 碘试验

    C. 氮激光肿瘤固有荧光诊断法   D. 阴道镜检查

    E. 宫颈和宫颈管活组织病理检查

88. 确定宫颈癌前病变和宫颈癌的方法是

89. 早期发现宫颈癌的重要方法是

（90～91 题共用备选答案）

    A. 脑电图   B. CT 和 MRI   C. B 超

    D. 脑脊液检查   E. 免疫学检查

90. 为明确癫痫诊断，应做的检查是

91. 为明确癫痫病因，应做的检查是

（92～93 题共用备选答案）

    A. 十二指肠造瘘管给予   B. 空肠造瘘管给予   C. 胃造瘘管给予

    D. 鼻肠管给予   E. 鼻胃管给予

92. 对于短期、胃肠功能良好的昏迷患者，肠内营养可经

93. 对于术后胃瘫的患者，肠内营养可经

（94～96 题共用备选答案）

    A. B 超   B. 多排螺旋 CT   C. 磁共振体层显像

D. X线胸片　　　　　　　E. 正电子发射体层显像

94. 具有软组织分辨率高、直接多平面成像等优点的检查是

95. 具有更高的扫描速度和图像分辨率的检查是

96. 可以客观描述人脑生理和病理代谢活动图像的检查是

（97～98题共用备选答案）

A. 尿糖测定　　　　　　　B. 血糖测定　　　　　　　C. 血脂测定

D. 糖化血红蛋白测定　　　E. 口服葡萄糖耐量测定

97. 确诊糖尿病宜首选的检查是

98. 对于可疑糖尿病宜选用的检查是

（99～100题共用备选答案）

A. 保持安静，减少搬动　　　　　B. 尽早使用持续正压通气给氧

C. 正确使用抗生素　　　　　　　D. 尽早喂养，促进胎便排出

E. 保暖，复温

99. 新生儿肺炎的处理是

100. 新生儿肺透明膜病的处理是

模拟试卷二答案与解析

1. D	2. D	3. C	4. D	5. B	6. B	7. B	8. D	9. C	10. B
11. C	12. E	13. E	14. A	15. B	16. B	17. C	18. C	19. B	20. B
21. E	22. E	23. C	24. B	25. B	26. B	27. A	28. D	29. E	30. B
31. D	32. E	33. E	34. C	35. A	36. E	37. D	38. D	39. D	40. A
41. E	42. D	43. E	44. E	45. B	46. A	47. C	48. E	49. B	50. B
51. D	52. E	53. C	54. E	55. B	56. E	57. E	58. E	59. B	60. E
61. C	62. D	63. D	64. B	65. B	66. E	67. D	68. A	69. B	70. C
71. E	72. C	73. B	74. D	75. E	76. B	77. E	78. A	79. D	80. B
81. C	82. C	83. B	84. D	85. B	86. E	87. D	88. E	89. A	90. A
91. B	92. E	93. D	94. C	95. B	96. E	97. B	98. E	99. C	100. B

1. **解析**：肝硬化患者内分泌紊乱是由于肝功能减退对雌激素灭活能力减退，在患者面部、颈部、上胸、肩背、上肢等上腔静脉引流部位可见蜘蛛痣和（或）血管扩张；在手掌大、小鱼际及指端腹侧有红斑，称为肝掌。

2. **解析**：决定心脏病患者是否妊娠最重要的依据是心功能分级。

3. **解析**：心脏骤停的临床诊断为大动脉搏动消失、突然意识丧失。

4. **解析**：新鲜正常尿液为无色澄清至淡黄色或琥珀色。尿液呈酱油色主要见于急性溶血、恶性疟疾和血型不合的输血反应。病理情况下，尿色变化如下表。

尿色	对应疾病
血红蛋白尿（酱油色尿）	急性溶血、恶性疟疾和血型不合的输血反应
深黄色或浓茶色（胆红素尿）	肝细胞性黄疸及阻塞性黄疸
乳糜尿（乳白色尿）	丝虫病或其他原因引起的肾周围淋巴管受阻
脓尿和菌尿	泌尿系感染（肾盂肾炎、膀胱炎）
血尿伴剧烈腹痛	泌尿系结石
无痛性血尿	肾癌

5. **解析**：慢性呼吸衰竭患者出现的最早且最突出的症状是呼吸困难，给予患者端坐位或半坐卧位，遵医嘱给氧。

6. **解析**：高血压急症处理对降压药的选择要求起效迅速，短时间内达到最大作用；作用持续时间短，停药后作用消失较快；不良反应较小；另外，最好在降压过程中不明显影响心率、心排出量和脑血流量。硝普钠、硝酸甘油、尼卡地平和地尔硫草注射液相对比较理想。在大多数情况下，硝普钠是首选的药物。

7. **解析**：柏油样便提示上消化道出血，且出血量达 50 ~ 70ml 或以上时出现。病理情况下，粪便的改变如下表。

外观	常见疾病
米泔样便	霍乱
鲜血便	肠道下段出血（痔疮、肛裂）
柏油样便	上消化道出血
白陶土样便	阻塞性黄疸
细条状便	直肠癌
黏液脓血便	细菌性痢疾

8. **解析**：慢性胃炎最可靠的确诊方法是胃镜检查，通过纤维胃镜取活组织检查可进行病理诊断。

9. **解析**：慢性肾衰竭的临床表现包括代谢产物、毒素蓄积引起的中毒症状以及水、电解质和酸碱平衡紊乱，涉及消化系统、心血管系统、呼吸系统、血液系统、精神神经系统等多个系统。其中最早、最常见的症状是消化系统病变，初期表现为食欲不振、腹部不适，以后出现恶心、呕吐、呃逆、腹泻、消化道出血、口腔尿臭味。

10. **解析**：有机磷农药中毒的诊断包括：患者有有机磷农药接触史（C 排除），典型症状和体征（D 排除），呼出气体特殊大蒜味（A 排除）及全血胆碱酯酶活力测定（E 排除）等。胃肠钡餐检查对有机磷中毒的诊断意义不大。

11. **解析：** ICU主要收治：①严重创伤、大手术及器官移植术后需要监测器官功能的病人。②各种原因引起的循环功能失代偿，需要药物或特殊设备支持的病人。③有可能发生呼吸衰竭，需要严密监测呼吸功能，或需用呼吸机治疗的病人。④严重水、电解质紊乱及酸碱平衡失调的病人。⑤麻醉意外、心脏停搏复苏后需要继续治疗和护理的病人等。

12. **解析：** 肿瘤的病理学检查为极其重要的诊断方法之一。病理学检查可以确定肿瘤的诊断、组织来源以及性质和范围等，为临床治疗提供重要的依据。

13. **解析：** 过敏性紫癜主要累及的部位是皮肤、关节、消化道和肾脏，不包括心脏。几乎所有患儿均见典型皮肤紫癜；约有2/3患儿可出现消化道症状，多出现在皮疹发生1周内；约1/3患儿出现关节肿痛；30%~60%患儿有肾脏损害的临床表现。

14. **解析：** 奇脉可见于心包积液和缩窄性心包炎病人，表现为平静吸气时脉搏明显减弱或消失，又称吸停脉。常见的脉搏异常如下表。

名称	特点	临床意义
水冲脉	脉搏骤起骤落，急促而有力	主动脉瓣关闭不全、发热、严重贫血、甲亢等
交替脉	节律正常，强弱交替	是左心衰竭的重要体征
奇脉	吸气时脉搏减弱或消失	心包积液、缩窄性心包炎等
不整脉	脉搏不规则的搏动	见于心律失常病人；如脉率少于心率，称脉搏短绌，见于房颤

15. **解析：** 本题考查异常胸廓的区别。胸廓饱满、前后径与横径约相等、肋间隙加宽是属于桶状胸。扁平胸的体征为胸廓扁平，前后径小于横径的一半。佝偻病胸的体征为胸廓的前后径略大于横径，胸部上下长度较短，胸骨的中下段前凸，形似鸡胸；若胸骨下部剑突处显著内陷，形成漏斗胸，则称为佝偻病漏斗胸；肋骨与肋软骨连接处隆起呈串珠状，称为佝偻病串珠。局部异常隆起的体征可见于大量胸腔积液、气胸、胸腔肿瘤的病人

16. **解析：** 记忆型题。肾移植供-受者淋巴细胞毒性试验要求必须小于10%或为阴性。

17. **解析：** 本题考查支气管肺炎的X线表现特点：早期肺纹理增粗，以后出现大小不等的斑片状阴影，可融合成片，可伴有肺不张或肺气肿。

18. **解析：** 超声心动图是明确诊断心脏瓣膜病、二尖瓣狭窄的可靠方法。

19. **解析：** 结核病是由结核分枝杆菌引起的一种慢性传染病，各个脏器均可受累。小儿时期以原发型肺结核最常见，严重病例可引起血行播散。

20. **解析：** 烧伤现场施行急救的首要任务是抢救生命。若心跳、呼吸停止，应即刻就地实施心肺复苏。

21. **解析：** 食管癌的治疗以手术治疗为主，辅以放射、化学药物等综合治疗。

22. **解析：** 巴氏Ⅱ级：炎症，细胞核普遍增大。结合本题干所述"不典型细胞，但无恶性

特征细胞"，考虑巴氏Ⅱ级。巴氏Ⅰ级：正常的阴道涂片，细胞形态和细胞质比例正常。巴氏Ⅲ级：可疑癌，细胞核增大（核异质）。巴氏Ⅳ级：高度可疑癌，细胞呈恶性改变。巴氏Ⅴ级：癌细胞。

23. **解析：** 急性感染性多发性神经根神经炎患者脑脊液的典型改变是蛋白-细胞分离现象，即蛋白含量增高而白细胞数正常或轻度增加。脑脊液压力一般均在正常范围，脑脊液无色透明。

24. **解析：** 肝炎患者出现眼结膜黄染的原因为血中胆红素增高，渗入黏膜所致。病理性皮肤、黏膜黄染可见于胆道阻塞、肝细胞损害或溶血性疾病的患者。

25. **解析：** 营养性巨幼细胞贫血特有的临床表现为神经精神症状。维生素 B_{12} 缺乏患儿常表情呆滞、目光发直、对周围反应迟钝，少哭不笑、嗜睡，条件反射不易形成，智能、动作发育落后甚至出现倒退现象；重者可出现肢体、躯干、头部或全身震颤，甚至出现抽搐、感觉异常、共济失调等。叶酸缺乏不发生神经系统症状，但可导致抑郁等精神异常。

26. **解析：** 子宫脱垂非手术（保守）治疗用于Ⅰ度，包括使用子宫托及盆底肌肉（肛提肌）锻炼，改善全身状况。手术治疗适用于保守治疗无效、子宫脱垂Ⅱ度及Ⅲ度、合并直肠或阴道膨出者。

27. **解析：** 产后督促产妇排尿的时间应为 4~6 小时，因充盈的膀胱可影响子宫收缩。如产后 6~8 小时产妇仍不能自行排尿，子宫底上升达脐以上或在子宫底下方触及一囊性肿块，则表明有尿潴留，应积极处理，如协助产妇坐起或下床小便、用温开水冲洗外阴或听流水声诱导排尿反射等；以上措施无效时，应导尿并留置导尿管，开放引流24~48 小时。

28. **解析：** 本题考查股疝的临床特点。股疝是疝囊通过股环并经股管向股部卵圆窝突出形成的疝，疝环为股管的上口（B 正确）。股疝多见于 40 岁以上的妇女（A 正确）。疝块往往不大，多在腹股沟韧带下方卵圆窝处有一半球形的突起（E 正确）。股疝易发生嵌顿，一旦嵌顿又可迅速发展为绞窄性疝（C 正确）。因此，一旦确诊为股疝，应及时手术治疗（D 不正确）。

29. **解析：** β_2 受体激动剂除有迅速松弛支气管平滑肌作用外，还具有一定的抗呼吸道炎症、增强黏膜纤毛功能的作用，是控制哮喘急性发作症状的首选药。如沙丁胺醇、特布他林、福莫特罗等口服或气雾制剂。用药方法首选吸入法。

30. **解析：** 治疗肾病综合征的首选药物是糖皮质激素，如泼尼松，要求起始足量、撤药要慢、用药要久。长期应用糖皮质激素者，应关注有无出现库欣综合征。

31. **解析：** 酱油色尿提示血红蛋白尿，系由大量红细胞在血管内破坏引起，见于血型不合输血后的溶血、恶性疟疾及阵发性睡眠性血红蛋白尿症等。尿中胆红素增加时尿液呈深黄色或黄褐色，并非酱油色。

32. **解析：** 小肠破裂的诊断一旦确定，应立即手术治疗，手术方式以简单修补为主，以免大量肠内容物外漏。

33. **解析：** 革兰阴性杆菌感染的临床特点为全身寒战或间歇发热（A 排除）、四肢湿冷（B 排除）和"三低"现象（体温不升、低血白细胞计数、低血压）（C、D 排除），早期即可发生感染性休克，且持续时间长。"易经血液播散，可在体内形成转移性脓肿"为革兰阳性球菌感染的特点。

34. **解析：** 血肌酐是临床上常用的了解肾功能的主要方法之一。每日体内产生的肌酐，几乎全部随尿排出，一般不受尿量影响，血清肌酐的浓度变化主要由肾小球的滤过能力（肾小球滤过率）来决定，滤过能力下降，则肌酐浓度升高。血肌酐高出正常值提示肾功能不全。

35. **解析：** 血清白蛋白（ALB）合成于肝细胞，其显著降低常见于肝硬化合并腹水及其他肝功能严重损害、营养不良、慢性消耗性疾病、糖尿病、严重出血、肾病综合征等。

36. **解析：** 脑性瘫痪可由多种原因引起，母体方面的因素包括母亲妊娠时有高血压、糖尿病、腹部外伤、接触放射线等。胆红素脑病为出生后患儿因素，并非母体因素。一般可将脑性瘫痪的致病因素分为3类：①出生前胎儿期的感染、出血、发育畸形以及母亲妊娠时有高血压、糖尿病、腹部外伤、接触放射线等。②出生时羊水栓塞、早产、窒息、难产、产钳夹伤等。③出生后缺氧、感染、外伤、颅内出血、胆红素脑病等。

37. **解析：** 大隐静脉曲张术后早期活动的主要目的是促进下肢静脉回流，防止深静脉血栓形成。若无异常情况，术后24～48小时即应鼓励病人下地行走。

38. **解析：** 糖皮质激素为治疗肾病的首选药物，结合选项，选择泼尼松。

39. **解析：** 幽门梗阻术前3天每晚用生理盐水洗胃可减轻胃壁水肿和炎症。由于盐水的渗透压高，因此有利于减轻胃壁的水肿；另外盐水本身也有抗菌消炎的作用，因此可预防感染，有利于术后伤口愈合。

40. **解析：** 选项中，诊断性腹腔穿刺和腹腔灌洗术对于腹内脏器损伤诊断阳性率可达90%。

41. **解析：** 胎盘早剥患者中，以内出血为主，剥离面超过胎盘面积的1/3，同时有较大的胎盘后血肿者，为重型胎盘早剥，多见于重度妊娠期高血压疾病。

42. **解析：** 外阴癌约2/3发生在大阴唇，其余1/3发生在小阴唇、阴蒂、会阴、阴道等部位。

43. **解析：** 阴道后穹窿穿刺可用于诊断异位妊娠引起的内出血以及盆腔炎性疾病所致积脓、积液的检查。

44. **解析：** 乳腺癌的患者术后5年内应避免妊娠，以免促使乳腺癌的复发。

47. **解析：** 在开放性损伤常见的受损内脏依次为肝、小肠、胃、结肠、大血管等；在闭合性损伤常见的受损内脏依次为脾、肾、小肠、肝、肠系膜等。其中空腔脏器最易受损的是小肠。

48. **解析：** 抗结核治疗时，短程标准疗法是联用异烟肼、利福平等两种以上杀菌剂，疗程

6~9个月。

49. **解析：**分流术将肝门静脉系和腔静脉系的主要血管进行手术吻合，使压力较高的肝门静脉血分流入压力较低的腔静脉，从而降低肝门静脉压力，制止出血。分流术会使门静脉向肝的灌注量减少而加重肝功能损害；部分或全部肝门静脉未经肝处理而直接进入体循环，易致肝性脑病。

51. **解析：**心室颤动是最严重的心律失常类型，相当于心室停搏，可危及生命。

52. **解析：**冠心病患者选择冠状动脉造影不但可明确诊断，而且能够确定冠状动脉的狭窄部位、程度、范围和侧支循环的情况，是冠心病外科治疗的主要依据。

53. **解析：**会阴伤口患者术后3~5天拆线，拆线前应排大便1次，拆线后1周内避免下蹲，以防伤口裂开。

54. **解析：**高钾血症患者心电图检查表现：T波高而尖，P-R间期延长，P波下降或消失，QRS波群增宽，ST段升高。

55. **解析：**血清癌胚抗原（CEA）测定主要用于预测直肠癌的预后和监测复发。

57. **解析：**血细菌培养应在寒战、高热时采血，因为此时细菌的检出率较大。

58. **解析：**患者每次均为初始血尿，提示病变部位在前尿道。终末血尿提示病变在膀胱颈部、三角区或后尿道。全程血尿提示病变在膀胱或其以上部位。

59. **解析：**类风湿关节炎中，因为侧副韧带从近端指间关节两侧滑脱及挛缩而导致的是"纽扣花"畸形，表现为近端指间关节过屈和远端指间关节过伸。"天鹅颈"畸形表现为近端指间关节过伸和远端指间关节过屈，由远端指间关节伸肌腱下移至关节两侧所致。如果关节毁损范围广、程度严重并有骨溶解，则会导致毁损性关节炎，称为"望远镜手"；此时在手的小关节，指骨变短，可见关节处有过多皮肤皱褶，而且关节稳定性极差，在检查时牵拉手指可使其变长，就如同打开望远镜一样，或者仅仅在重力作用下手指关节就会出现不正常的弯曲。

60. **解析：**患者麻醉部位为下腹部，麻醉方式为腰麻，其术后发生尿潴留的主要原因为支配膀胱的第2、3、4骶神经被阻滞后恢复较迟引起的麻醉反应。

61. **解析：**轻度新生儿缺氧缺血性脑病主要表现为兴奋、易激惹，肢体及下颌可出现颤动，拥抱反射活跃，肌张力正常，呼吸平稳，一般不出现惊厥。上述症状一般在生后24小时内明显，24小时后逐渐减轻，3日内逐渐消失。

62. **解析：**骨髓象检查是诊断白血病的重要依据。

63. **解析：**膀胱破裂时，导尿管虽可顺利插入膀胱，但仅流出少量血尿；经导尿管注入生理盐水200ml，5分钟后吸出，若液体进出量差异很大，提示膀胱破裂，此为膀胱注水试验。

64. **解析：**硝酸酯类制剂是最有效、作用最快的终止心绞痛发作的药物，可扩张冠状动脉、增加冠脉血流量，同时扩张外周血管，减轻心脏负担而缓解心绞痛。如舌下含服硝酸甘油0.25~0.5mg，1~2分钟开始起效，作用持续30分钟左右。

65. **解析：** 一氧化碳重度中毒患者通过抢救清醒后，经过 2~60 天的"假愈期"，可出现迟发性脑病的症状。中毒后昏迷时间超过 48 小时者，迟发性脑病发生率较高，应特别警惕。

66. **解析：** 患者心电图显示为窦性心律，且仅存在心率过快，因此为窦性心动过速。窦性心动过速、窦性心动过缓与窦性心律失常表现及其心电图特点如下表。

	心率	心电图特点
窦性心动过速	100~150 次/分，可高达 200 次/分	频率 >100 次/分，P–P 间隔 <0.6s
窦性心动过缓	<60 次/分	频率 <60 次/分，P–P 间隔 >1s
窦性心律不齐	60~100 次/分，快慢不规则	窦性 P 波；P–P 或 R–R 间隔长短不一，相差 >0.12s 以上

67. **解析：** 患者闭合性腹部损伤，出现休克征象，结合腹腔抽出不凝固血液，提示患者腹腔内出血，因此目前主要的处理原则是输血、输液抗休克同时剖腹探查。

68. **解析：** 类风湿关节炎活动期发热或关节肿胀明显时应卧床休息，限制受累关节活动并保持正确的功能体位。对症状控制后的恢复期病人，应鼓励并指导其及早进行关节功能锻炼。

69. **解析：** 题干中，患者 Murphy 征阳性（"题眼"），结合"右上腹阵发性绞痛伴恶心、呕吐"等体征，考虑为急性胆囊炎；为进一步确诊，首选检查为腹部 B 超。急性胆囊炎起病常在饱餐、进油腻食物后，或在夜间发作，主要表现为右上腹阵发性绞痛，疼痛常放射至右肩或右背部，伴恶心、呕吐、厌食等，病情重者还会有畏寒和发热；体征有右上腹压痛、反跳痛和肌紧张，Murphy 征阳性等。

70. **解析：** 酰胺类局麻药包括利多卡因（C 正确）、布比卡因、依替卡因和罗哌卡因等。酰胺类局麻药在肝内被酰胺酶分解，不形成半抗原，引起过敏反应的情况极为罕见。选项 A、B、D、E 所述均属于酯类局麻药。

71. **解析：** 腰椎间盘突出症患者已经严重影响生活及工作，加之出现尿便障碍，提示马尾神经受压，应选择手术治疗。手术治疗适用于经正规非手术治疗无效，或并发椎管狭窄，压迫马尾神经者。

73. **解析：** 题干中，患者血气分析 PaO_2 55mmHg、$PaCO_2$ 30mmHg，结合患者严重感染病史，考虑为急性呼吸窘迫综合征。急性呼吸窘迫综合征是急性呼吸衰竭的类型之一，多指在严重创伤、感染、休克、大手术等严重疾病过程中继发的一种以进行性呼吸困难和难以纠正的低氧血症为特征的急性呼吸衰竭。动脉血气分析显示 PaO_2 <60mmHg，$PaCO_2$ <35mmHg 或正常，氧合指数 PaO_2/FiO_2 <300mmHg。

74. **解析：** 流行性腮腺炎的护理措施：为患儿提供富有营养、易消化的半流质或软食，忌酸、辣、硬而干燥的食物，以免引起唾液分泌增多而致肿痛加剧；多饮水，以温盐水漱口，保持口腔清洁，防止继发感染；局部冷敷以收缩血管，减轻炎症充血程度及肿痛；可用茶水或食醋调中药如意黄金散外敷于患处，达到清热解毒、消肿止痛的功效。

75. **解析：**患者车祸后出现呼吸窘迫。查体：右胸部饱满，呼吸音消失，叩诊呈鼓音且有骨擦音、皮下气肿。考虑患者出现了张力性气胸。张力性气胸的首要急救措施为胸腔穿刺排气减压，在危急状况下可用一粗针头在伤侧第 2 肋间锁骨中线处刺入。

76. **解析：**患者停经 42 天，突发右下腹撕裂样疼痛（"题眼"）。查体：宫颈举痛，阴道后穹隆饱满伴触痛，右附件区压痛明显。结合其他症状与体征，考虑为输卵管妊娠流产或破裂。为进一步确诊，阴道后穹隆穿刺是一种简单可靠的诊断方法。

77. **解析：**题干中，患者有心脏瓣膜病、房颤病史，长期服用地高辛，近 3 天出现胃肠道反应、神经系统症状和室性早搏二联律，首先考虑患者发生了强心苷类药物中毒。强心苷类药物中毒的主要表现包括：①胃肠道表现：食欲缺乏、恶心、呕吐等；②神经系统表现：头晕、头痛、视物模糊、黄视、绿视等；③心血管系统表现：是强心苷类药物较严重的毒性反应，常出现各种心律失常，其中以室性早搏二联律最为常见。根据患者病史、服药史和症状、体征，考虑为强心苷类药物中毒。

78. **解析：**题干中，患者为系统性红斑狼疮，该病特异性最高的检查结果是抗 Sm 抗体（＋）。Sm 是细胞核中的酸性核蛋白，抗 Sm 抗体是 SLE 的标志性抗体。系统性红斑狼疮的免疫学检查及特点如下表。

	特异性	敏感性/阳性率	意义
抗核抗体（ANA）	不高	95%	最佳 SLE 筛选试验
抗 Sm 抗体	99%	25%	SLE 标志性抗体
抗双链 DNA 抗体	95%	70%	确诊 SLE、判断狼疮活动性
CH50、C3、C4	较高	较高	提示狼疮活动

79. **解析：**患儿诊断为佝偻病，给予维生素 D 后出现抽搐，结合血清钙低于正常值，推断患儿出现抽搐的原因为注射维生素 D 后血清钙被加速吸收，从而导致低钙血症所致。患儿体温为 37.9℃，未达高热水平，注意排除干扰项 B。

80. **解析：**肿瘤的二级预防：早期发现、早期诊断和早期治疗，其目的是降低癌症死亡率。重要的措施即是积极妥善处理常见的癌前病变，具体方法包括：普查、筛检、定期健康检查、高危人群重点项目监控及设立专科门诊等。

81. **解析：**产妇剖宫产术后 10 天（已超过 24 小时）突然阴道大量流血，考虑晚期产后出血。此时产妇血压降低，心率加快，血红蛋白降低，提示血容量已不足，出现休克表现，因此首要措施为抢救休克，遵医嘱输液、输血。

82～83. **解析：**（1）小肠是食物消化、吸收的主要场所，故小肠穿孔患者腹腔穿刺液为粪样液。（2）绞窄性肠梗阻的肠壁有血运障碍，故腹腔穿刺液应为带粪臭的血腥液体。腹腔穿刺抽液性状及对应临床意义如下表。

抽出腹水性状	临床意义
草绿色透明腹水	结核性腹膜炎
黄色、浑浊、含胆汁、无臭味	胃十二指肠穿孔
血性、胰淀粉酶含量高	急性重症胰腺炎
稀薄、脓性，略有臭味	急性阑尾炎穿孔
血性、臭味重	绞窄性肠梗阻
不凝血	腹腔内出血

84~85. **解析：**（1）特发性血小板减少性紫癜患者治疗首选糖皮质激素，常用泼尼松，口服。用药期间向患者及家属解释药物不良反应（库欣综合征），说明在减药、停药后不良反应可以逐渐消失，以避免患者忧虑。（2）目前治疗重型再障的首选药物是免疫抑制剂，因为抗胸腺细胞球蛋白和抗淋巴细胞球蛋白能抑制患者 T 淋巴细胞或非特异性免疫反应，促进造血干细胞增殖。

86~87. **解析：**膀胱癌患者最重要的检查手段是膀胱镜检查。肾癌的辅助检查为 B 超、X 线片、CT、MRI、肾动脉造影，早期诊断用 B 超检查。

88~89. **解析：**宫颈和宫颈管活组织病理检查是确定宫颈癌前病变和宫颈癌的最可靠方法。早期发现宫颈癌的重要方法是宫颈刮片细胞学检查，此方法常用于宫颈癌普查。碘试验用于检测 CIN 和识别病变危险区，以确定活组织取材部位，提高诊断率。氮激光肿瘤固有荧光诊断法可筛查早期宫颈癌及癌前病变定位取材。阴道镜检查有利于进一步观察早期宫颈癌病变，选择病变部位进行宫颈活组织检查。

92~93. **解析：**对于短期、胃肠功能良好的昏迷患者，肠内营养可经鼻胃管给予。胃造瘘可经手术或经皮内镜置管，适用于较长时间肠内营养的患者。术后胃瘫的患者胃功能不良，且恢复胃功能所需时间较长，肠内营养可经鼻肠管给予。

94~96. **解析：**结合选项，具有软组织分辨率高、直接多平面成像等优点的检查是磁共振成像（MRI），MRI 是利用生物组织中氢质子在磁场中产生信号而进行成像的影像学技术，具有软组织分辨率高，多参数、多平面和多方位成像，无电离辐射等优点。

结合选项，多排螺旋 CT 具有扫描速度更快、图像分辨率更高、辐射剂量更低的优势。

结合选项，可以客观描述人脑生理和病理代谢活动图像的检查是正电子发射体层显像（PET），PET 能在活体情况下，观察大脑功能活动与血流代谢变化的关系，被称为"生理性断层扫描"。

97~98. **解析：**本组题考查糖尿病的辅助检查。确诊糖尿病检查首选血糖测定，空腹和餐后 2 小时血糖升高是诊断糖尿病的主要依据。"空腹血糖≥7.0mmol/L（126mg/dl）

和（或）餐后（从吃第一口饭起计时）2 小时血糖 ≥11.1mmol/L（200mg/dl）"
可确诊本病。

对于可疑糖尿病宜选用的检查是口服葡萄糖耐量试验（OGTT），于口服葡萄糖或
静脉注射葡萄糖溶液后 0.5、1、2、3（必要时）小时取血测血糖。糖化血红蛋白
测定可反映取血前 2~3 个月的平均血糖水平。

99~100. **解析：**抗生素是治疗肺炎的重要药物。新生儿肺透明膜病应尽早使用持续气道正
压通气（CPAP）。